Farmacología médica en esquemas

Farmacología médica en esquemas

MICHAEL J. NEAL

Profesor de Farmacología
División de Farmacología y Terapéutica
Kings College, Londres
The Rayne Institute
St. Thomas's Hospital
Londres

Cuarta Edición

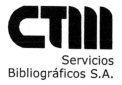

CTIII
Servicios
Bibliográficos S.A.

Traducción: Prof. Graciela Sormani
Actualización (4ª edición): Lic. Julio C. Cortés
Revisión: Dr. Luis M. Zieher
Profesor Regular Titular de Farmacología
Facultad de Medicina
Universidad de Buenos Aires, Argentina

Traducido de la obra inglesa de M. J. Neal
MEDICAL PHARMACOLOGY AT A GLANCE

4ª edición – 2003

© 1987, 1992, 1997, 2002 by Blackwell Science Ltd.
a Blackwell Publishing Company
9600 Garsington Road, Oxford OX4 2DQ, UK

Publicado por acuerdo de Blackwell Science Limited, Oxford

NOTA. En este libro se ha procurado confirmar la exactitud de la información recogida; no obstante, el autor y demás participantes: editor, traductor y revisor, no se responsabilizan por los errores u omisiones, ni tampoco por las consecuencias que pudieran derivarse de la aplicación de la información contenida en este libro.
El autor y la editorial se han esforzado por controlar que las indicaciones y las dosis de los fármacos citados en la obra se correspondan con las recomendaciones y la práctica médica vigentes. Sin embargo, considerando los avances continuos de la investigación, y el flujo continuo de información sobre farmacoterapia y reacciones a medicamentos, se insta al lector a que verifique el prospecto de cada medicamento por si se hubiera modificado la indicación o la posología o hubieran aparecido nuevas advertencias y precauciones. Esta petición adquiere mayor importancia cuando se trata de fármacos nuevos o de uso poco frecuente.

© 2003 **CTM Servicios Bibliográficos S.A.**
Junín 925 - 1113 Buenos Aires (Argentina)
Tel. 4961-5684 / Fax 4961-3164
e-mail: ctm@elsitio.net

ISBN 950-655-033-6 – Edición española

Contenido

Prefacio

Este libro está destinado primordialmente a los estudiantes de medicina, pero también puede resultar de utilidad a estudiantes y graduados de otras disciplinas científicas que deseen una introducción elemental y concisa a la farmacología.

En este libro hemos reducido el texto al mínimo para facilitar la comprensión de las figuras. Sin embargo, en cada capítulo he intentado explicar cómo producen sus efectos los fármacos y reseñar sus usos.

En esta cuarta edición se han actualizado todos los capítulos. Una reciente disposición de la ECC exige el uso de los nombres genéricos internacionales recomendados de los fármacos (Recommended International Non-proprietary Names [rINN]). En la mayoría de los casos, el nombre británico (British Proprietary Name [BAN]) y el rINN son el mismo, pero cuando difieren he usado el nuevo rINN. Esto ahorrará a los estudiantes tener que aprender nuevos nombres de fármacos al cabo de un año de su carrera, pero puede dar lugar a acusaciones de uso inapropiado de la terminología hasta que los nuevos nombres se vuelvan familiares. Los cambios de noradrenalina por norepinefrina y de adrenalina por epinefrina son particularmente polémicos. No obstante, opté por usar los nuevos nombres, salvo en los capítulos iniciales, en que menciono tanto el rINN como el BAN.

Cómo usar este libro

Cada uno de los capítulos (cuyo listado aparece en la página 5) representa un tema en particular, que corresponde aproximadamente a una clase de 60 minutos. Los principiantes en farmacología deberán comenzar por el capítulo 1 y leer primero el texto de la izquierda (que a veces se continúa a la derecha, por encima de la raya) de varios capítulos, utilizando las figuras solo como guía.

Una vez que se ha aprehendido la idea general, es probable que sea mejor concentrarse en las *figuras* de a una por vez. Algunas son bastante complejas y seguramente no pueden entenderse "de un vistazo". Debe estudiarse cada una con atención y trabajar juntamente con las *leyendas* (página de la derecha). Como muchos fármacos aparecen en varios capítulos, hay muchas referencias cruzadas. A medida que se avanza en la lectura del libro, estas referencias permitirán un valioso repaso y ayudarán a comprender mejor la acción de los fármacos. Cuando se haya entendido la información, solo será necesario un rápido vistazo a la figura para refrescar los conocimientos.

Las figuras son esquemáticas en alto grado y no están realizadas a escala.

Lecturas complementarias

British National Formulary. British Medical Association and The Royal Pharmaceutical Society of Great Britain, London (aprox. 800 págs.). El BNF se actualiza dos veces por año.

Rang, H. P., Dale, M. M. & Ritter, J. M. (1999) *Pharmacology,* 4th edn. Churchill Livingstone, Edinburgh (830 págs.).

Ritter, J. M., Lewis, L. D. & Mant, G. K. (1999) *A Textbook of Clinical Pharmacology,* 4th edn. Arnold, London (687 págs.).

1. Introducción: Principios de acción de los fármacos

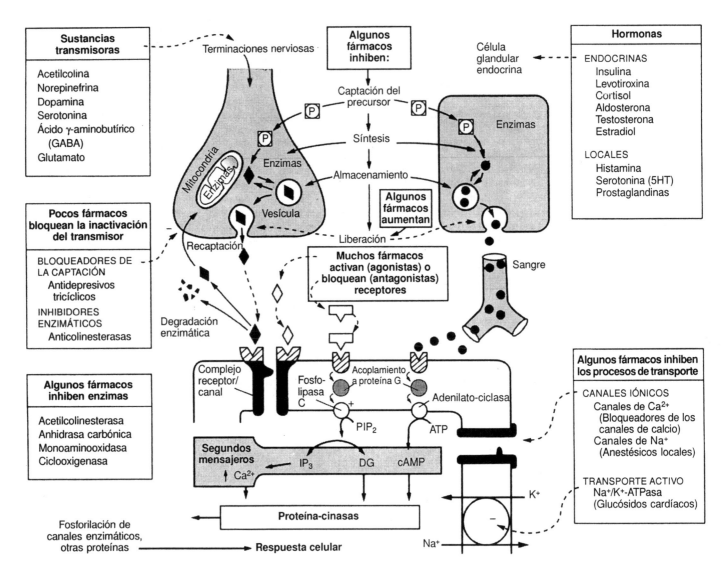

La farmacología médica es la ciencia de las sustancias químicas (fármacos) que interactúan con el cuerpo humano. Estas interacciones se dividen en dos clases:
- **farmacodinámicas**, el efecto del fármaco sobre el organismo, y
- **farmacocinéticas**, el modo como el organismo afecta al fármaco a lo largo del tiempo (es decir, absorción, distribución, metabolismo y excreción).

En la figura se muestran los modos más comunes por los cuales un fármaco puede producir sus efectos. Un puñado de fármacos (p. ej., los anestésicos generales, los diuréticos osmóticos) actúan en virtud de sus propiedades fisicoquímicas, y esto recibe el nombre de acciones farmacológicas **no específicas**. Algunos fármacos actúan como falsos sustratos o inhibidores de ciertos **sistemas de transporte** (abajo, derecha) o **enzimas** (abajo, izquierda). La mayoría de los fármacos, sin embargo, producen sus efectos al actuar sobre moléculas proteicas específicas que habitualmente se localizan en la membrana celular. Estas proteínas se llaman **receptores** (🕮) y normalmente responden a sustancias químicas endógenas del organismo. Estas sustancias son **transmisores sinápticos** (arriba, izquierda, ◆) u **hormonas** (arriba, derecha, ●). Por ejemplo, la acetilcolina es una sustancia transmisora que se libera de las terminaciones nerviosas motoras y que al activar los receptores en el músculo esquelético inicia una secuencia

de eventos que culminan con la contracción muscular. Las sustancias químicas (p. ej., acetilcolina) o los fármacos que activan receptores y producen una respuesta se llaman **agonistas**. Algunos fármacos, llamados **antagonistas** (▽), se combinan con receptores, pero no los activan. Los antagonistas reducen la probabilidad de que la sustancia transmisora (u otro agonista) se combine con el receptor, y por lo tanto aminoran o bloquean su acción.

La activación de los receptores por un agonista u hormona se acopla a las respuestas fisiológicas o bioquímicas mediante mecanismos de transducción (figura inferior), que a menudo (pero no siempre) involucran a moléculas llamadas **"segundos mensajeros"** (▨).

La interacción entre un fármaco y el sitio de unión del receptor depende de la complementariedad o "ajuste" de las dos moléculas. Cuanto más preciso sea el ajuste y mayor el número de enlaces (por lo general, no covalentes), más fuertes serán las fuerzas de atracción y mayor será la **afinidad** del fármaco por el receptor. La capacidad del fármaco de combinarse con un tipo particular de receptor se llama **especificidad**. Ningún fármaco es en verdad específico, pero muchos tienen una acción relativamente **selectiva** sobre un tipo de receptor.

Los fármacos se prescriben para producir un efecto terapéutico, pero a menudo generan **efectos indeseables** adicionales (cap. 45), desde triviales (p. ej., náuseas leves) hasta fatales (p. ej., anemia aplásica).

Receptores

Son moléculas proteicas que por lo general son activadas por los transmisores o las hormonas. Recientemente se han clonado muchos receptores y se han determinado las secuencias de sus aminoácidos. Los cuatro tipos principales de receptores son:

1 Canales operados por agonistas (ligandos), constituidos por subunidades proteicas que forman un poro central (p. ej., receptor nicotínico, cap. 6; receptor del ácido γ-aminobutírico [GABA], cap. 24).

2 Receptores acoplados a proteínas G (véase más adelante), que forman una familia de receptores con siete hélices (dominios) que atraviesan la membrana. Se vinculan (por lo general) con respuestas fisiológicas por medio de segundos mensajeros.

3 Receptores nucleares para hormonas esteroideas (cap. 34) y hormonas tiroideas (cap. 35), que se encuentran en el núcleo celular y regulan la transcripción y, por lo tanto, la síntesis de proteínas.

4 Receptores unidos a una cinasa, esto es, receptores de superficie que poseen (por lo general) actividad intrínseca de tirosina-cinasa. Incluyen a los receptores de la insulina, de citocinas y de factores de crecimiento (cap. 36).

Sustancias transmisoras. Son sustancias químicas liberadas de las terminaciones nerviosas que se difunden a través del espacio sináptico y se fijan a los receptores. Esto activa los receptores al cambiar su conformación y desata una secuencia de eventos postsinápticos que culminan, por ejemplo, con la contracción muscular o la secreción glandular. Después de ser liberado, el transmisor es inactivado (izquierda de la figura) por degradación enzimática (p. ej., acetilcolina) o recaptación (p. ej., norepinefrina [noradrenalina], GABA). Numerosos fármacos actúan ya sea reduciendo o aumentando la transmisión sináptica.

Hormonas. Son sustancias químicas liberadas al torrente sanguíneo y que producen sus efectos fisiológicos sobre los tejidos que cuentan con los receptores hormonales específicos necesarios. Los fármacos pueden interactuar con el sistema endocrino inhibiendo (p. ej., fármacos antitiroideos, cap. 35) o aumentando (p. ej., agentes antidiabéticos orales, cap. 36) la liberación de la hormona. Otros fármacos interactúan con los receptores hormonales, que pueden resultar activados (p. ej., antiinflamatorios esteroideos, cap. 33) o bloqueados (p. ej., antagonistas del estrógeno, cap. 34). Las hormonas locales (autacoides), como la histamina, la serotonina (5-hidroxitriptamina [5HT]), las cininas y las prostaglandinas, se liberan en los procesos patológicos. Los efectos de la histamina a veces pueden ser bloqueados con antihistamínicos (cap. 11), y los fármacos que bloquean la síntesis de prostaglandinas (p. ej., la aspirina) se usan ampliamente como agentes antiinflamatorios (cap. 32).

Sistemas de transporte

La membrana celular lipídica proporciona una barrera contra el transporte de moléculas hidrófilas hacia el interior o el exterior de la célula.

Canales iónicos. Son poros selectivos que se encuentran en la membrana y que permiten una pronta transferencia de iones a favor de su gradiente electroquímico. El estado abierto o cerrado de estos canales es controlado por los potenciales de membrana (canales operados por voltaje) o por sustancias transmisoras (canales operados por ligando). Algunos canales (p. ej., los canales de Ca^{2+} en el corazón) son operados tanto por voltaje como por transmisores. Los canales para el sodio, el potasio y el calcio operados por voltaje tienen la misma estructura básica (cap. 5), y existen subtipos de cada uno de ellos. Ejemplos importantes de fármacos que actúan sobre los canales operados por voltaje son los *bloqueadores de los canales de calcio* (cap. 16), que bloquean los canales de calcio tipo L en el músculo liso vascular y cardíaco, y los *anestésicos locales* (cap. 5), que bloquean los canales de sodio en los nervios. Algunos *anticonvulsivantes* (cap. 25) y *antiarrítmicos* (cap. 17) también bloquean canales de Na^+. No hay ningún fármaco de uso clínico que actúe primariamente sobre los canales de K^+ operados por voltaje, pero los *antidiabéticos orales* actúan sobre un tipo diferente de canal de K^+ que es regulado por el adenosintrifosfato intracelular (ATP, cap. 36).

Procesos de transporte activo. Se utilizan para transportar sustancias contra sus gradientes de concentración. Emplean moléculas transportadoras especiales en la membrana y requieren energía metabólica. Dos ejemplos de ello son:

1 *La bomba de sodio.* Esta expele iones Na^+ desde el interior de la célula por un mecanismo que obtiene energía del ATP y que involucra a la enzima adenosintrifosfatasa (ATPasa). El transportador está vinculado a la transferencia de iones K^+ dentro de la célula. Los *glucósidos cardíacos* (cap. 18) actúan inhibiendo la Na^+/K^+-ATPasa. Algunos *diuréticos* inhiben los procesos de transporte de Na^+ o de Cl^- en el riñón (cap. 14).

2 *Transporte de norepinefrina.* Los *antidepresivos tricíclicos* (cap. 28) prolongan la acción de la norepinefrina al bloquear su recaptación en las terminaciones nerviosas centrales.

Enzimas

Son proteínas catalíticas que incrementan la *velocidad* de las reacciones químicas en el organismo. Los fármacos que actúan inhibiendo las enzimas incluyen las *anticolinesterasas*, que aumentan la acción de la acetilcolina (caps. 6 y 8); los *inhibidores de la anhidrasa carbónica*, que son diuréticos (es decir, incrementan el flujo urinario, cap. 14); los *inhibidores de la monoaminooxidasa*, que son antidepresivos (cap. 28), y los *inhibidores de la ciclooxigenasa* (p. ej., la aspirina, cap. 32).

Segundos mensajeros

Son sustancias químicas cuya concentración intracelular aumenta o, con menor frecuencia, disminuye en respuesta a la activación del receptor por los agonistas, lo que pone en marcha procesos que culminan en una respuesta celular. Los segundos mensajeros más estudiados son los iones Ca^{2+}, el adenosinmonofosfato cíclico (cAMP), el inositol-1,4,5-trisfosfato (IP_3) y el diacilglicerol (DG).

El cAMP se forma a partir del ATP por acción de la enzima adenilato-ciclasa cuando, por ejemplo, se estimula los adrenorreceptores β. El cAMP activa una enzima (proteína-cinasa A) que al fosforilar una proteína (una enzima o un canal iónico) produce un efecto fisiológico.

El IP_3 y el DG se forman a partir del fosfatidilinositol-4,5-bisfosfato de la membrana por activación de una fosfolipasa C. Ambos mensajeros pueden, al igual que el cAMP, activar cinasas, pero el IP_3 lo hace en forma indirecta al movilizar las reservas intracelulares de calcio. Algunos efectos muscarínicos de la acetilcolina y los efectos adrenérgicos α_1 involucran este mecanismo (cap. 7).

Proteínas G

La estimulación de la adenilato-ciclasa y la fosfolipasa C después de la activación del receptor es mediada por una familia de proteínas reguladoras que se fijan al guanosintrifosfato (GTP) (proteínas G). El complejo agonista-receptor induce un cambio en la conformación de la proteína G, lo que hace que su subunidad α se fije al GTP. El α-GTP se disocia de la proteína y activa (o inhibe) la enzima. La señal para la enzima finaliza debido a que el α-GTP posee actividad GTPasa intrínseca y se desactiva al hidrolizar el GTP a guanosindifosfato (GDP). El α-GDP se vuelve a asociar entonces con las subunidades βγ de la proteína G.

9

2. Interacciones fármaco-receptor

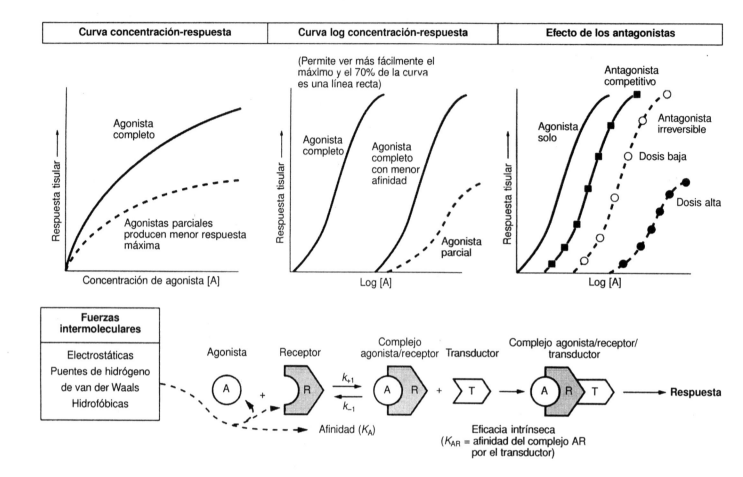

Curva concentración-respuesta	Curva log concentración-respuesta	Efecto de los antagonistas

Los tejidos del organismo solo presentan una pequeña serie de respuestas básicas cuando son expuestos a los agonistas (p. ej., contracción muscular, secreción glandular), y la relación cuantitativa entre estas respuestas fisiológicas y la concentración del agonista puede medirse por medio de **bioensayos**. La primera parte de la interacción fármaco-receptor, es decir, la fijación del fármaco al receptor, se puede estudiar en forma aislada empleando **ensayos de unión**.

Se ha descubierto experimentalmente que para muchos tejidos y agonistas, cuando la respuesta se grafica en función de la concentración del fármaco, se produce una curva que a menudo tiene forma de hipérbole (**curva concentración-respuesta**, arriba, izquierda). En la práctica a menudo es más conveniente graficar la respuesta en función del logaritmo de la concentración del agonista (**curva log concentración-respuesta**, arriba, centro). Si se acepta que la interacción entre el fármaco (A) y el receptor (R) (figura inferior) obedece a la ley de acción de las masas, entonces la concentración del complejo fármaco-receptor (AR) se obtiene por:

$$[AR] = \frac{[R_0] [A]}{K_D + [A]}$$

donde R_0 = concentración total de receptores, A = concentración del agonista, K_D = constante de disociación y AR = concentración de receptores ocupados.

Como esta es la ecuación para una hipérbole, la forma de la curva concentración-respuesta se explica si la respuesta es directamente proporcional a la [AR]. Por desgracia, esta simple teoría no explica otro hallazgo experimental: algunos agonistas, llamados **agonistas parciales**, no pueden producir la misma respuesta máxima que los agonistas totales, aun si tienen la misma afinidad por el receptor (arriba, izquierda y centro, - - -). Por consiguiente, además de tener afinidad por el receptor, un agonista tiene otra propiedad química llamada **eficacia intrínseca**, que es la capacidad de producir una respuesta cuando se une a un receptor (figura inferior).

Un **antagonista competitivo** no tiene ninguna eficacia intrínseca y, al ocupar una proporción de los receptores, diluye efectivamente la concentración del receptor. Esto produce un desplazamiento paralelo de la curva log concentración-respuesta hacia la derecha (arriba, derecha, ■), pero la respuesta máxima no se deprime.

Por el contrario, los **antagonistas irreversibles** deprimen la respuesta máxima (arriba, derecha, ●). Sin embargo, en concentraciones bajas puede producirse un desplazamiento paralelo de la curva log concentración-respuesta sin que se reduzca la respuesta máxima (arriba, derecha, ○). Dado que un antagonista irreversible elimina de hecho receptores del sistema, está claro que no todos los receptores tienen que ser ocupados para producir la respuesta máxima (es decir, hay una reserva de receptores).

Fuerzas intermoleculares

Las moléculas de fármaco en la vecindad de los receptores son atraídas en un principio por fuerzas electrostáticas de alcance relativamente largo. Luego, si la molécula tiene la forma adecuada para ajustarse con precisión al sitio de unión del receptor, los puentes de hidrógeno y las fuerzas de van der Waals fijan el fármaco al receptor con rapidez. Los antagonistas irreversibles se unen a los receptores mediante fuertes uniones covalentes.

Afinidad

Esta es una medida de la avidez con que un fármaco se une a su receptor. Se caracteriza por la constante de disociación en equilibrio (K_D), que es el cociente entre las constantes de velocidad de la reacción en sentido inverso (k_{-1}) y en sentido positivo (k_{+1}) entre el fármaco y el receptor. La recíproca de K_D se llama constante de afinidad (K_A) y (en ausencia de receptores de reserva, véase más adelante) es la concentración del fármaco que produce el 50% de la respuesta máxima.

Antagonistas

La mayoría de los antagonistas son fármacos que *se unen a los receptores, pero no los activan*. Pueden ser competitivos o irreversibles. Otros tipos de antagonistas son menos comunes.

Los **antagonistas competitivos** se unen de manera reversible a los receptores y la respuesta tisular puede volver a la normalidad aumentando la dosis del agonista, porque esto incrementa la probabilidad de colisiones entre el agonista y el receptor a expensas de las colisiones entre el antagonista y el receptor. La capacidad de una mayor dosis de agonista de superar los efectos del antagonista produce un desplazamiento paralelo hacia la derecha de la curva concentración-respuesta y es la característica del antagonismo competitivo.

Los **antagonistas irreversibles** poseen un efecto que no puede revertirse aumentando la concentración del agonista. El único ejemplo importante es la *fenoxibenzamina*, que se une covalentemente a los adrenorreceptores α. El bloqueo irreversible resultante es útil para el tratamiento del feocromocitoma, un tumor que libera grandes cantidades de epinefrina.

Otros tipos de antagonismo. Los **antagonistas no competitivos** no se unen al sitio receptor, pero actúan corriente abajo para evitar la respuesta al agonista, como por ejemplo los bloqueadores de los canales de calcio (cap. 15).

Los **antagonistas químicos** simplemente se unen al fármaco activo y lo inactivan; por ejemplo, la protamina suprime el efecto anticoagulante de la heparina (cap. 19).

Los **antagonistas fisiológicos** son pares de agentes que poseen efectos opuestos que tienden a cancelarse recíprocamente, como, por ejemplo, la prostaciclina y el tromboxano A_2 en la agregación plaquetaria (cap. 19).

Reserva de receptores

En algunos tejidos (p. ej., el músculo liso), los antagonistas irreversibles al principio desplazan la curva log dosis-respuesta hacia la derecha sin reducir la respuesta máxima. Esto indica que la respuesta máxima puede lograrse sin que el agonista ocupe todos los receptores. Los receptores excedentes a veces se denominan receptores "*ociosos*", pero este es un término equívoco porque poseen importancia funcional. Incrementan tanto la sensibilidad como la velocidad de un sistema debido a que la concentración del complejo fármaco-receptor (y por ende la respuesta) depende del producto de la concentración del agonista y de la concentración *total* de receptores.

Agonista parcial

Es un agonista que no puede producir la misma respuesta máxima que un agonista "total". La razón de ello se desconoce. Se ha sugerido que el agonismo depende de la afinidad del complejo fármaco-receptor por una *molécula transductora* (figura inferior). De este modo, un agonista total produce un complejo con gran afinidad por el transductor (p. ej. el acoplamiento a proteínas G, cap. 1), mientras que un complejo de agonista parcial-receptor tiene menor afinidad por el transductor y en consecuencia no puede alcanzar la respuesta máxima.

Cuando actúan solos sobre los receptores, los agonistas parciales estimulan una respuesta fisiológica, pero pueden antagonizar los efectos de un agonista total. Esto se debe a que algunos de los receptores ocupados previamente por el agonista total pasan a ser ocupados por el agonista parcial, que posee menor efecto (p. ej., algunos antagonistas de los adrenorreceptores β, caps. 15 y 16).

Eficacia intrínseca

Es la capacidad de un agonista de alterar la conformación de un receptor de modo tal que produzca una respuesta en el sistema. Se define como la afinidad del complejo agonista-receptor por un transductor.

Agonistas parciales y reserva de receptores. Un fármaco que es un agonista parcial en un tejido sin reserva de receptores puede ser un agonista total en un tejido que posea muchos receptores "ociosos", debido a que su escasa eficacia puede ser compensada por la activación de un mayor número de receptores que los requeridos por un agonista total.

Bioensayo

Los bioensayos consisten en el uso de un tejido biológico para relacionar concentraciones de fármaco con una respuesta fisiológica. Por lo general, se utilizan tejidos aislados porque es más fácil controlar la concentración del fármaco alrededor del tejido y se eliminan las respuestas reflejas. No obstante, a veces los bioensayos se realizan con animales enteros, y los mismos principios se usan en los ensayos clínicos. Los bioensayos pueden utilizarse para estimar:

- la concentración de un fármaco (en gran parte reemplazados por los métodos químicos);
- sus constantes de unión, o
- su potencia relativa en comparación con otro fármaco.

La medición de las potencias relativas de una serie de agonistas en diferentes tejidos ha sido uno de los principales medios empleados para clasificar receptores, por ejemplo, los adrenorreceptores (cap. 7).

Ensayos de unión

Los ensayos de unión son simples y muy adaptables. Fragmentos de membranas de tejidos homogeneizados se incuban con fármaco marcado radiactivamente (por lo general con ^3H) y luego se recuperan por filtración. Después de la corrección para la unión no específica, se puede determinar el fármaco-^3H unido a los receptores y se hacen estimaciones de la K_A y B_{max} (número de sitios de unión). Los ensayos de unión son ampliamente utilizados para estudiar los receptores de los fármacos, pero tienen la desventaja de que no se mide una respuesta funcional, y a menudo el fármaco marcado no se fija a un solo tipo de receptor.

3. Absorción, distribución y excreción de los fármacos

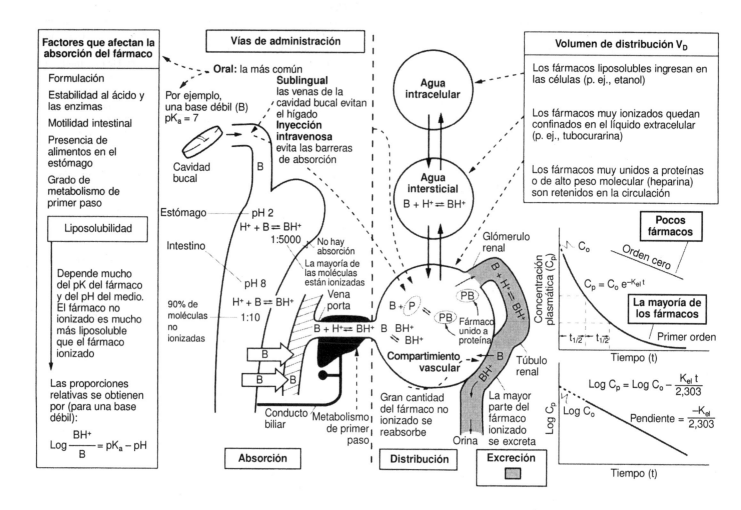

La mayoría de los fármacos se administran por **vía oral** y deben atravesar las paredes del intestino para ingresar en el torrente sanguíneo (izquierda de la figura, ⟹). Este proceso de **absorción** resulta afectado por varios factores (izquierda), pero por lo general es proporcional a la **liposolubilidad** del fármaco. De este modo se favorece la absorción de moléculas no ionizadas (B) debido a que son mucho más liposolubles que las ionizadas (BH⁺), ya que están rodeadas por una "capa" de moléculas de agua. Los fármacos se absorben principalmente en el intestino delgado debido a su mayor superficie. Esto se cumple hasta con los ácidos débiles (p. ej., la aspirina) que no están ionizados en el ácido del estómago (HCl). Los fármacos absorbidos en el tracto gastrointestinal ingresan en la circulación portal (izquierda, ▨) y algunos son extensamente metabolizados cuando atraviesan el hígado (metabolismo de primer paso).

Los fármacos que son suficientemente liposolubles como para absorberse prontamente por vía oral se distribuyen con rapidez por todos los compartimientos acuosos del organismo (○). Muchos fármacos circulan unidos de manera laxa a la albúmina plasmática, y se establece un equilibrio entre el fármaco unido (PB) y el fármaco libre en el plasma (B). El fármaco unido a las proteínas plasmáticas queda confinado en el sistema vascular y no puede ejercer sus acciones farmacológicas.

Si el fármaco se administra por **vía intravenosa**, ingresa en la circulación y se distribuye con rapidez por los tejidos. Al tomar sucesivas muestras de sangre, se puede medir la caída de la concentración plas-mática del fármaco a lo largo del tiempo (es decir, la velocidad de eliminación del fármaco) (arriba, derecha). Con frecuencia, la concentración cae rápidamente al principio, pero luego la velocidad de declinación disminuye en forma progresiva. Esta curva se denomina **exponencial**, y significa que en cualquier momento dado se elimina una **fracción constante** del fármaco por unidad de tiempo. Muchos fármacos presentan una caída exponencial de la concentración plasmática debido a que las velocidades con que funcionan los procesos de eliminación del fármaco suelen ser ellos mismos proporcionales a la concentración de fármaco en el plasma. Están involucrados los siguientes procesos:

1 Eliminación con la orina por filtración glomerular (derecha, ▨).

2 Metabolismo, por lo general en el hígado.

3 Captación por el hígado y subsecuente eliminación con la bilis (línea continua desde el hígado).

Un proceso que depende de la concentración en cualquier momento dado recibe el nombre de **primer orden**; la mayoría de los fármacos muestran una cinética de eliminación de este tipo. Si cualquier sistema enzimático responsable del metabolismo del fármaco **se satura**, la cinética de eliminación cambia a **orden cero**, es decir, la velocidad de eliminación opera a valores constantes y no es afectada por un aumento de la concentración del fármaco (p. ej., etanol, fenitoína).

Vías de administración

Los fármacos se pueden administrar por vía oral o parenteral (es decir, por una vía no gastrointestinal).

Oral. La mayoría de los fármacos se absorben por esta vía, la más ampliamente usada debido a su conveniencia. Sin embargo, algunos fármacos (p. ej., bencilpenicilina, insulina) son destruidos por el ácido o las enzimas gastrointestinales y deben administrarse por vía parenteral.

Inyección intravenosa. El fármaco ingresa directamente en la circulación y evita las barreras a la absorción. Se utiliza:

- cuando se requiere un efecto rápido (p. ej., furosemida en casos de edema pulmonar);
- para una administración continua (infusión);
- para grandes volúmenes, y
- para fármacos que provocan lesiones tisulares locales cuando se administran por otras vías (p. ej., fármacos citotóxicos).

Inyección intramuscular y subcutánea. Los fármacos en solución acuosa por lo general se absorben con bastante rapidez, pero la absorción puede retardarse administrando el fármaco en forma de éster (p. ej., preparados de depósito de neurolépticos; cap. 27).

Otras vías incluyen la *inhalatoria* (p. ej., anestésicos volátiles, algunos fármacos usados en el asma) y las *tópicas* (p. ej., ungüentos). La administración *sublingual* y *rectal* evita la circulación portal, y los preparados sublinguales son particularmente valiosos para administrar fármacos sujetos a un alto metabolismo de primer paso.

Distribución y excreción

El fármaco se distribuye por el organismo cuando alcanza la circulación. Entonces debe penetrar en los tejidos para actuar.

$t_{1/2}$ (**vida media**) es el tiempo que tarda la concentración plasmática del fármaco en la sangre en caer a la mitad de su nivel original (derecha, gráfico superior). La medición del $t_{1/2}$ permite calcular la *constante de eliminación* (K_{el}) a partir de la fórmula:

$$K_{el} = \frac{0,69}{t}$$

K_{el} es la fracción de fármaco presente en cualquier momento que sería eliminada por unidad de tiempo (p. ej., $K_{el} = 0,02$ minuto^{-1} significa que se elimina 2% del fármaco presente en 1 minuto).

La curva exponencial de la concentración plasmática (C_p) en función del tiempo *(t)* se expresa por:

$$C_p = C_o\, e^{-K_{el}\, t}$$

donde C_o = concentración plasmática aparente inicial. Aplicando logaritmos, la curva exponencial se puede transformar en una línea recta más conveniente (derecha, gráfico inferior) donde se pueden determinar fácilmente la C_o y el $t_{1/2}$.

Volumen de distribución (V_D). Es el volumen aparente en que se distribuye el fármaco. Después de una inyección intravenosa,

$$V_D = \frac{dosis}{C_o}$$

Un valor de $V_D < 5$ litros implica que el fármaco es retenido dentro del compartimiento vascular. Un valor < 15 litros indica que el fármaco está limitado al líquido extracelular, mientras que grandes volúmenes de distribución ($V_D > 15$ litros) señalan que el fármaco se distribuye por toda el agua corporal o bien se concentra en ciertos tejidos. El volumen de distribución se puede utilizar para calcular la depuración (*clearance*) del fármaco.

Depuración (*aclaramiento* o *clearance*) es un concepto importante en farmacocinética. Es el volumen de sangre o plasma depurado de fármaco por unidad de tiempo. La depuración plasmática (Cl_p) se obtiene por la relación:

$$Cl_p = V_D K_{el}$$

La velocidad de eliminación = $Cl_p \times C_p$. La depuración es la suma de los valores de depuración individuales. Así, $Cl_p = Cl_m$ (depuración metabólica) + Cl_r (excreción renal). La depuración, pero no el $t_{1/2}$, brinda un indicio de la capacidad del hígado y del riñón para eliminar los fármacos.

Dosificación. Los valores de depuración se pueden usar para planificar regímenes de dosificación. Teóricamente, en un tratamiento farmacológico es necesario mantener una concentración plasmática estable del fármaco (C_{pss}) dentro de un rango terapéutico conocido. El estado constante se alcanza cuando la velocidad de ingreso del fármaco en el sistema circulatorio (frecuencia de dosificación) equipara a la velocidad de eliminación. Así, la frecuencia de dosificación = $Cl \times C_{pss}$. Esta ecuación puede aplicarse a una infusión intravenosa porque la dosis total ingresa en la circulación a una velocidad conocida. Para la administración por vía oral, la ecuación es:

$$\frac{F \times dosis}{intervalo\ entre\ dosis} = Cl_p \times C_p,\ promedio$$

donde F = *biodisponibilidad* del fármaco. El valor $t_{1/2}$ del fármaco es útil para elegir un intervalo entre dosis que no produzca picos excesivamente altos (niveles tóxicos) ni valles bajos (niveles ineficaces) en la concentración del fármaco.

Biodisponibilidad es un término utilizado para describir la proporción del fármaco administrado que alcanza el sistema circulatorio. La biodisponibilidad es del 100% después de una inyección intravenosa ($F = 1$), pero los fármacos por lo general se administran por vía oral y la proporción de la dosis que alcanza el sistema circulatorio varía con diferentes fármacos y también de un paciente a otro. Los fármacos sujetos a un alto grado de metabolismo de primer paso pueden ser casi inactivos cuando se los administra por vía oral (p. ej., trinitrato de glicerilo, lidocaína).

Excreción

La **excreción renal** es finalmente responsable de la eliminación de la mayoría de los fármacos. Los fármacos aparecen en el filtrado glomerular, pero si son liposolubles son rápidamente reabsorbidos en los túbulos renales por difusión pasiva. La metabolización de un fármaco a menudo produce un compuesto menos liposoluble, lo que ayuda a la excreción renal (véase cap. 4).

La ionización de las bases y los ácidos débiles depende del pH del líquido tubular. La modificación intencional del pH urinario a veces es útil para aumentar la excreción renal. Por ejemplo, la administración de bicarbonato alcaliniza la orina; esto ioniza la aspirina y la vuelve menos liposoluble, y de esta manera se aumenta su velocidad de excreción.

Los ácidos y las bases débiles son secretados activamente por el túbulo proximal. Las penicilinas se eliminan por esta vía.

Excreción biliar. Algunos fármacos (p. ej., dietilestilbestrol) se concentran en la bilis y se excretan en el intestino, donde pueden reabsorberse. Esta circulación enterohepática incrementa la permanencia del fármaco en el organismo.

4. Metabolismo de los fármacos

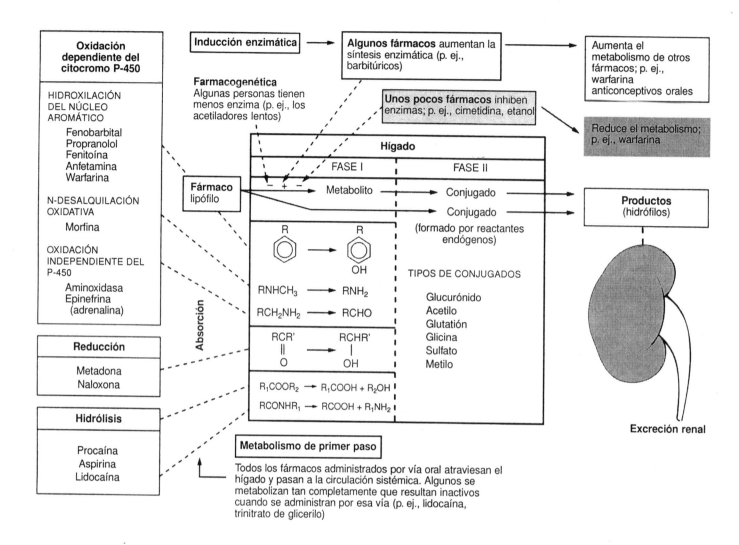

Oxidación dependiente del citocromo P-450

HIDROXILACIÓN DEL NÚCLEO AROMÁTICO

Fenobarbital
Propranolol
Fenitoína
Anfetamina
Warfarina

N-DESALQUILACIÓN OXIDATIVA

Morfina

OXIDACIÓN INDEPENDIENTE DEL P-450

Aminoxidasa
Epinefrina (adrenalina)

Reducción

Metadona
Naloxona

Hidrólisis

Procaína
Aspirina
Lidocaína

Inducción enzimática

Farmacogenética
Algunas personas tienen menos enzima (p. ej., los acetiladores lentos)

Fármaco lipófilo

Absorción

Algunos fármacos aumentan la síntesis enzimática (p. ej., barbitúricos)

Unos pocos fármacos inhiben enzimas; p. ej., cimetidina, etanol

Hígado

FASE I | FASE II

− + → Metabolito → Conjugado

Conjugado

(formado por reactantes endógenos)

TIPOS DE CONJUGADOS

Glucurónido
Acetilo
Glutatión
Glicina
Sulfato
Metilo

$RNHCH_3 \rightarrow RNH_2$
$RCH_2NH_2 \rightarrow RCHO$
$RCR' \underset{O}{\parallel} \rightarrow RCHR' \underset{OH}{|}$
$R_1COOR_2 \rightarrow R_1COOH + R_2OH$
$RCONHR_1 \rightarrow RCOOH + R_1NH_2$

Metabolismo de primer paso
Todos los fármacos administrados por vía oral atraviesan el hígado y pasan a la circulación sistémica. Algunos se metabolizan tan completamente que resultan inactivos cuando se administran por esa vía (p. ej., lidocaína, trinitrato de glicerilo)

Aumenta el metabolismo de otros fármacos; p. ej., warfarina anticonceptivos orales

Reduce el metabolismo; p. ej., warfarina

Productos (hidrófilos)

Excreción renal

El metabolismo de los fármacos tiene dos importantes efectos:

1 El fármaco se vuelve más **hidrófilo**; esto agiliza su excreción por el riñón porque el metabolito menos liposoluble no se reabsorbe con facilidad en los túbulos renales (▨).

2 Los metabolitos por lo general son **menos activos** que el fármaco del que proceden. Sin embargo, no siempre es así, y a veces los metabolitos son tan activos como (o más activos que) el fármaco original. Por ejemplo, el diazepam (un ansiolítico) se metaboliza a nordiazepam y oxazepam, ambos activos. Las **prodrogas** son inactivas hasta que se metabolizan en el organismo en fármacos activos. Por ejemplo, la levodopa, un antiparkinsoniano (cap. 26), se metaboliza a dopamina, mientras que el fármaco hipotensor metildopa (cap. 15) se metaboliza a α-metilnorepinefrina.

El **hígado** es el principal órgano para el metabolismo de los fármacos y participa en dos tipos generales de reacción.

Reacciones de fase I

Comprenden la biotransformación de un fármaco en un metabolito más polar (lado izquierdo de la figura) al introducir o desenmascarar un grupo funcional (p. ej., –OH, –NH₂, –SH).

Las **oxidaciones** son las reacciones más comunes y son catalizadas por un importante tipo de enzimas llamadas oxidasas de función mixta

(**citocromos P-450**). La especificidad de sustrato de este complejo enzimático es muy baja y puede oxidar fármacos muy diferentes (ejemplos: izquierda, arriba). Otras reacciones de fase I son las **reducciones** (izquierda, medio) y la **hidrólisis** (izquierda, abajo).

Reacciones de fase II

Los fármacos o los metabolitos de fase I que no son suficientemente polares para ser excretados rápidamente por los riñones se vuelven más hidrófilos al **conjugarse** con compuestos endógenos en el hígado (centro de la figura).

La administración reiterada de algunos fármacos (arriba) aumenta la síntesis del citocromo P-450 (**inducción enzimática**). Esto incrementa la velocidad del metabolismo del fármaco inductor y también la de otros fármacos que son metabolizados por la misma enzima (arriba, derecha). Por el contrario, los fármacos a veces **inhiben** la actividad enzimática microsómica (arriba, ▨) y esto aumenta la acción de aquellos fármacos metabolizados por la misma enzima (arriba, derecha, ▨).

Además de estas interacciones fármaco-fármaco, el metabolismo de los fármacos puede verse influido por **factores genéticos** (farmacogenética), la edad y algunas enfermedades, especialmente aquellas que afectan el hígado.

Fármacos

Unos pocos fármacos (p. ej., galamina, cap. 6) son muy polares porque se hallan completamente ionizados a valores de pH fisiológicos. Estos fármacos son poco metabolizados, si lo son, y el término de su acción depende principalmente de la excreción renal. La mayoría de los fármacos, sin embargo, son muy lipófilos y a menudo están unidos a proteínas plasmáticas. Como el fármaco unido a proteínas no se filtra en el glomérulo renal y el fármaco libre vuelve a difundirse rápidamente desde el túbulo a la sangre, estos fármacos desarrollarían una acción muy prolongada si su eliminación dependiera solamente de la excreción renal. Por lo general, los fármacos se metabolizan a compuestos más polares, que son excretados con mayor facilidad por los riñones.

Hígado

El principal órgano metabolizador de fármacos es el hígado, pero otros órganos, como el tracto gastrointestinal y los pulmones, despliegan una actividad considerable. Los fármacos administrados por vía oral por lo general se absorben en el intestino delgado e ingresan por el sistema portal en el hígado donde pueden ser metabolizados en gran proporción (p. ej., lidocaína, morfina, propranolol). Esto se llama *metabolismo de primer paso*, expresión que no se refiere solamente al metabolismo hepático. Por ejemplo, la clorpromazina es metabolizada en mayor medida en el intestino que en el hígado.

Reacciones de fase I

La reacción más común es la *oxidación*. Otras, relativamente poco comunes, son la *reducción* y la *hidrólisis*.

Sistema de oxidasas de función mixta microsómicas

Muchas de las enzimas involucradas en el metabolismo de los fármacos se ubican en el retículo endoplasmático liso, que forma pequeñas vesículas cuando el tejido es homogeneizado. Estas vesículas pueden aislarse por centrifugación diferencial y reciben el nombre de "microsomas".

Las oxidaciones de fármacos en los microsomas incluyen la participación del dinucleotidofosfato de nicotinamida-adenina (forma reducida) (NADPH), el oxígeno y dos enzimas clave: i) una flavoproteína, NDPH-citocromo P-450-reductasa, y ii) una hemoproteína, el citocromo P-450, que actúa como una oxidasa terminal. El citocromo P-450 existe en gran número de subtipos (isoenzimas) con diferentes especificidades de sustrato, aunque a menudo superpuestas.

Reacciones de fase II

Por lo general, tienen lugar en el hígado y comprenden la conjugación de un fármaco o de su metabolito de fase I con una sustancia endógena. Los conjugados resultantes casi siempre son menos activos y son moléculas polares que se excretan con facilidad por los riñones.

Factores que afectan el metabolismo de los fármacos
Inducción enzimática

Algunos fármacos (p. ej., *fenobarbital, carbamazepina, etanol* y, especialmente, *rifampicina*) y contaminantes (p. ej., *hidrocarburos aromáticos policíclicos* presentes en el humo del tabaco) aumentan la actividad de las enzimas metabolizadoras de los fármacos. Los mecanismos involucrados no están claros, pero las sustancias químicas afectan de algún modo las secuencias específicas del DNA y "ponen en marcha" la producción de la enzima apropiada, que por lo general es un subtipo de citocromo P-450. Sin embargo, no todas las enzimas sujetas a inducción son microsómicas. Por ejemplo, la alcohol-deshidrogenasa hepática se localiza en el citoplasma.

Inhibición enzimática

La inhibición enzimática puede producir interacciones medicamentosas adversas. Estas tienden a producirse con mayor rapidez que las que involucran inducción enzimática debido a que suceden en cuanto el fármaco inhibitorio alcanza una concentración suficientemente alta como para competir con el fármaco afectado. Los fármacos pueden inhibir diferentes formas de citocromo P-450 y de ese modo afectar únicamente el metabolismo de fármacos metabolizados por esa isoenzima en particular. La *cimetidina* inhibe el metabolismo de varios fármacos potencialmente tóxicos, como la fenitoína, la warfarina y la teofilina. La *eritromicina* también inhibe el sistema del citocromo P-450 y aumenta la actividad de la teofilina, la warfarina, la carbamazepina y la digoxina.

Polimorfismos genéticos

El estudio del modo como los determinantes genéticos afectan la acción de los fármacos se llama *farmacogenética*. La respuesta a los fármacos varía de un individuo a otro y, debido a que las variaciones por lo general tienen una distribución gaussiana, se acepta que el determinante de la respuesta es multifactorial. Sin embargo, algunas respuestas a los fármacos presentan una variación discontinua y en estos casos la población puede dividirse en dos o más grupos, lo cual sugiere un polimorfismo de un solo gen. Un importante ejemplo de polimorfismo es la *hidroxilación de la debrisoquina*. Aproximadamente el 8% de la población es mal hidroxilador y presenta respuestas exageradas y prolongadas a fármacos como el propranolol y el metoprolol (cap. 15), que sufren un extenso metabolismo hepático.

Enzimas acetiladoras

La *N*-acetilasa hepática muestra polimorfismo genético. Aproximadamente el 50% de la población acetila la isoniazida (un fármaco antituberculoso) rápidamente, mientras que el otro 50% la acetila con lentitud. La acetilación lenta se debe a un gen autosómico recesivo que está asociado con una menor actividad de la *N*-acetilasa hepática. Es más probable que los acetiladores lentos acumulen el fármaco y experimenten reacciones adversas. Hay indicios de polimorfismo en la acetilación de otros fármacos (p. ej., hidralazina, procainamida).

Seudocolinesterasa plasmática

Cuatro genes separados para esta enzima concurren en un mismo *locus*. En muy pocos casos (<1:2.500) se presenta una forma atípica de la enzima y esta extiende la duración de la acción del suxametonio (un bloqueador neuromuscular de uso frecuente) de aproximadamente 6 minutos a 2 horas o más.

Edad

Las enzimas microsómicas hepáticas y los mecanismos renales son limitados al nacer, especialmente en los bebés prematuros. Ambos sistemas se desarrollan rápidamente durante las cuatro primeras semanas de vida. Hay varios métodos para calcular las dosis pediátricas (véase *British National Formulary*).

En los ancianos, el metabolismo hepático de los fármacos puede hallarse reducido, pero es mucho más importante la declinación de la función renal. A los 65 años aproximadamente, la tasa de filtración glomerular (TFG) disminuye en un 30%, y cada año que pasa cae un 1-2% más (debido a la pérdida de células y a un menor flujo sanguíneo en el riñón). Por eso, las personas de edad necesitan dosis menores de muchos fármacos que las personas más jovenes, especialmente aquellos de acción central (p. ej., opioides, benzodiazepinas, antidepresivos), a las que los ancianos parecen volverse más sensibles (por cambios desconocidos en el cerebro).

Metabolismo y toxicidad de los fármacos

En algunas ocasiones, los productos reactivos del metabolismo de los fármacos son tóxicos para varios órganos, especialmente para el hígado. El *paracetamol*, un analgésico débil de uso generalizado, experimenta normalmente glucuronidación y sulfatación. Sin embargo, estos procesos se saturan con altas dosis y el fármaco se conjuga entonces con glutatión. Al agotarse el glutatión se acumula un metabolito hepatotóxico reactivo y potencialmente letal (cap. 44).

5. Anestésicos locales

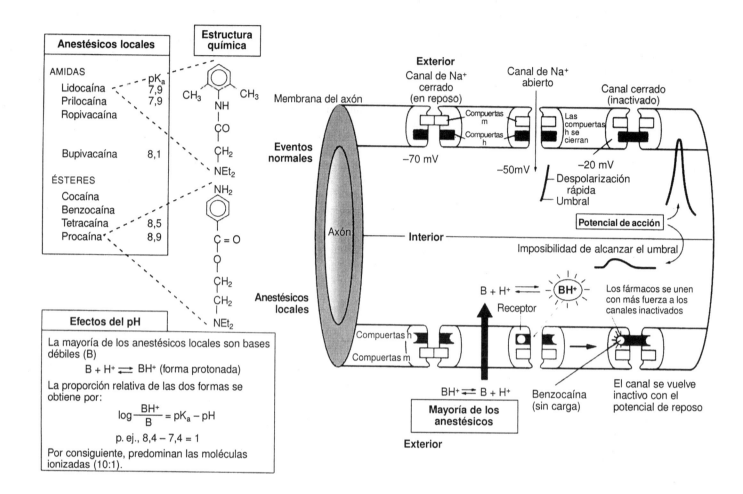

Anestésicos locales

AMIDAS	pK_a
Lidocaína	7,9
Prilocaína	7,9
Ropivacaína	
Bupivacaína	8,1
ÉSTERES	
Cocaína	
Benzocaína	
Tetracaína	8,5
Procaína	8,9

Estructura química

Efectos del pH

La mayoría de los anestésicos locales son bases débiles (B)

$$B + H^+ \rightleftarrows BH^+ \text{ (forma protonada)}$$

La proporción relativa de las dos formas se obtiene por:

$$\log \frac{BH^+}{B} = pK_a - pH$$

p. ej., $8,4 - 7,4 = 1$

Por consiguiente, predominan las moléculas ionizadas (10:1).

Exterior — Canal de Na⁺ cerrado (en reposo) / Canal de Na⁺ abierto / Canal cerrado (inactivado)

Membrana del axón / Eventos normales / Axón / Interior / Anestésicos locales

Compuertas m / Compuertas h / −70 mV / −50mV / −20 mV / Despolarización rápida / Umbral / Potencial de acción / Imposibilidad de alcanzar el umbral

$$B + H^+ \rightleftarrows BH^+$$
Receptor / Los fármacos se unen con más fuerza a los canales inactivados

Compuertas h / Compuertas m

$$BH^+ \rightleftarrows B + H^+$$
Mayoría de los anestésicos / Benzocaína (sin carga) / El canal se vuelve inactivo con el potencial de reposo

Exterior

Los anestésicos locales (arriba, izquierda) son fármacos utilizados para prevenir el dolor mediante la producción de un bloqueo reversible de la conducción a lo largo de las fibras nerviosas. La mayoría son bases débiles que existen principalmente en forma protonada en el pH corporal (abajo, izquierda). Los fármacos penetran en el nervio en forma no ionizada (lipófila) (➡), pero cuando se encuentran dentro del axón se forman algunas moléculas ionizadas y estas bloquean los **canales de Na⁺** (▨) e impiden la generación de **potenciales de acción** (franja inferior de la figura).

Todas las fibras nerviosas son sensibles a los anestésicos locales, pero por lo general las fibras de menor diámetro son más sensibles que las fibras grandes. Por esta razón puede alcanzarse un **bloqueo diferencial** donde se encuentran bloqueadas las fibras dolorosas y autonómicas de menor tamaño, mientras se preservan las fibras de la sensibilidad táctil gruesa y del movimiento. Los anestésicos locales varían mucho en su potencia, en la duración de su acción, en su toxicidad y en su capacidad para atravesar las membranas mucosas.

Los anestésicos locales deprimen otros tejidos excitables (p. ej., el miocardio) si la concentración sanguínea es suficientemente alta, pero sus principales efectos sistémicos comprenden al sistema nervioso central. Los agentes sintéticos producen sedación y un ligero embotamiento, aunque a veces se observa ansiedad (inquietud) y agitación, presuntamente debido a que se deprimen las sinapsis inhibitorias centrales. En dosis más altas, tóxicas, producen calambres y trastornos visuales, mientras que una intoxicación grave provoca convulsiones y

coma, con depresión cardiorrespiratoria por depresión bulbar. Hasta la cocaína, que tiene propiedades estimulantes centrales no relacionadas con su acción anestésica local, puede producir la muerte por depresión respiratoria.

La **lidocaína** es el agente de uso más generalizado. Actúa con mayor rapidez y es más estable que la mayoría de los otros anestésicos locales. Cuando se administra junto con epinefrina, su acción dura unos 90 minutos. La **prilocaína** es similar a la lidocaína, pero se metaboliza más extensamente y es menos tóxica en dosis equipotentes. La **bupivacaína** tiene una acción de comienzo más lento (hasta 30 minutos), pero de duración muy prolongada, de hasta 8 horas cuando se utiliza para bloqueos nerviosos. A menudo se la emplea para producir bloqueo epidural continuo durante el trabajo de parto. La **benzocaína** es un anestésico neutro, insoluble en agua y de baja potencia. Se aplica solo en anestesia superficial sobre tejidos no inflamados (p. ej., boca y faringe). Los agentes más tóxicos, **tetracaína** y **cocaína**, tienen un uso restringido. La cocaína se utiliza primordialmente para provocar anestesia superficial cuando es deseable su acción vasoconstrictora intrínseca (p. ej., en la nariz). Las gotas de tetracaína se emplean en oftalmología para anestesiar la córnea, pero son preferibles fármacos menos tóxicos como la **oxibuprocaína** y la **proximetacaína**, que producen menos sensaciones punzantes iniciales.

Pueden sobrevenir reacciones de hipersensibilidad con los anestésicos locales, especialmente en pacientes atópicos, y con mayor frecuencia con la procaína y otros ésteres del ácido *p*-aminobenzoico.

Canales de Na⁺

Los tejidos excitables poseen canales de Na⁺ especiales operados por voltaje, que constan de una gran subunidad α glicoproteica y a veces dos pequeñas subunidades β de función desconocida. La subunidad α tiene cuatro dominios idénticos, cada uno de los cuales contiene seis hélices α que cruzan la membrana (S1-S6). Las 24 hélices cilíndricas se apilan juntas en forma radial en la membrana para formar un canal central. No se sabe con exactitud cómo funcionan los canales operados por voltaje, pero su conductancia (gNa⁺) se obtiene mediante la ecuación gNa⁺ $= \bar{g}$ Na⁺ m^3 h, donde $\bar{g}$ Na⁺ es la máxima conductancia posible y m y h son constantes de acción de compuerta que dependen del potencial de membrana. En la figura, estas constantes se muestran de manera esquemática como compuertas físicas dentro del canal. Durante el potencial de reposo, la mayoría de las compuertas h están abiertas y las m están cerradas (canal cerrado). La despolarización hace que las compuertas m se abran (canal abierto), aunque una intensa despolarización del potencial de acción hace que luego las compuertas h cierren el canal (inactivación). Esta secuencia se muestra en la mitad superior de la figura (de derecha a izquierda). La compuerta m puede corresponder a las cuatro hélices S4 cargadas positivamente, que se cree que abren el canal al desplazarse hacia afuera y girar en respuesta a la despolarización de la membrana. La compuerta h responsable de la inactivación puede ser el lazo intracelular que conecta las hélices S3 y S5, que gira hacia la abertura interna del canal y lo cierra.

Potencial de acción

Si se abren suficientes canales de sodio, la velocidad de ingreso de Na⁺ dentro del axón excede la velocidad de salida de K⁺ y en este punto, el potencial umbral, un mayor ingreso de iones Na⁺ despolariza la membrana. Esto abre más canales de Na⁺, lo cual genera mayor despolarización, que a su vez abre más canales de Na⁺ y así sucesivamente. La veloz corriente de Na⁺ hacia adentro despolariza rápidamente la membrana hacia el potencial de equilibrio del Na⁺ (aproximadamente +67 mV). Entonces, la inactivación de los canales de Na⁺ y la continua salida de iones K⁺ produce la repolarización de la membrana. Finalmente, los canales de Na⁺ recuperan su estado "excitable" normal y la bomba de Na⁺ restablece el K⁺ perdido y extrae los iones Na⁺ incorporados.

Mecanismo de acción de los anestésicos locales

Los anestésicos locales *penetran* en el interior del axón en forma de bases libres liposolubles. Allí se forman las moléculas protonadas que ingresan en los canales de Na⁺ y los *bloquean* después de fijarse a un *"receptor"* (residuos de la hélice transmembranosa S6). Por ello, los anestésicos locales cuaternarios (completamente protonados) solo actúan si son inyectados dentro del axón nervioso. Los agentes sin carga (p. ej., benzocaína) se disuelven en la membrana, pero los canales son bloqueados de un modo "todo o nada". Por consiguiente, las moléculas ionizadas y las no ionizadas actúan esencialmente de la misma manera (es decir, fijándose a un "receptor" en los canales de Na⁺). Esto "bloquea" el canal, en gran medida al impedir la apertura de las compuertas h (es decir, al aumentar la inactivación). Finalmente, hay tantos canales inactivados que su número cae por debajo del mínimo necesario para que la despolarización alcance el umbral y, como no se pueden generar potenciales de acción, se produce el bloqueo nervioso. Los anestésicos locales son "dependientes del uso" (es decir, que el grado de bloqueo es proprocional a la frecuencia de estimulación nerviosa). Esto indica que cuando los canales de Na⁺ están abiertos, ingresan más moléculas de fármaco (en su forma protonada) y producen una mayor inactivación.

Estructura química

Los anestésicos locales de uso común consisten en un terminal lipófilo (a menudo un anillo aromático) y un terminal hidrófilo (generalmente una amina secundaria o terciaria), conectados por una cadena intermediaria que incorpora un enlace amida o éster.

Efectos

Pueden ser:

1 *Locales,* tales como bloqueo nervioso y efectos directos sobre el músculo liso vascular.

2 *Regionales*, que comprenden pérdida de las sensaciones (dolor, temperatura, sensibilidad táctil) y del tono vasomotor en la región inervada por los nervios bloqueados.

3 *Sistémicos*, que se presentan debido a la administración intravenosa o a la absorción.

Corazón

Los efectos de los anestésicos locales sobre el *corazón* se discuten en el capítulo 17. Probablemente no haya toxicidad cardíaca con dosis subconvulsivantes.

Músculo liso vascular

Los efectos locales varían. La **cocaína** es un vasoconstrictor (debido a que bloquea la recaptación de la norepinefrina y potencia la actividad simpática), mientras que la **procaína** es un vasodilatador. La mayoría de las *amidas* producen vasoconstricción en bajas concentraciones y vasodilatación en altas concentraciones. Es más probable que la **prilocaína** produzca vasoconstricción en dosis clínicas, seguida por la **lidocaína** y la **bupivacaína**. El efecto regional es la vasodilatación por el bloqueo de los nervios simpáticos.

Duración de la acción

Por lo general, la alta potencia y la larga duración se relacionan con una gran liposolubilidad, al ingresar en las células una gran cantidad del fármaco aplicado localmente. La vasoconstricción también tiende a prolongar el efecto anestésico al reducir la distribución sistémica del agente, y esto se puede alcanzar agregando un vasoconstrictor como epinefrina (adrenalina) o, menos comúnmente, norepinefrina (noradrenalina). Los vasoconstrictores no deben usarse para producir bloqueo anular de una extremidad (p. ej., un dedo de la mano o del pie), debido a que pueden generar isquemia prolongada y gangrena.

Las amidas son desalquiladas en el hígado y los ésteres (no la cocaína) son hidrolizados por la seudocolinesterasa plasmática, pero el metabolismo del fármaco tiene poco efecto sobre la duración de la acción de los agentes que se encuentran en realidad en los tejidos.

Métodos de administración

Anestesia superficial

Aplicaciones tópicas sobre superficies externas o mucosas.

Anestesia infiltrativa

Inyección subcutánea para actuar sobre terminaciones nerviosas locales, generalmente con un vasoconstrictor.

Bloqueo nervioso

Las técnicas van desde la infiltración del anestésico alrededor de un nervio único (p. ej., anestesia dental) a la anestesia epidural y raquídea. En la anestesia raquídea (bloqueo intratecal), se inyecta un fármaco en el líquido cefalorraquídeo, en el espacio subaracnoideo. En la anestesia epidural, el anestésico se inyecta por fuera de la duramadre. La anestesia raquídea es técnicamente más fácil de lograr que la epidural, pero esta última elimina casi por completo las complicaciones posanestésicas como la cefalea.

Anestesia regional intravenosa

Se inyecta el anestésico por vía intravenosa en un miembro desprovisto de irrigación sanguínea. Con un torniquete se impide que el agente llegue a la circulación sistémica.

6. Fármacos que actúan en la unión neuromuscular

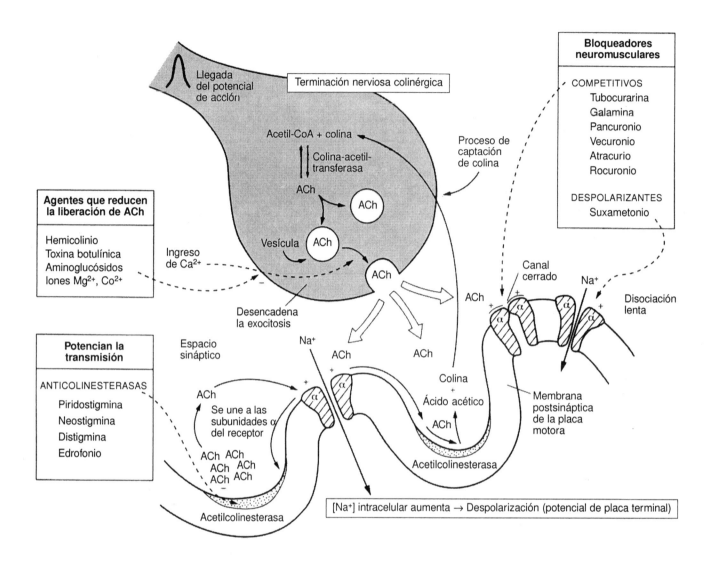

Los potenciales de acción son conducidos a lo largo de los nervios motores hasta sus terminales (parte superior de la figura, ▨▨), donde la despolarización inicia un ingreso de iones Ca^{2+} y la liberación de **acetilcolina** (ACh) por un proceso de **exocitosis** (⇨). La acetilcolina se difunde a través del espacio sináptico y se une a los receptores ubicados en la superficie de la membrana de las fibras musculares en la placa motora. La combinación reversible de la acetilcolina y los receptores (parte inferior de la figura, ▨▨) promueve la apertura de canales selectivos a los cationes en la membrana de la placa motora, lo que permite un ingreso de iones Na^+ y un menor egreso de iones K^+. La despolarización resultante, que se denomina potencial de placa terminal (EPP), despolariza la membrana adyacente de la fibra muscular. Si es suficientemente amplia, esta despolarización produce un potencial de acción y la contracción muscular. La acetilcolina liberada en el espacio sináptico es rápidamente hidrolizada por una enzima, la acetilcolinesterasa (▨▨), que se encuentra presente en la membrana de la placa motora próxima a los receptores.

La transmisión neuromuscular se puede incrementar con **fármacos anticolinesterásicos** (abajo, izquierda) que inhiben la acetilcolinesterasa y retardan la hidrólisis de la acetilcolina en el espacio sináptico (véase también cap. 8). La *neostigmina* y la *piridostigmina* se utilizan en el tratamiento de la **miastenia gravis** y para revertir el bloqueo neuromuscular competitivo después de una intervención quirúrgica.

La sobredosis de anticolinesterasas produce un exceso de acetilcolina y el bloqueo de la despolarización de las placas motoras (crisis colinérgica). Los efectos muscarínicos de la acetilcolina (véase cap. 7) también son potenciados por los anticolinesterásicos, pero son bloqueados por la atropina. El edrofonio tiene una acción muy breve y solo se usa para diagnosticar la miastenia gravis.

Los **bloqueadores neuromusculares** (derecha) son usados por los anestesistas para relajar los músculos esqueléticos durante las intervenciones quirúrgicas y para impedir las contracciones musculares durante la terapia electroconvulsiva (TEC). La mayoría de los fármacos bloqueadores neuromusculares de uso clínico compiten con la acetilcolina por el receptor, pero no inician la apertura de los canales iónicos. Estos **antagonistas competitivos** reducen las despolarizaciones de las placas motoras producidas por la acetilcolina a un nivel por debajo del umbral necesario para generar el potencial de acción muscular, por lo que producen parálisis flácida. Los **bloqueadores despolarizantes** también actúan sobre los receptores de la acetilcolina, pero desencadenan la apertura de los canales iónicos. No son revertidos por los anticolinesterásicos. El **suxametonio** es el único fármaco de este tipo que tiene uso clínico.

Algunos agentes (arriba, izquierda) actúan a nivel presináptico y bloquean la transmisión neuromuscular al impedir la liberación de acetilcolina.

Acetilcolina

La acetilcolina es sintetizada en las terminaciones de las motoneuronas por la enzima colina-acetiltransferasa a partir de colina y acetilcoenzima A. La colina es captada en las terminaciones nerviosas desde el líquido extracelular por un transportador de colina especial ubicado en la membrana de la terminación.

Exocitosis

La acetilcolina se almacena en las terminaciones nerviosas en el citoplasma y dentro de las vesículas sinápticas que están ancladas al citoesqueleto mediante una proteína denominada sinapsina. Cuando un potencial de acción arriba al terminal, ingresan iones Ca^{2+} y activan una proteína-cinasa que fosforila la sinapsina. Esto produce el desprendimiento de las vesículas de su anclaje y su fusión con la membrana presináptica. Varios cientos de "paquetes" o "cuantos" de acetilcolina son liberados en aproximadamente un milisegundo. Esto se llama liberación cuantal y es muy sensible a la concentración intracelular de iones Ca^{2+}. Los iones divalentes, como el Mg^{2+}, antagonizan el ingreso de Ca^{2+} e inhiben la liberación del transmisor.

Receptor de acetilcolina

Puede ser activado por la nicotina, y es por eso que se lo llama **receptor nicotínico.*** El complejo canal-receptor es pentamérico y está construido a partir de cuatro subunidades proteicas diferentes ($\alpha\alpha\beta\gamma\varepsilon$ en el adulto) que atraviesan la membrana y se disponen de manera tal de formar un poro central (canal) a través del cual fluyen los cationes (principalmente Na^+). Las moléculas de acetilcolina se unen a las dos subunidades α e inducen un cambio de conformación que abre el canal durante aproximadamente un milisegundo.

Miastenia gravis

La miastenia gravis es una enfermedad autoinmune en la que la transmisión neuromuscular es deficiente. Anticuerpos heterogéneos de inmunoglobulina G (IgG) circulantes producen una pérdida de los receptores funcionales de la acetilcolina en el músculo esquelético. Para contrarrestar la pérdida o el daño de los receptores se incrementa la cantidad de acetilcolina en el espacio sináptico administrando un **anticolinesterásico**. El tratamiento inmunológico incluye la administración de **prednisolona** o **azatioprina** (cap. 43). La plasmaféresis, en la que se extrae la sangre y se restituyen las células, puede mejorar la función motora, presuntamente al reducir los niveles de los inmunocomplejos. La timectomía puede resultar curativa.

Agentes presinápticos

Fármacos que inhiben la liberación de acetilcolina

La toxina botulínica es producida por el *Clostridium botulinum* (un bacilo anaerobio, véase cap. 37). La exotoxina es en extremo potente e impide la liberación de la acetilcolina al desdoblar enzimáticamente las proteínas necesarias para acoplar las vesículas dentro de la membrana presináptica. El *C. botulinum* es muy rara vez responsable de graves intoxicaciones alimentarias, en las que las víctimas presentan una progresiva parálisis motora y parasimpática. La **toxina botulínica tipo A** se utiliza en el tratamiento de ciertas distonías, como el blefarospasmo (cierre espasmódico de los párpados) y el espasmo hemifacial. En estas afecciones se inyectan dosis bajas de toxina dentro del músculo apropiado para producir una parálisis que perdure aproximadamente 12 semanas.

Los *antibióticos aminoglucósidos* (p. ej., gentamicina) pueden causar bloqueo neuromuscular al inhibir el ingreso de calcio necesario

para la exocitosis. Este efecto indeseado solo sucede por lo general como resultado de una interacción con bloqueadores neuromusculares. Pueden exacerbar la miastenia gravis.

Bloqueadores neuromusculares competitivos

En general, los fármacos bloqueadores neuromusculares competitivos son moléculas voluminosas y rígidas y la mayoría tienen dos átomos de N cuaternario. Los bloqueadores neuromusculares se administran por inyección intravenosa y se distribuyen por el líquido extracelular. No atraviesan la barrera hematoencefálica ni la placenta. La elección de un fármaco en particular a menudo se determina por los efectos colaterales que produce. Estos incluyen liberación de histamina, bloqueo vagal, bloqueo ganglionar y acciones simpaticomiméticas. El inicio y la duración de la acción de los bloqueadores neuromusculares dependen de la dosis, pero también de otros factores (p. ej., uso previo de suxametonio, agente anestésico utilizado).

La **tubocurarina** fue presentada en 1942, pero ya no se usa.

La **galamina** no bloquea los ganglios ni libera histamina, pero produce taquicardia indeseable al bloquear los receptores muscarínicos M_2, el subtipo de receptor de la acetilcolina que predomina en el corazón (cap. 7). Rara vez se usa.

El **pancuronio** es un bloqueador neuromuscular aminoesteroideo con una duración de acción relativamente prolongada. No bloquea los ganglios ni produce liberación de histamina. Sin embargo, tiene un efecto atropínico dosis-dependiente sobre el corazón y puede producir taquicardia.

El **vecuronio** y el **atracurio** son agentes de uso común. El vecuronio no tiene efectos cardiovasculares. Depende de la inactivación hepática y la recuperación se produce dentro de los 20-30 minutos, lo que lo convierte en un fármaco atractivo para procedimientos cortos. El atracurio tiene una duración de acción de 15-30 minutos. Es estable solo cuando se conserva en frío y a pH bajo. A temperatura y pH corporales se descompone espontáneamente en el plasma y por consiguiente no depende de la función renal o hepática para su eliminación. Es el fármaco de elección en pacientes con enfermedad hepática o renal grave. El atracurio puede producir liberación de histamina con rubor e hipotensión.

El **rocuronio** tiene una duración de acción intermedia de aproximadamente 30 minutos, pero el inicio de la acción es rápido (1-2 minutos), comparable al del suxametonio (1-1,5 minuto). Se ha informado que carece de efectos cardiovasculares.

Bloqueadores neuromusculares despolarizantes

El **suxametonio** (succinilcolina) se utiliza debido al pronto inicio de su acción y a la corta duración de esta (3-7 minutos). El fármaco es hidrolizado normalmente y con rapidez por la seudocolinesterasa plasmática, pero unas pocas personas heredan una forma atípica de la enzima y en ellas el bloqueo neumusular puede durar horas. El suxametonio despolariza la placa motora y, debido a que no se disocia con rapidez de los receptores, estos resultan activados por un tiempo prolongado. Como consecuencia de ello, la despolarización de la placa produce al principio un breve tren de potenciales de acción musculares con contracciones de las fibras musculares. El bloqueo neuromuscular sobreviene como resultado de varios factores que incluyen: i) inactivación de los canales de Na^+ sensibles al voltaje en la membrana de la fibra muscular vecina, por lo cual ya no se generan potenciales de acción, y ii) transformación de los receptores activados en receptores "desensibilizados", que no responden a la acetilcolina. La principal desventaja del suxametonio radica en que las contracciones asincrónicas iniciales de las fibras musculares (fasciculaciones) producen daño, que a menudo se traduce en dolores al día siguiente. El daño también produce liberación de potasio. Dosis reiteradas de suxametonio pueden generar bradicardia en ausencia de atropina (efecto muscarínico).

---

* Los receptores nicotínicos pentaméricos también se hallan en los ganglios autonómicos y en el cerebro. Tienen variantes de las subunidades α y β y una farmacología diferente.

7. Sistema nervioso autónomo

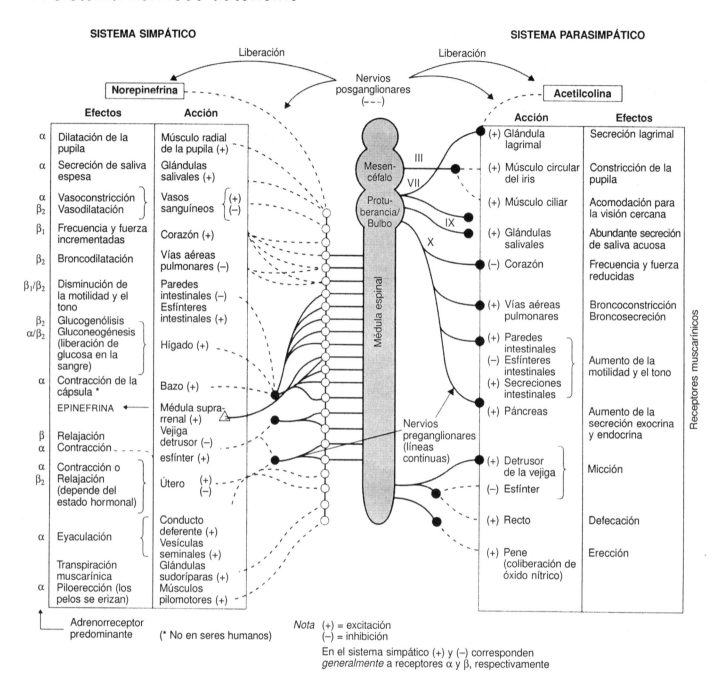

SISTEMA SIMPÁTICO

SISTEMA PARASIMPÁTICO

Liberación

Liberación

Nervios posganglionares (– – –)

| Norepinefrina |

| Acetilcolina |

Efectos	Acción
α Dilatación de la pupila	Músculo radial de la pupila (+)
α Secreción de saliva espesa	Glándulas salivales (+)
α Vasoconstricción β2 Vasodilatación	Vasos sanguíneos (+) (−)
β1 Frecuencia y fuerza incrementadas	Corazón (+)
β2 Broncodilatación	Vías aéreas pulmonares (−)
β1/β2 Disminución de la motilidad y el tono	Paredes intestinales (−) Esfínteres intestinales (+)
β2 Glucogenólisis α/β2 Gluconeogénesis (liberación de glucosa en la sangre)	Hígado (+)
α Contracción de la cápsula *	Bazo (+)
EPINEFRINA	Médula suprarrenal (+)
β Relajación α Contracción	Vejiga detrusor (−) esfínter (+)
α Contracción o β2 Relajación (depende del estado hormonal)	Útero (+) (−)
α Eyaculación	Conducto deferente (+) Vesículas seminales (+)
Transpiración muscarínica α Piloerección (los pelos se erizan)	Glándulas sudoríparas (+) Músculos pilomotores (+)

Mesen-céfalo III

Protu-berancia/ Bulbo VII

IX

X

Médula espinal

Nervios preganglionares (líneas continuas)

Acción	Efectos
(+) Glándula lagrimal	Secreción lagrimal
(+) Músculo circular del iris	Constricción de la pupila
(+) Músculo ciliar	Acomodación para la visión cercana
(+) Glándulas salivales	Abundante secreción de saliva acuosa
(−) Corazón	Frecuencia y fuerza reducidas
(+) Vías aéreas pulmonares	Broncoconstricción Broncosecreción
(+) Paredes intestinales (−) Esfínteres intestinales (+) Secreciones intestinales	Aumento de la motilidad y el tono
(+) Páncreas	Aumento de la secreción exocrina y endocrina
(+) Detrusor de la vejiga (−) Esfínter	Micción
(+) Recto	Defecación
(+) Pene (coliberación de óxido nítrico)	Erección

Receptores muscarínicos

Adrenorreceptor predominante

(* No en seres humanos)

Nota (+) = excitación
(−) = inhibición
En el sistema simpático (+) y (−) corresponden
generalmente a receptores α y β, respectivamente

Muchos sistemas del organismo (p. ej., la circulación, la digestión) son controlados automáticamente por el sistema nervioso autónomo (y por el sistema endocrino). El control del sistema nervioso autónomo a menudo entraña mecanismos de retroacción negativa, y hay muchas fibras aferentes (sensoriales) que transportan información a los centros del hipotálamo y el tronco cerebral. Estos centros controlan la salida del sistema nervioso autónomo, que se divide anatómicamente en dos partes principales: el **sistema simpático** (izquierda) y el **sistema parasimpático** (derecha). Muchos órganos son inervados por ambos sistemas, que en general tienen funciones opuestas. En las columnas internas se indican las acciones de la estimulación simpática (izquierda) y parasimpática (derecha) sobre diferentes tejidos, y en las columnas externas, los efectos resultantes sobre los distintos órganos.

Los nervios simpáticos (izquierda, ——) emergen de la región toracolumbar de la médula espinal (T1-L3) y hacen sinapsis en los **gan-glios paravertebrales** (○) o en los **ganglios prevertebrales** (●) y los plexos de la cavidad abdominal. Las fibras nerviosas posganglionares no mielinizadas (izquierda, - - - -) que salen de las neuronas de los ganglios inervan la mayoría de los órganos del cuerpo (izquierda).

La sustancia transmisora liberada en las terminaciones nerviosas simpáticas es la **norepinefrina** (*noradrenalina*; arriba izquierda). La inactivación de este transmisor se produce en gran parte por recaptación por las terminaciones nerviosas. Algunas fibras preganglionares simpáticas ingresan directamente en la médula suprarrenal (△), que puede liberar **epinefrina** (adrenalina) a la circulación. La norepinefrina y la epinefrina producen sus acciones sobre órganos efectores al actuar sobre los **adrenorreceptores** α, β1 o β2 (extremo izquierdo).

En el sistema parasimpático, las fibras preganglionares (derecha, ——) emergen del sistema nervioso central a través de los nervios craneanos (especialmente los nervios III, VII, IX y X) y la tercera y cuarta raíz espinal sacra. A menudo recorren trayectos mucho más largos que las fibras simpáticas antes de hacer sinapsis en los ganglios (●), que se encuentran con frecuencia en el tejido mismo (derecha).

Las terminaciones nerviosas de las fibras parasimpáticas posganglionares (derecha, - - - -) liberan **acetilcolina** (derecha, arriba), que produce sus acciones sobre los órganos efectores (derecha) al activar los receptores muscarínicos. La acetilcolina liberada en las sinapsis es inactivada por la enzima acetilcolinesterasa.

Todas las fibras nerviosas preganglionares (simpáticas y parasimpáticas, ——) están mielinizadas y liberan acetilcolina de las termina-

ciones nerviosas; la acetilcolina despolariza las neuronas ganglionares al activar los receptores nicotínicos.

Una pequeña proporción de nervios autonómicos no liberan acetilcolina ni norepinefrina. Por ejemplo, los nervios cavernosos liberan óxido nítrico (NO) en el pene. Esto relaja el músculo liso de los cuerpos cavernosos (a través del guanosin-3,5-monofosfato cíclico [cGMP], cap. 16), lo que permite la expansión de los espacios lacunares y la erección del pene. El **sildenafil**, usado en la disfunción sexual masculina, inhibe la fosfodiesterasa tipo 5 y, al incrementar la concentración de cGMP, facilita la erección.

La **epinefrina** (adrenalina) remeda la mayoría de los efectos simpáticos, es decir, es un *agente simpaticomimético* (cap. 9). Elliot sugirió en 1904 que la adrenalina era la sustancia transmisora simpática, pero Dale señaló en 1910 que la *noradrenalina* imitaba con mayor precisión la estimulación nerviosa simpática.

Efectos de la estimulación simpática

Se los recuerda con mayor facilidad al pensar qué cambios en el organismo son apropiados en la reacción de *"alarma"* o *"huida"*. Nótese cuáles de los siguientes efectos son excitatorios y cuáles inhibitorios:

1 Dilatación pupilar (llega más luz a la retina).
2 Dilatación bronquiolar (aumenta la ventilación).
3 Aumento de la frecuencia y la fuerza cardíacas; se eleva la presión arterial (se necesita más sangre para una mayor actividad de los músculos esqueléticos… ¡a fin de salir corriendo!).
4 Vasoconstricción en la piel y las vísceras, y vasodilatación en los músculos esqueléticos (adecuada redistribución de la sangre hacia los músculos).
5 Para aportar energía extra se estimula la glucogenólisis, lo cual aumenta los niveles de glucosa en sangre. El tracto gastrointestinal y la vejiga urinaria se relajan.

Los **adrenorreceptores** se dividen en dos tipos principales: los *receptores* α median los efectos excitatorios de las aminas simpaticomiméticas, mientras que sus efectos inhibitorios por lo general son mediados por *receptores* β (las excepciones son el músculo liso del intestino, donde la estimulación α es inhibitoria, y el corazón, donde la estimulación β es excitatoria). Las respuestas mediadas por los receptores α y β pueden distinguirse mediante: i) fentolamina y propranolol, que bloquean *selectivamente* los receptores α y β, respectivamente, y ii) las potencias relativas, en los diferentes tejidos, de la norepinefrina (NE), la epinefrina (E) y la isoprenalina (I). El orden de potencia es NE > E > I cuando se examinan las respuestas excitatorias (α), pero para las respuestas inhibitorias (β) ese orden se invierte (es decir, I >> E > NE).

Los **adrenorreceptores** β no son homogéneos. Por ejemplo, la norepinefrina no es un eficaz estimulante de los receptores β cardíacos, pero tiene una acción escasa o nula sobre los receptores β que median la vasodilatación. Sobre la base del tipo de sensibilidad diferencial que muestran a los fármacos, los receptores β se dividen en dos tipos: β_1 (corazón, músculo liso intestinal) y β_2 (músculo liso bronquial, vascular y uterino).

Los **adrenorreceptores** α se han dividido en dos clases, de acuerdo, en un principio, con su ubicación postsináptica (α_1) o presináptica (α_2). La estimulación de los receptores α_2 presinápticos por la norepinefrina liberada en las sinapsis reduce la ulterior liberación del transmisor (retroacción negativa). Los receptores α_2 postsinápticos se encuentran en pocos tejidos, por ejemplo, el cerebro, el músculo liso vascular (donde predominan los de tipo α_1).

Acetilcolina

La **acetilcolina** es la sustancia transmisora liberada por :
1 Todos los nervios autonómicos preganglionares (es decir, tanto simpáticos como parasimpáticos).

2 Todos los nervios parasimpáticos posganglionares.
3 Algunos nervios simpáticos posganglionares (es decir, las glándulas sudoríparas termorreguladoras y las fibras vasodilatadoras del músculo esquelético).
4 Los nervios que inervan la médula suprarrenal.
5 Los nervios motores somáticos que inervan las placas motoras del músculo esquelético (cap. 6).
6 Algunas neuronas del sistema nervioso central (cap. 22).

Los **receptores de acetilcolina (colinorreceptores)** se dividen en los subtipos nicotínico y muscarínico (determinados en un principio por la medida de la sensibilidad de varios tejidos a los fármacos nicotina y muscarina, respectivamente).

Receptores muscarínicos. La acetilcolina liberada en las terminaciones nerviosas de las fibras parasimpáticas posganglionares actúa sobre los receptores muscarínicos y puede ser bloqueada de manera selectiva por la atropina. Existen cinco subtipos de receptores muscarínicos, tres de los cuales se han caracterizado bastante bien: M_1, M_2 y M_3. Los receptores M_1 se encuentran en el cerebro y en las células parietales del estómago; los receptores M_2, en el corazón, y los receptores M_3, en el músculo liso y en las glándulas. A excepción de la **pirenzepina**, que bloquea de manera selectiva los receptores M_1 (cap. 12), los agonistas y antagonistas muscarínicos de uso clínico muestran poca o nula selectividad por los diferentes subtipos de receptor muscarínico.

Receptores nicotínicos. Se encuentran en los ganglios autonómicos y en la médula suprarrenal, donde los efectos de la acetilcolina (o la nicotina) pueden ser bloqueados de manera selectiva por el hexametonio. Los receptores nicotínicos en la unión neuromuscular del músculo esquelético no son bloqueados por el hexametonio, pero sí por la tubocurarina. De este modo, los receptores en los ganglios y en las uniones neuromusculares son diferentes, aunque ambos tipos son estimulados por la nicotina y por lo tanto reciben el nombre de nicotínicos.

Acciones de la acetilcolina

Los *efectos muscarínicos* son principalmente parasimpaticomiméticos (a excepción de la sudación y la vasodilatación) y por lo general son opuestos a los producidos por la estimulación simpática. Los efectos muscarínicos incluyen constricción de las pupilas, acomodación para la visión cercana (cap. 10), salivación acuosa profusa, contracción bronquiolar, secreción bronquial, hipotensión (como resultado de la bradicardia y la vasodilatación), aumento de la motilidad y la secreción gastrointestinales, contracción de la vejiga urinaria y sudación.

Los *efectos nicotínicos* comprenden estimulación de todos los ganglios autonómicos. Sin embargo, la acción de la acetilcolina sobre los ganglios es relativamente débil comparada con su efecto sobre los receptores muscarínicos, y por lo tanto predominan los efectos parasimpáticos. Las acciones nicotínicas de la acetilcolina sobre el sistema simpático se pueden demostrar, por ejemplo, sobre la presión arterial del gato, al bloquear sus acciones muscarínicas con atropina. Altas dosis de acetilcolina por vía intravenosa producen una elevación de la presión arterial, debido a que la estimulación de los ganglios simpáticos y de la médula suprarrenal genera vasoconstricción y taquicardia.

8. Fármacos autonómicos que actúan en las sinapsis colinérgicas

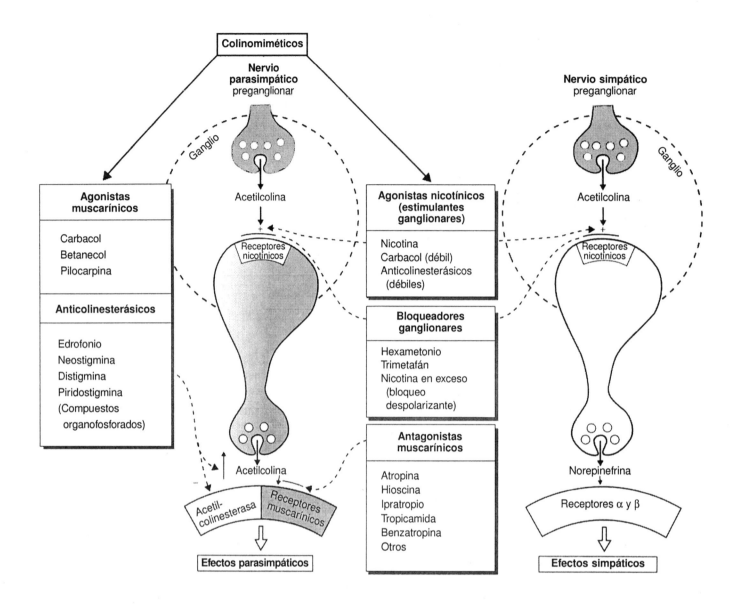

La acetilcolina liberada desde las terminaciones nerviosas parasimpáticas posganglionares (izquierda, ▓▓) produce sus acciones sobre varios órganos efectores al activar los **receptores muscarínicos** (▓▓). Los efectos de la acetilcolina son por lo general excitatorios, pero una excepción importante es el corazón, que recibe fibras colinérgicas inhibitorias del vago (cap. 17). Las fármacos que remedan los efectos de la acetilcolina se denominan **colinomiméticos** y se pueden dividir en dos grupos:

• fármacos que actúan directamente sobre los receptores (**agonistas nicotínicos** y **muscarínicos**), y
• **anticolinesterásicos**, que inhiben la acetilcolinesterasa y, por lo tanto, actúan indirectamente al permitir que la acetilcolina se acumule en la sinapsis y produzca sus efectos.

Los **agonistas muscarínicos** (izquierda, arriba) tienen pocos usos, pero la **pilocarpina** (en gotas oftálmicas) se utiliza para reducir la presión intraocular en pacientes con glaucoma (cap. 10). El **carbacol** y el **betanecol** se emplean para estimular la vejiga en la retención urinaria siempre que no esté obstruida la salida (p. ej., en casos de enfermedad neurológica o después de una intervención quirúrgica).

Los **anticolinesterásicos** (izquierda, abajo) tienen relativamente poco efecto sobre los ganglios y se utilizan principalmente por sus efectos nicotínicos sobre la unión neuromuscular. Se emplean en el tratamiento de la miastenia gravis y para revertir los efectos de los relajantes musculares competitivos durante una intervención quirúrgica (cap. 6).

Los **antagonistas muscarínicos** (centro, abajo) bloquean los efectos de la acetilcolina liberada de las terminaciones nerviosas parasimpáticas posganglionares. Se pueden comprender en general sus efectos observando la figura del capítulo 7. Sin embargo, los órganos efectores parasimpáticos varían en su sensibilidad al efecto bloqueador de los antagonistas. Las secreciones salivales, bronquiales y sudorales son más sensibles al bloqueo. Dosis más altas de antagonistas dilatan las pupilas, paralizan la acomodación y producen taquicardia al bloquear el tono vagal en el corazón. Dosis aún mayores inhiben el control parasimpático del tracto gastrointestinal y la vejiga. La secreción ácida gástrica es más resistente al bloqueo (cap. 12).

La **atropina**, la **hioscina** (escopolamina) u otros antagonistas se utilizan:

1 En la anestesia para bloquear la bradicardia vagal e inhibir la secreción bronquial.

2 Para reducir el espasmo intestinal, por ejemplo, en el síndrome de colon irritable (cap. 13).

3 En la enfermedad de Parkinson (p. ej., benzatropina; cap. 26).

4 Para prevenir la cinetosis (hioscina, cap 30).

5 Para dilatar la pupila para un examen oftalmológico (p. ej., tropicamida) o para paralizar el músculo ciliar (cap. 10).

6 Como broncodilatador en casos de asma (ipratropio, cap. 11).

La transmisión en los ganglios autonómicos (⋮) puede ser estimulada por los agonistas nicotínicos (centro, arriba) o bloqueada por fármacos que actúan específicamente sobre el receptor nicotínico/ionóforo de la neurona ganglionar (centro, al medio). Los agonistas nicotínicos no tienen uso clínico, pero los bloqueadores ganglionares hallan un empleo restringido en la anestesia.

Las **terminaciones nerviosas colinérgicas** del sistema nervioso autónomo sintetizan, almacenan y liberan acetilcolina de manera esencialmente igual a como lo hacen en la unión neuromuscular (cap. 6). La acetilcolinesterasa se localiza tanto en las membranas presinápticas como postsinápticas.

Colinomiméticos

Estimulantes ganglionares

Tienen una amplia variedad de acciones porque estimulan los receptores nicotínicos de las neuronas ganglionares tanto simpáticas como parasimpáticas. Los efectos simpáticos incluyen vasoconstricción, taquicardia e hipertensión. Los efectos parasimpáticos consisten en aumento de la motilidad intestinal y de la secreción salival y bronquial. No tienen uso clínico.

Agonistas muscarínicos

Activan directamente los receptores muscarínicos y por lo general producen efectos excitatorios. Una excepción importante es el corazón, donde la activación de los receptores M_2 predominantes tiene efectos inhibitorios sobre la frecuencia y la fuerza de la contracción (auricular). Los receptores M_2 se acoplan negativamente mediante una proteína G (G_i) a la adenilato-ciclasa, lo que explica el efecto inotrópico negativo de la ACh. Las subunidades ($\beta\gamma$) de G_i incrementan directamente las conductancias al K^+ en el corazón y producen hiperpolarización y bradicardia (cap. 17). La ACh estimula la secreción glandular y provoca contracción del músculo liso al activar los receptores M_3, que se asocian con la formación de IP_3 y diacilglicerol (cap. 1). El IP_3 aumenta el Ca^{2+} citosólico, lo que desencadena la contracción muscular o la secreción glandular. Una inyección intravenosa de ACh produce vasodilatación en forma indirecta al liberar óxido nítrico (NO) de las células endoteliales vasculares (cap. 16). Sin embargo, la mayoría de los vasos sanguíneos no tienen inervación parasimpática y por lo tanto es incierta la función fisiológica de los receptores muscarínicos vasculares.

Ésteres de la colina

El **carbacol** y el **betanecol** son compuestos cuaternarios que no atraviesan la barrera hematoencefálica. Sus acciones son mucho más prolongadas que las de la acetilcolina debido a que no son hidrolizados por la colinesterasa.

La **pilocarpina** posee un átomo de N terciario que le confiere mayor liposolubilidad. Esto le permite al fármaco penetrar en la córnea con rapidez cuando se lo aplica en forma local, e ingresar en el cerebro cuando se lo administra en forma sistémica.

Anticolinesterásicos

Son colinomiméticos de acción indirecta. Los fármacos anticolinesterásicos de uso habitual son compuestos cuaternarios que no atraviesan la barrera hematoencefálica y tienen efectos centrales despreciables. Se absorben poco por vía oral. La **fisostigmina** (eserina) es una amina terciaria mucho más liposoluble. Se absorbe bien cuando se la administra por vía oral o local (p. ej., gotas oftálmicas) e ingresa en el cerebro.

Mecanismo de acción

Al principio, la acetilcolina se une al sitio activo de la esterasa y es hidrolizada, con desdoblamiento en colina libre y enzima acetilada.

En un segundo paso, el enlace covalente acetilo-enzima se rompe con el agregado de agua. El **edrofonio** es el principal ejemplo de un anticolinesterásico reversible. Se une mediante fuerzas electrostáticas al sitio activo de la enzima. No forma enlaces covalentes con ésta y, por lo tanto, su acción es muy breve (2 a 10 minutos). Los ésteres carbámicos (p. ej., **neostigmina**, **piridostigmina**) experimentan los mismos procesos de dos pasos que la acetilcolina, aunque el desdoblamiento de la enzima carbamilada es mucho más lento (30 minutos a 6 horas). Los agentes organofosforados (p. ej., **ecotiopato**) fosforilan el sitio activo de la enzima. El enlace covalente fósforo-enzima es muy estable y la enzima se inactiva durante cientos de horas. Por esta razón, los compuestos organofosforados son considerados anticolinesterásicos irreversibles. Son extremadamente tóxicos y se utilizan como insecticidas (paratión, malatión) y como componentes de armas químicas.

Los **efectos de los fármacos anticolinesterásicos** por lo general son similares a los producidos por los agonistas muscarínicos de acción directa, pero, además, potencian la transmisión a nivel de la unión neuromuscular. Los inhibidores de la colinesterasa producen menos vasodilatación que los agonistas de acción directa debido a que solo pueden actuar sobre los (pocos) vasos que poseen inervación colinérgica. Además, la estimulación de los ganglios simpáticos puede oponerse a los efectos vasodilatadores del fármaco. Solo grandes dosis tóxicas de un anticolinesterásico producen una marcada bradicardia e hipotensión.

Las **dosis tóxicas** al principio generan signos de estimulación muscarínica extrema: miosis, salivación, sudación, constricción y secreción bronquiales, vómitos y diarrea. Una excesiva estimulación de los receptores nicotínicos puede producir bloqueo neuromuscular despolarizante. Si el fármaco es liposoluble (p. ej., fisostigmina, compuestos organofosforados), pueden presentarse convulsiones, coma y paro respiratorio. Los nucleófilos fuertes (p. ej., **pralidoxima**) pueden romper la unión fósforo-enzima inicialmente formada por los compuestos organofosforados y "regenerar" la enzima. Más tarde esto resulta imposible debido a que un proceso de "envejecimiento" refuerza esa unión.

Antagonistas de los receptores colinérgicos

Bloqueadores ganglionares

Producen hipotensión, midriasis, boca seca, anhidrosis, constipación, retención urinaria e impotencia. El **trimetafán** se utiliza para provocar hipotensión controlada durante ciertas intervenciones quirúrgicas.

Antagonistas muscarínicos

La **atropina** se encuentra presente en la mortífera belladona (*Atropa belladonna*). Es un estimulante central débil, particularmente del núcleo del vago, y cuando se la administra en dosis bajas a menudo produce bradicardia. En dosis más elevadas da lugar a taquicardia. La **hioscina** (*escopolamina*) posee un mayor efecto sedante que la atropina y con frecuencia provoca somnolencia y amnesia. Dosis tóxicas de ambos fármacos originan excitación, agitación, alucinaciones y coma.

Los efectos de los antagonistas muscarínicos se pueden elucidar examinando la figura del capítulo 7. El estudiante debería comprender por qué estos fármacos producen dilatación de las pupilas, visión borrosa, sequedad bucal, constipación y dificultad para la micción.

9. Fármacos que actúan sobre el sistema simpático

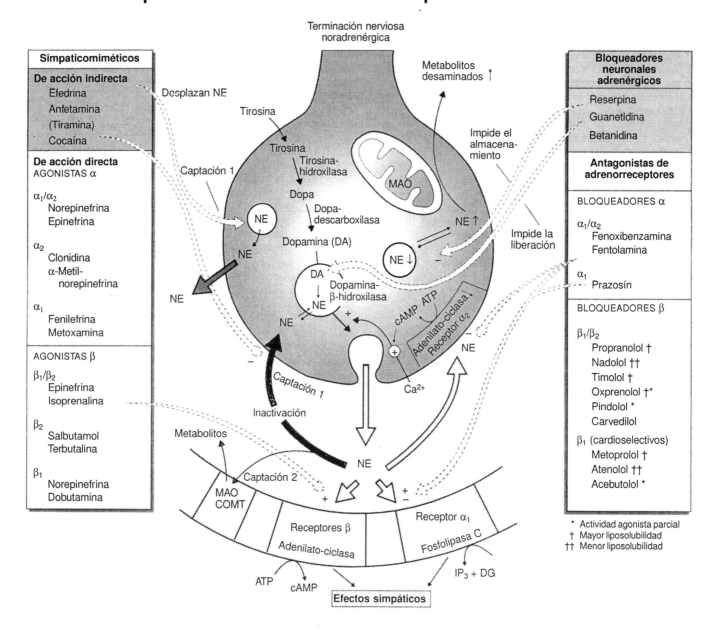

El sistema nervioso simpático es importante para la regulación de órganos tales como el corazón y el sistema vascular periférico (caps. 15 y 18). El transmisor liberado de las terminaciones nerviosas simpáticas es la **norepinefrina (NE)** (noradrenalina, ⇨), pero, en respuesta a algunas formas de estrés, la **epinefrina** (adrenalina) también se libera de la médula suprarrenal. Estas catecolaminas son inactivadas principalmente por **recaptación** (➡).

Los **simpaticomiméticos** (izquierda) son fármacos que remedan en parte o totalmente las acciones de la norepinefrina y de la epinefrina. Actúan o bien de modo **directo** sobre los receptores α o β (izquierda, columna abierta) o de modo **indirecto** sobre las terminaciones presinápticas (arriba, izquierda, sombreado), por lo general al producir la liberación de norepinefrina (⇨). Los efectos de la estimulación del adrenorreceptor pueden verse en la figura del capítulo 7.

Los **agonistas de los adrenorreceptores β₂** producen dilatación bronquial y se emplean en el tratamiento del asma (cap. 11). También se utilizan para relajar la musculatura uterina con intención de prevenir el trabajo de parto prematuro. Los **agonistas de los adrenorreceptores β₁ (dobutamina)** a veces se usan para estimular la fuerza de la

contracción cardíaca en una insuficiencia cardíaca grave con gasto bajo (cap. 18). Los **agonistas α₁** (p. ej., **fenilefrina**) se emplean como midriáticos (cap. 10) y en muchos preparados descongestivos conocidos. Los **agonistas α₂**, en especial la **clonidina** y la **metildopa** (que actúa después de convertirse en α-metilnorepinefrina, un falso transmisor), son fármacos hipotensores de acción central (cap. 15).

Las aminas simpaticomiméticas que actúan principalmente produciendo la **liberación de norepinefrina** (p. ej., **anfetamina**) tienen la selectividad α₁/α₂ de la norepinefrina. La **efedrina**, además de provocar liberación de norepinefrina, también tiene una acción directa. Sus efectos se parecen a los de la epinefrina, pero son más duraderos. La efedrina es un estimulante central moderado, pero la anfetamina, que ingresa en el cerebro con mayor rapidez, tiene un efecto estimulante mayor sobre el ánimo y el estado de alerta y es un depresor del apetito. La anfetamina y fármacos similares tienen un alto potencial de abuso y su uso es poco frecuente (cap. 31).

Los **agonistas de los adrenorreceptores β (bloqueadores β)** (derecha, abajo) son fármacos importantes en el tratamiento de la hipertensión (cap. 15), la angina (cap. 16), las arritmias cardíacas (cap. 17), la insuficiencia cardíaca (cap. 18) y el glaucoma (cap. 10). Los **antagonistas de los adrenorreceptores α (bloqueadores α)** (derecha, medio) tienen limitada aplicación clínica. El **prazosín**, un antagonista α_1 selectivo, a veces se utiliza en el tratamiento de la hipertensión. La **fenoxibenzamina**, un antagonista irreversible, se emplea para bloquear los efectos α de las grandes cantidades de catecolaminas liberadas de los tumores de la médula suprarrenal (feocromocitoma). Muchos bloqueadores α se han utilizado (y siguen usándose) en el tratamiento de la enfermedad vascular periférica oclusiva, generalmente con poco éxito.

Los **fármacos bloqueadores neuronales adrenérgicos** (derecha, arriba, sombreado) o bien producen depleción de la norepinefrina de las terminaciones nerviosas (**reserpina**) o impiden su liberación. Se emplearon como agentes hipotensores (cap. 15).

La **recaptación** de la norepinefrina por un sistema de transporte de gran afinidad (captación 1) en las terminaciones nerviosas "recaptura" la mayor parte del transmisor y es el principal método para poner término a sus efectos. En los tejidos hay un sistema de transporte similar (extraneuronal) (captación 2), pero es menos selectivo y se satura con menos facilidad.

La **monoaminooxidasa (MAO)** y la **catecol-O-metiltransferasa (COMT)** son enzimas de vasta distribución que catabolizan las catecolaminas. La inhibición de la MAO y de la COMT tiene un efecto poco potenciador de las respuestas a la estimulación nerviosa simpática o a la inyección de catecolaminas (norepinefrina, epinefrina) debido a que estas son en gran medida inactivadas por recaptación.

Los **adrenorreceptores α_1** son postsinápticos. Su activación en varios tejidos (p. ej., el músculo liso, las glándulas salivales) produce un aumento del inositol-trisfosfato y, en consecuencia, del calcio citosólico (cap. 1), lo que desencadena la contracción muscular (excepto en el intestino) o la secreción glandular.

Los **adrenorreceptores α_2** se localizan en las terminaciones nerviosas noradrenérgicas. Su activación por la norepinefrina inhibe la adenilato-ciclasa. La consiguiente caída del cAMP cierra los canales de Ca^{2+} y disminuye aún más la liberación del transmisor.

La activación de los **adrenorreceptores β** produce estimulación de la adenilato-ciclasa, lo que aumenta la conversión del ATP en cAMP. El cAMP actúa como "segundo mensajero" que acopla la activación del receptor con la respuesta.

Simpaticomiméticos

Simpaticomiméticos de acción indirecta

Los **simpaticomiméticos de acción indirecta** tienen una estructura bastante similar a la de la norepinefrina como para ser transportados por captación 1 hasta las terminaciones nerviosas, donde desplazan la norepinefrina de las vesículas hacia el citoplasma. Parte de la norepinefrina es metabolizada por la MAO, pero el resto es liberada por un mecanismo mediado por un transportador para activar los adrenorreceptores.

Las **anfetaminas** son resistentes a la MAO. Sus acciones periféricas (p. ej., taquicardia, hipertensión) y las acciones estimulantes centrales se deben principalmente a la liberación de catecolaminas. La **dexanfetamina** y el **metilfenidato** se utilizan a veces en niños hipercinéticos. La dexanfetamina y el **modafinil** pueden ser útiles en la narcolepsia. Es habitual la dependencia a los fármacos anfetaminosímiles (cap. 31).

La **cocaína**, además de ser un anestésico local (cap. 5), es un simpaticomimético debido a que inhibe la recaptación de norepinefrina por las terminaciones nerviosas. Tiene un intenso efecto estimulante central, lo que la ha convertido en una droga de abuso muy difundida (cap. 31).

Simpaticomiméticos de acción directa

El efecto de los fármacos simpaticomiméticos en los seres humanos depende de su especificidad por el receptor (α o β) y de los reflejos compensatorios que evocan.

La **epinefrina** y la **norepinefrina** son destruidas en el intestino y poseen corta duración de acción cuando se las inyecta debido a su captación y metabolismo. La epinefrina aumenta la presión arterial al estimular la frecuencia y la fuerza del latido cardíaco (efectos β_1). La estimulación de los receptores α vasculares produce vasoconstricción (vísceras, piel), pero la estimulación β_2 origina vasodilatación (músculo esquelético) y puede en realidad disminuir la resistencia periférica total.

La norepinefrina tiene poco o ningún efecto sobre los receptores β_2 vasculares y, por consiguiente, la vasoconstricción mediada por los receptores α no resulta compensada. El aumento de la presión arterial resultante disminuye, por acción refleja, la frecuencia cardíaca y supera por lo general la acción estimulante directa β_1 sobre esta.

La epinefrina inyectable tiene un importante uso en el tratamiento del *shock anafiláctico* (cap. 11).

Fármacos selectivos sobre los receptores β

La **isoprenalina** estimula todos los receptores β, de modo que aumenta la frecuencia y la fuerza del latido cardíaco y produce vasodilatación. Estos efectos causan una caída de la presión arterial media y diastólica con poco cambio de la presión sistólica.

Los **agonistas de los adrenorreceptores β_2** son fármacos relativamente selectivos que producen broncodilatación en dosis que tienen efectos mínimos sobre el corazón. Son resistentes a la MAO y probablemente no son captados por las neuronas. Se usan principalmente en el tratamiento del asma (cap. 11).

Antagonistas de los adrenorreceptores

Bloqueadores α

Los **bloqueadores α** reducen el tono arteriolar y venoso y producen una caída de la resistencia periférica e hipotensión (cap. 15). Revierten los efectos presores de la epinefrina debido a que sus efectos vasodilatadores mediados por los receptores β_2 no son compensados por una vasoconstricción mediada por α y cae la resistencia periférica (reversión de la epinefrina). Los bloqueadores α producen taquicardia refleja, que es mayor con los fármacos no selectivos que también bloquean los receptores α_2 presinápticos en el corazón, ya que la mayor liberación de norepinefrina estimula aún más los receptores β cardíacos. El **prazosín**, un antagonista α_1 selectivo, produce relativamente poca taquicardia.

Bloqueadores β

Los **bloqueadores β** varían en su *liposolubilidad* y *cardioselectividad*. Sin embargo, todos bloquean los receptores β_1 y tienen igual eficacia para reducir la presión arterial y prevenir la angina de pecho. Los fármacos más liposolubles se absorben con mayor rapidez en el intestino, sufren un mayor metabolismo de primer paso en el hígado y se eliminan más rápidamente. También tienen mayores probabilidades de ingresar en el cerebro y producir efectos centrales (p. ej., pesadillas). La *cardioselectividad* es solo relativa y disminuye con dosis altas. Sin embargo, el bloqueo β_1 selectivo parece producir menos vasoconstricción periférica (manos y pies fríos) y no reduce la respuesta a la hipoglucemia inducida por el ejercicio (la estimulación de la gluconeogénesis en el hígado es mediada por receptores β_2). Los fármacos cardioselectivos pueden tener suficiente actividad β_2 como para precipitar un broncospasmo acentuado en pacientes asmáticos, quienes deberían evitar los bloqueadores β. Algunos bloqueadores β tienen *actividad simpaticomimética intrínseca* (es decir, son agonistas parciales, cap. 2). La importancia clínica de esto es discutible, pero es aconsejable remitirse al capítulo 16.

10. Farmacología ocular

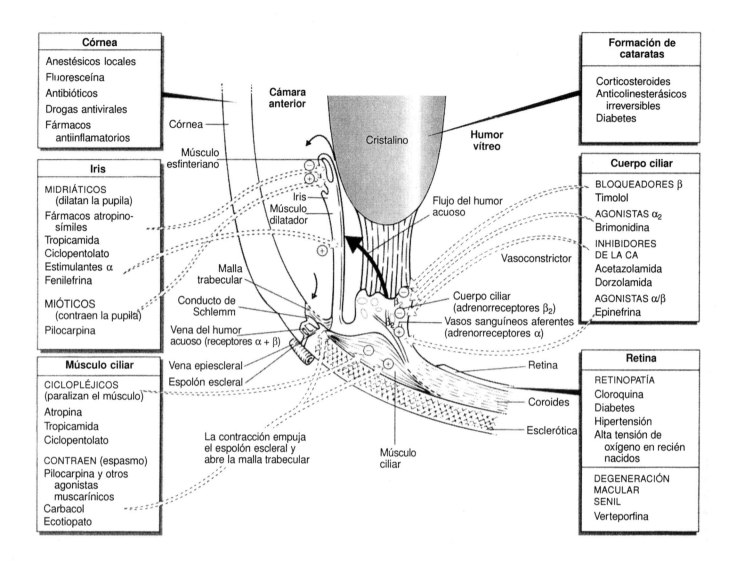

Córnea
- Anestésicos locales
- Fluoresceína
- Antibióticos
- Drogas antivirales
- Fármacos antiinflamatorios

Iris
- MIDRIÁTICOS (dilatan la pupila)
- Fármacos atropino-símiles
- Tropicamida
- Ciclopentolato
- Estimulantes α
- Fenilefrina
- MIÓTICOS (contraen la pupila)
- Pilocarpina

Músculo ciliar
- CICLOPLÉJICOS (paralizan el músculo)
- Atropina
- Tropicamida
- Ciclopentolato
- CONTRAEN (espasmo)
- Pilocarpina y otros agonistas muscarínicos
- Carbacol
- Ecotiopato

Formación de cataratas
- Corticosteroides
- Anticolinesterásicos irreversibles
- Diabetes

Cuerpo ciliar
- BLOQUEADORES β
- Timolol
- AGONISTAS α₂
- Brimonidina
- INHIBIDORES DE LA CA
- Acetazolamida
- Dorzolamida
- AGONISTAS α/β
- Epinefrina

Retina
- RETINOPATÍA
- Cloroquina
- Diabetes
- Hipertensión
- Alta tensión de oxígeno en recién nacidos
- DEGENERACIÓN MACULAR SENIL
- Verteporfina

Labels in figure: Córnea · Cámara anterior · Cristalino · Humor vítreo · Músculo esfinteriano · Iris · Músculo dilatador · Flujo del humor acuoso · Malla trabecular · Conducto de Schlemm · Vena del humor acuoso (receptores α + β) · Vena epiescleral · Espolón escleral · La contracción empuja el espolón escleral y abre la malla trabecular · Músculo ciliar · Vasoconstrictor · Cuerpo ciliar (adrenorreceptores β₂) · Vasos sanguíneos aferentes (adrenorreceptores α) · Retina · Coroides · Esclerótica

El ojo es un globo esférico inflado cuya capa exterior está constituida por la rígida esclerótica rica en colágeno. La **presión intraocular** (PIO) normal es de aproximadamente 15 mmHg y se mantiene merced al equilibrio entre la formación del humor acuoso por el cuerpo ciliar (➡) y su salida a través de la *malla trabecular* hacia el conducto de Schlemm (↰). En el **glaucoma** de ángulo abierto, la PIO permanece por encima de los 24 mmHg debido a que alteraciones patológicas de la malla trabecular reducen la salida del humor acuoso. Como la PIO elevada termina lesionando el nervio óptico, por lo general se reduce la presión con el uso de fármacos. Esto se puede lograr aumentando la salida del humor acuoso con **agonistas muscarínicos**, como la **pilocarpina** (izquierda, abajo), o reduciendo la formación de humor acuoso con una variedad de fármacos (derecha, medio), pero especialmente con **timolol**, un bloqueador β.

En la parte delantera del ojo, la esclerótica se continúa con la **córnea** (izquierda, arriba), cuya transparencia resulta de la alineación de fibras de colágeno. Muchas manipulaciones superficiales, como la tonometría (medición de la presión intraocular) y la extracción de cuerpos extraños de la córnea, requieren la instilación de un *anestésico local*. La **fluoresceína** por lo general se instila en el ojo para poner de manifiesto áreas dañadas del epitelio corneal, que se colorean de verde brillante con el colorante. Cuando la córnea **se inflama** debido a alergias o quemaduras por sustancias químicas, se la trata con agentes antiinflamatorios tópicos (cap. 33). Las infecciones no se tratan con antiinflamatorios, salvo cuando se los administra junto con un agente quimioterápico efectivo, debido a que los fármacos antiinflamatorios reducen la resistencia a la invasión por microorganismos.

El **iris** (izquierda, medio) posee un esfínter muscular que recibe inervación parasimpática y un músculo dilatador que es inervado por fibras simpáticas. Por tanto, los antagonistas muscarínicos y los agonistas de los adrenorreceptores α *dilatan* la pupila (**midriasis**), mientras que los agonistas muscarínicos y los antagonistas de los adrenorreceptores α *contraen* la pupila (**miosis**).

La contracción del **músculo ciliar** inervado por el sistema parasimpático (izquierda, abajo) permite que el cristalino se engrose y se produzca la acomodación a la visión cercana. Así, los antagonistas muscarínicos *paralizan* el músculo ciliar (**ciclopejía**) e impiden la acomodación para la visión cercana, mientras que los agonistas producen acomodación y pérdida de la visión a distancia.

El **cristalino** (centro, arriba) permite el ajuste del poder refractivo del ojo. Su opacidad recibe el nombre de catarata. Algunos fármacos, especialmente los corticosteroides, pueden producir catarata.

La **retina** forma parte del sistema nervioso central, pero parece resultar poco afectada por los fármacos, probablemente debido a la eficaz barrera hematorretiniana. La **verteporfina** es un nuevo fármaco que se emplea para tratar la degeneración macular senil. La retina en algunas ocasiones puede resultar lesionada por fármacos (derecha, abajo, p. ej.) o por la alta tensión de oxígeno en los recién nacidos.

Cuerpo ciliar

Los procesos del cuerpo ciliar están muy vascularizados y son los sitios de formación del humor acuoso. Las células epiteliales ciliares, que contien ATPasa y anhidrasa carbónica, absorben Na^+ del estroma en forma selectiva y lo transportan hasta los espacios intercelulares que se abren solo del lado del humor acuoso. La hiperosmolalidad en los espacios hace fluir el agua del estroma y produce un flujo continuo de humor acuoso. El epitelio ciliar es poroso, lo que permite una importante filtración pasiva, y hasta un 30% del humor acuoso puede producirse por ultrafiltración.

Malla trabecular

El humor acuoso circula a través de la pupila y es drenado por el conducto de Schlemm, que es un canal circular dentro de la superficie de la esclerótica en el limbo. La malla trabecular cribosa constituye el techo del canal, a través del cual debe pasar el humor acuoso antes de desagotar finalmente en las venas epiesclerales.

Glaucoma

Es un grupo de enfermedades oculares que tienen en común una PIO anormalmente alta y que, si no se tratan, terminan en la pérdida de la visión. Se manifiesta en aproximadamente el 1% de las personas mayores de 40 años. Visto a través de un oftalmoscopio, el disco óptico aparece deprimido (excavado) debido a la pérdida de fibras nerviosas. No está claro el mecanismo responsable de la destrucción de las fibras nerviosas en el glaucoma, pero es posible que involucre factores mecánicos e isquemia local. El glaucoma de ángulo abierto (crónico simple) constituye la forma más común de la enfermedad. En el glaucoma de ángulo cerrado, el ángulo entre la córnea y el iris es anormalmente pequeño. En ocasiones, el ángulo se cierra por completo e impide el drenaje del humor acuoso, lo cual eleva rápidamente la PIO. Como durante estos ataques se puede producir un daño permanente de la retina, se debe reducir la presión a la brevedad por medio de la instilación intensiva de gotas de *pilocarpina*, combinadas, si fuera necesario, con *acetazolamida* intravenosa y *manitol hipertónico* intravenoso (un agente osmótico), para eliminar el agua. La acetazolamida inhibe la anhidrasa carbónica en el cuerpo ciliar e impide la síntesis de bicarbonato. Esto lleva a una caída del transporte de sodio y de la formación de humor acuoso debido a que el transporte de sodio y de bicarbonato están vinculados.

La **pilocarpina**, por ser una amina terciaria, se difunde con rapidez a través de la córnea hacia el humor acuoso. Reduce la PIO al contraer el músculo ciliar. Esto empuja el espolón escleral y hace que la malla trabecular se expanda y separe. Al abrirse las vías que conducen el líquido se incrementa el drenaje de humor acuoso. Todos los fármacos parasimpaticomiméticos producen miosis, lo que acarrea mala visión nocturna y quejas de "disminución de la visión". El espasmo del músculo ciliar, que aumenta la agudeza visual cercana y causa visión borrosa, en general no constituye un problema en el grupo etario que desarrolla glaucoma, pero puede provocar cefalea y astenopía. A algunos pacientes estos efectos les resultan intolerables.

Bloqueadores β. El **timolol** es el fármaco de elección para tratar el glaucoma de ángulo abierto. Bloquea los adrenorreceptores β_2 en los procesos ciliares, por lo que reduce la secreción de humor acuoso. Además, el timolol puede bloquear los receptores β en los vasos sanguíneos aferentes que irrigan los procesos ciliares. La vasoconstricción resultante reduce la ultrafiltración y la formación de humor acuoso. El timolol evita los efectos indeseables de la pilocarpina sobre el ojo, pero se absorbe por vía sistémica y puede provocar broncospasmo en pacientes asmáticos o bradicardia en pacientes susceptibles. Por consecuencia, los bloqueadores β (aun los antagonistas β_1 selectivos) deben evitarse en pacientes que padecen asma, insuficiencia cardíaca, bloqueo cardíaco o bradicardia.

El **latanoprost** es una prodroga de la prostaglandina F_2. El fármaco atraviesa la córnea y reduce la PIO al aumentar el drenaje uveoescleral de humor acuoso.

La **epinefrina** (adrenalina) y los estimulantes de los adrenorreceptores α reducen la PIO mediante una vasoconstricción de los vasos sanguíneos aferentes del cuerpo ciliar mediada por los receptores α. Paradójicamente, los antagonistas α y los agonistas de los adrenorreceptores β (especialmente los estimulantes β_2) también reducen la PIO. Estos fármacos incrementan el drenaje del humor acuoso en lugar de reducir su formación presuntamente debido a la dilatación de las venas acuosas o de las epiesclerales.

La **brimonidina** y la **apraclonidina** son agonistas de los adrenorreceptores α_2. Disminuyen la formación de humor acuoso al estimular los receptores α_2 en las terminaciones nerviosas adrenérgicas que inervan el cuerpo ciliar (y reducir así la liberación de norepinefrina).

La **dorzolamida** es un inhibidor de la anhidrasa carbónica (CA-2) activo tópicamente. Puede usarse como agente único en pacientes en quienes están contraindicados los bloqueadores β. Es una sulfonamida y puede causar efectos colaterales sistémicos, como erupciones cutáneas y broncospasmo.

Cirugía trabecular con láser. Puede emplearse como alternativa a los fármacos en casos de glaucoma. Bajo anestesia local, el cirujano utiliza láser de argón o de diodo para realizar unas 100 incisiones a espacios regulares en la superficie interna de la malla trabecular. Las "quemaduras" del láser producen un estrechamiento localizado que ejerce tensión sobre el tejido adyacente intacto y abre espacios en la malla, lo que permite un mayor drenaje de humor acuoso. En el glaucoma de ángulo cerrado se puede utilizar láser de itrio-aluminio-granate (YAG) para producir un orificio en la periferia del iris. Esto impide el desplazamiento del iris hacia adelante que precipita el glaucoma agudo y que suele deberse al bloqueo parcial del flujo del humor acuoso a través de la pupila.

Si bien son claros los beneficios que resultan del tratamiento de pacientes con glaucoma de ángulo cerrado, no se puede decir lo mismo de los pacientes con glaucoma de ángulo abierto, pues no hay pruebas convincentes de que la terapia con láser o farmacológica afecte el progreso de la enfermedad a largo plazo.

Midriáticos

La **midriasis** (dilatación de la pupila) es necesaria para la oftalmoscopia. Las gotas de uso más común son los antagonistas muscarínicos de acción relativamente breve **tropicamida** y **ciclopentolato**, que producen tanto midriasis como cicloplejía. La **fenilefrina,** estimulante de los adrenorreceptores α, puede utilizarse para producir midriasis sin afectar el reflejo pupilar a la luz o la acomodación. La midriasis puede precipitar un glaucoma de ángulo cerrado agudo en pacientes susceptibles, por lo general mayores de 60 años.

Degeneración macular senil

Afecta a personas de edad avanzada y es la causa más común de ceguera en el Reino Unido. Se forman neovasos bajo la retina, y el escape de líquido y sangre de los complejos vasculares provoca una acentuada pérdida de la visión en pocos años. La **verteporfina** es un colorante sensible a la luz que se administra por vía intravenosa y es captado por el endotelio vascular. Se aplica entonces láser sobre la lesión, el cual activa el colorante y genera radicales libres tóxicos que destruyen los neovasos (terapia fotodinámica). La eficacia de este interesante tratamiento aún debe corroborarse, pero parece ser más efectivo en pacientes con neovascularización subfoveal clásica.

11. Asma, fiebre del heno y anafilaxia

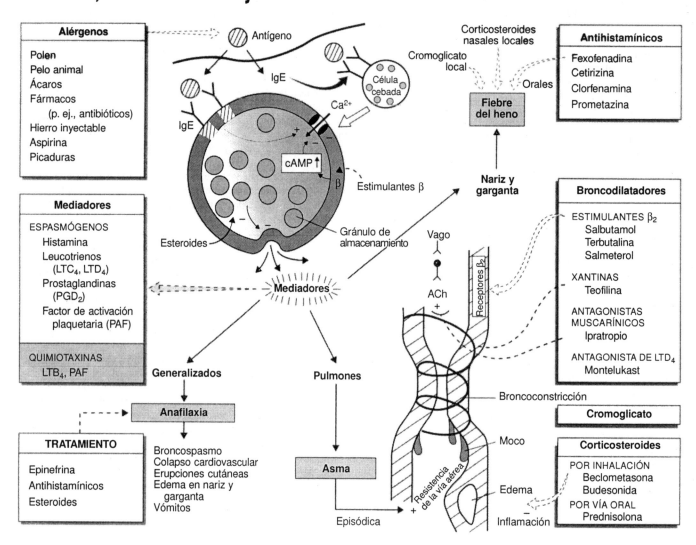

El asma, la fiebre del heno y la anafilaxia (recuadros sombreados) son producidas por los mismos procesos básicos: el anticuerpo *IgE* se fija a las células cebadas (arriba, izquierda) y, cuando se reitera la exposición al mismo antígeno (⊘), tiene lugar la desgranulación de las células cebadas con producción y liberación de **mediadores** (izquierda, medio). Si la liberación de mediadores es localizada, se presenta fiebre del heno (arriba, derecha) o asma (abajo, centro), pero una liberación generalizada masiva provoca anafilaxia, que es una reacción poco frecuente pero potencialmente letal a las picaduras de abejas, a la penicilina y a otros fármacos. Los antígenos que desencadenan estas reacciones reciben el nombre de **alérgenos** (izquierda, arriba).

El **asma bronquial** es una enfermedad inflamatoria en la que el calibre de las vías aéreas se estrecha de forma crónica por el edema y es inestable. Durante un ataque, el paciente presenta sibilancias y dificultad para respirar debido al broncospasmo, el edema de la mucosa y la formación de moco (abajo, derecha). Finalmente, la inflamación crónica produce alteraciones irreversibles en las vías aéreas (abajo, derecha). Cuando el ataque agudo tiene una base alérgica se emplea con frecuencia el término *asma extrínseca*. Cuando no tiene una obvia base alérgica, recibe el nombre de *asma intrínseca*.

En el **asma leve a moderada**, los fármacos de primera elección son los agonistas de los adrenorreceptores β$_2$ de acción corta inhalatorios (**estimulantes** β$_2$, derecha, medio), que se aplican mediante un pulverizador cuando se los requiere. Si es necesario administrar agonistas β más de una vez por día, se agrega entonces la administración regular de un **esteroide** o **cromoglicato inhalatorio** (derecha, abajo). En casos de asma más grave, se mantienen los agonistas β de acción corta y se agrega la inhalación de esteroides en dosis altas o bien la inhalación regular de un estimulante β de acción prolongada (p. ej., **salmeterol**) junto con la inhalación de esteroides en dosis convencionales. De ser necesario se ensaya la asociación del esteroide inhalado en dosis altas con salmeterol, **ipratropio** inhalado (un antagonista muscarínico) o **teofilina** de liberación prolongada por vía oral. Algunos pacientes son controlados solamente con esteroides orales (por lo general, **prednisolona**, cap. 33). El **montelukast** es un antagonista de los leucotrienos que se administra por vía oral y que reduce los efectos broncoconstrictores e inflamatorios del LTD$_4$. Se usa en el tratamiento del asma inducida por la aspirina, que se cree que es causada por un aumento de la síntesis de leucotrienos.

Los **ataques agudos graves de asma** (estado de mal asmático) que no pueden controlarse con los fármacos que el paciente usa habitualmente son potencialmente fatales y deben tratarse como una urgencia que exige internación hospitalaria.

La **anafilaxia** (abajo, izquierda) requiere tratamiento inmediato con **epinefrina** (adrenalina) (cap. 9), administrada por inyección intramuscular cada 5 minutos hasta que el pulso y la presión arterial mejoren.

Se administra oxígeno (si se dispone de él), y es útil la **clorfenamina** (un antihistamínico) por vía intravenosa después de la epinefrina. En caso de anafilaxia grave o recurrente se administra **hidrocortisona** por vía intravenosa o intramuscular.

La **fiebre del heno** es provocada generalmente por alergia al polen. Los **antihistamínicos** controlan algunos de los síntomas y los corticosteroides nasales son muy eficaces. Las gotas oftálmicas de **cromoglicato** pueden ser un valioso adyuvante en la conjuntivitis alérgica.

La **IgE** es la clase principal de anticuerpo reagínico. En pacientes alérgicos, los niveles de anticuerpos específicos pueden incrementarse 100 veces por encima de lo normal. La fijación de la porción Fc del anticuerpo a los receptores de las células cebadas, seguida del enlace cruzado de las moléculas adyacentes con los antígenos, desencadena la desgranulación por un mecanismo que involucra el ingreso de Ca^{2+}.

Las **células cebadas** contienen los depósitos corporales de histamina y se encuentran en casi todos los tejidos. Dentro de las células cebadas, la histamina está unida con la heparina en los gránulos citoplasmáticos. La liberación de histamina por lo general involucra un ingreso de iones Ca^{2+} y, debido a que la permeabilidad de la membrana celular a los iones Ca^{2+} se reduce cuando se elevan los niveles de cAMP intracelulares, los fármacos que estimulan la síntesis de cAMP (agonistas de los adrenorreceptores β_2) reducen la liberación de histamina.

Mediadores

La fase inicial de un ataque asmático se debe principalmente al espasmo del músculo liso bronquial producido por la liberación de **espasmógenos** (izquierda, medio) por las células cebadas. En muchos asmáticos se produce una segunda fase retardada debido a la liberación de quimiotaxinas (izquierda, medio, sombreado) que atraen células inflamatorias, especialmente eosinófilos. Estos procesos inflamatorios producen *vasodilatación, edema, secreción de moco y broncospasmo* y al principio son reversibles. Sin embargo, el daño permanente del epitelio bronquial y la hipertrofia del músculo liso conducen finalmente a la obstrucción irreversible de las vías aéreas. Esta lesión parece ser producida en mayor medida por las sustancias liberadas de los gránulos eosinófilos (en especial, la proteína básica principal de los eosinófilos y la peroxidasa granular).

Broncodilatadores

Estimulantes de los adrenorreceptores β. El músculo liso de las vías aéreas tiene pocas fibras nerviosas adrenérgicas, pero muchos receptores β_2, cuya estimulación produce broncodilatación. La activación de los adrenorreceptores β_2 relaja el músculo liso al incrementar el cAMP intracelular, que activa una proteína-cinasa (véase Nitratos, cap. 16). Esto inhibe la contracción muscular por fosforilación e inhibición de la cinasa de la cadena liviana de la miosina. Los agonistas β_2, como el **salbutamol**, generalmente se administran por inhalación. No son específicos, pero los efectos β_1 (estimulación cardíaca) no son comunes con las dosis que producen broncodilatación. Los efectos adversos incluyen temblor fino, tensión nerviosa y taquicardia, pero no representan un problema cuando el fármaco se administra por inhalación. La administración oral por lo general se limita a niños y otros pacientes que no pueden utilizar preparados en aerosol. El **salmeterol** tiene una acción mucho más duradera que el salbutamol. A diferencia de los agonistas β_2 de acción breve, el tratamiento regular con salmeterol inhalatorio tiene efectos beneficiosos en los asmáticos.

El **ipratropio** es un antagonista muscarínico y un broncodilatador moderadamente eficaz, presuntamente porque reduce la broncoconstricción vagal refleja resultante de la estimulación histamínica de los receptores sensoriales (irritantes) en las vías aéreas. El ipratropio administrado por inhalación rara vez causa efectos colaterales atropinosímiles.

Xantinas

La **teofilina** puede beneficiar a los niños que no pueden utilizar inhalantes y a los adultos que presentan principalmente síntomas noc-

turnos. La teofilina a menudo produce efectos adversos, incluso con los preparados orales de liberación prolongada que resultan efectivos hasta por 12 horas. Aun cuando la concentración plasmática se encuentre dentro de márgenes terapéuticos (10-20 mg/l), es común que se presenten náuseas, cefalea, insomnio y malestar abdominal.

Por encima de los 25 mg/l, los efectos tóxicos abarcan arritmias graves y convulsiones potencialmente fatales. Se desconoce de qué modo la teofilina produce broncodilatación en los pacientes asmáticos. Este fármaco inhibe la fosfodiesterasa e incrementa los niveles celulares de cAMP. La concentración de teofilina que inhibe la mayoría de las fosfodiesterasas es mayor que los niveles terapéuticos, pero hay ciertos indicios de que un subtipo de la enzima en el músculo liso de las vías aéreas es más sensible al fármaco.

Cromoglicato

Es un fármaco profiláctico y no tiene valor en los ataques agudos. Presenta acciones antiinflamatorias en algunos pacientes (especialmente en los niños), pero no es posible predecir a qué pacientes beneficiará. El cromoglicato debe administrarse en forma regular y la aparición de los efectos benéficos puede tardar algunas semanas. No está claro su mecanismo de acción. Es posible que reduzca la sensibilidad de los nervios sensoriales bronquiales y anule los reflejos locales que estimulan la inflamación.

Corticosteroides

Los esteroides efectivamente incrementan el calibre de las vías aéreas en casos de asma al reducir las reacciones inflamatorias en los bronquios (p. ej., edema e hipersecreción de moco) y modificar las reacciones alérgicas. La administración oral de corticosteroides se asocia con muchos efectos adversos serios (cap. 33), pero, excepto en altas dosis, pueden evitarse en casos de asma con la administración de los fármacos en aerosol (p. ej., **beclometasona**). Los esteroides inhalados son en general eficaces en 3-7 días, pero puede resultar necesario administrar esteroides orales en algunos pacientes en quienes fracasan todas las demás terapias. Los pulverizadores de esteroides nasales (p. ej., **beclometasona, budesonida**) son muy eficaces para la fiebre del heno y especialmente útiles en pacientes con congestión nasal que no responden a los antihistamínicos.

Asma aguda grave

Se suministra **oxígeno** (40-60%) junto con agonistas β_2 (p. ej., **salbutamol**) por vía intravenosa o por nebulización. Luego se administra **hidrocortisona** por vía intravenosa o **prednisolona** por vía oral. De ser necesario, también se puede utilizar **ipratropio** por nebulización. Si estos fármacos no producen respuesta, puede resultar de ayuda una infusión intravenosa de aminofilina, pero hay pocas pruebas de que lo logre. Es posible que se necesite ventilación artificial.

Antihistamínicos

Los antagonistas que bloquean los receptores de la histamina H_1 se utilizan en el tratamiento de estados alérgicos como fiebre del heno, urticaria, erupciones por hipersensibilidad a medicamentos, pruritos y picaduras de insectos. Los antihistamínicos más antiguos (p. ej., la **clorfenamina**, la **alimemazina**, la **prometazina**) tienen acciones antimuscarínicas, atraviesan la barrera hematoencefálica y por lo general producen somnolencia y trastornos psicomotores. Agentes más recientes (p. ej., la **loratadina**, la **cetirizina**, la **fexofenadina**) no poseen acciones atropinosímiles y, como no atraviesan la barrera hematoencefálica, causan mucho menos somnolencia.

12. Fármacos que actúan sobre el tracto gastrointesinal. I: Úlcera péptica

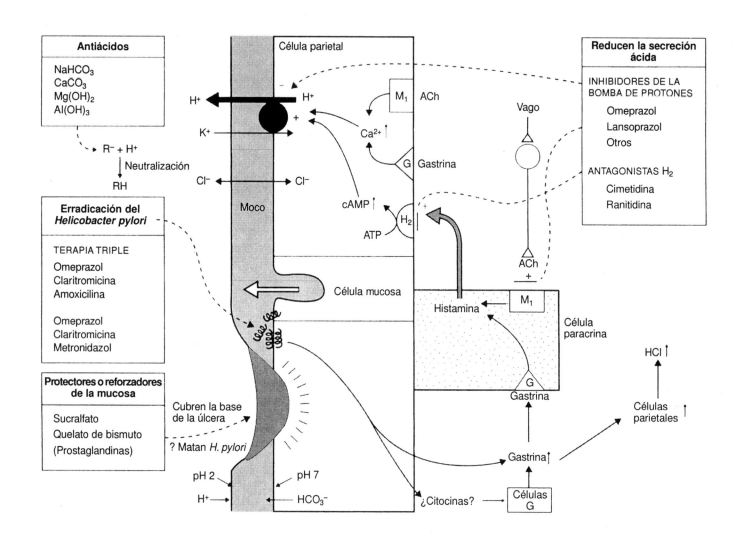

El término **úlcera péptica** se refiere a cualquier úlcera en el área donde la mucosa es bañada por el ácido clorhídrico y la pepsina del jugo gástrico (es decir, el estómago y la parte superior del duodeno). Los fármacos eficaces para el tratamiento de la úlcera péptica o bien **reducen la secreción ácida gástrica** (arriba, derecha) o **incrementan la resistencia de la mucosa** al ataque de la pepsina y el ácido (abajo, izquierda).

La secreción de ácido por las *células parietales* (➡) se reduce con **antagonistas histamínicos H_2** (derecha) o con **inhibidores de la bomba de protones** (derecha), que pueden producir una virtual anacidez al inhibir la bomba (●) que transporta los iones H^+ fuera de las células parietales. Los inhibidores de la bomba de protones son muy eficaces para promover la cicatrización de la úlcera, aun en pacientes resistentes a los antagonistas H_2. Los **"protectores de la mucosa"** (abajo, izquierda) aumentan la cicatrización de la úlcera al fijarse a la base de esta (izquierda, ▨). Esto brinda una **protección física** y permite que la secreción de HCO_3^- restablezca el gradiente de pH normal en la capa mucosa (▥) que se genera a partir de las células secretoras de moco (⇨). El *misoprostol* es un análogo de las prostaglandinas que promueve la cicatrización de la úlcera al estimular los **mecanismos protectores** en la mucosa gástrica y al reducir la secreción de ácido. A veces se usa para prevenir las úlceras en pacientes que toman antiinflamatorios no esteroideos (AINE, cap. 32).

Las úlceras pépticas, aun curadas, a menudo recurren sin la administración continua de fármacos. Esto se debe a que un importante factor etiológico en la formación de las úlceras es la infección estomacal crónica por *Helicobacter pylori* (🦠). La infección por *H. pylori* se asocia con el 95% de las úlceras duodenales y con el 70% de las gástricas. La infección por *H. pylori* puede producir una hipergastrinemia crónica que estimula la producción de ácido y genera úlceras (abajo, derecha). Las úlceras pépticas no complicadas asociadas con la infección por *H. pylori* se tratan mediante una combinación de inhibidores de la bomba de protones (p. ej., omeprazol) con un antibiótico para erradicar la bacteria (izquierda, centro). Antes del tratamiento, se confirma la infección por *H. pylori* mediante la prueba del aliento con urea, en la que se ingiere urea marcada con ^{13}C. El *H. pylori* posee ureasa, enzima que desdobla la urea y produce ^{13}C-bicarbonato, que puede ser detectado en una muestra del aliento. La prueba del aliento también se emplea después del tratamiento para verificar la erradicación de *H. pylori*.

Los **antiácidos** (izquierda, arriba) son bases que elevan el pH gástrico luminal al neutralizar el ácido gástrico (izquierda). Son un eficaz tratamiento para muchas dispepsias y brindan alivio sintomático en la úlcera péptica y el reflujo esofágico. Hay muchos preparados patentados disponibles que por lo general contienen sales de magnesio o de aluminio.

Secreción ácida

Las **células parietales** secretan ácido en la luz del estómago. Esto se logra por la acción de una H^+/K^+-ATPasa exclusiva (bomba de protones) que cataliza el intercambio de H^+ intracelular por K^+ extracelular. La secreción de HCl es estimulada por la *acetilcolina* (ACh) liberada de las fibras posganglionares vagales (a la derecha de la figura) y por la *gastrina* liberada al torrente sanguíneo por las células G de la mucosa antral cuando detectan aminoácidos y péptidos (de los alimentos) en el estómago, y por la distensión gástrica a través de reflejos locales y largos.

Aunque las células parietales poseen receptores muscarínicos (M_1) y de gastrina (G), tanto la ACh como la gastrina estimulan la secreción ácida principalmente en forma indirecta al liberar *histamina* de las células paracrinas (derecha, ▨) ubicadas cerca de las células parietales. La histamina ejerce entonces una acción local (⟵) sobre las células parietales, donde la activación de los receptores histamínicos H_2 (H_2) produce un aumento del cAMP intracelular y la secreción ácida. Debido a que la acetilcolina y la gastrina actúan de manera indirecta liberando histamina, los efectos sobre la secreción ácida tanto de la estimulación vagal como de la gastrina son reducidos por los antagonistas de los receptores H_2.

Los agonistas colinérgicos tienen gran poder estimulante de la secreción ácida en presencia de antagonistas H_2, lo cual indica que la ACh liberada del vago debe de tener un acceso limitado a los receptores muscarínicos de las células parietales. La gastrina, que actúa de manera directa sobre las células parietales, posee un efecto débil sobre la secreción ácida, pero resulta potenciada en gran medida cuando se activan los receptores histamínicos.

Factores protectores
Capa de moco

Forma una barrera física (de unos 500 μm de espesor) en la superficie del estómago y del duodeno proximal, consistente en un gel mucoso dentro del cual se segrega HCO_3^-. Dentro de la matriz del gel, el HCO_3^- neutraliza el ácido que difunde desde la luz. Esto crea un gradiente de pH, y la mucosa gástrica se mantiene a pH neutro aun cuando el contenido estomacal tenga un pH 2. Las prostaglandinas E_2 e I_2 son sintetizadas por la mucosa gástrica, donde se cree que ejercen una acción citoprotectora al estimular la secreción de moco y bicarbonato y al incrementar el flujo sanguíneo en la mucosa.

Fármacos que cicatrizan las úlceras
Fármacos que reducen la secreción ácida
Antagonistas de los receptores histamínicos H_2

La **cimetidina** y la **ranitidina** se absorben rápidamente por vía oral. Bloquean la acción de la histamina sobre las células parietales y reducen la secreción ácida. Estos fármacos alivian el dolor de la úlcera péptica y aumentan la velocidad de cicatrización de la úlcera. La incidencia de efectos colaterales es baja. La cimetidina tiene leves acciones antiandrogénicas y en alguna rara ocasión produce ginecomastia. La cimetidina también se fija al citocromo P-450 y puede reducir el metabolismo hepático de algunos fármacos (p. ej., warfarina, fenitoína y teofilina).

Inhibidores de la bomba de protones

El **omeprazol** y el **lansoprazol** son inactivos a pH neutro, pero a pH ácido se reordenan en dos tipos de moléculas reactivas que reaccionan con grupos sulfhidrilo de la H^+/K^+-ATPasa (bomba de protones) responsable de transportar los iones H^+ fuera de las células parietales. Como la enzima resulta inhibida de manera irreversible, la secreción ácida solo se reanuda después de la síntesis de nueva enzima.

Son particularmente útiles en pacientes con hipersecreción ácida gástrica grave debida al síndrome de Zollinger-Ellison, una rara dolencia producida por un tumor de las células de los islotes pancreáticos que segregan gastrina, así como en pacientes con esofagitis por reflujo, en los que la úlcera importante suele ser resistente a otros fármacos.

El *H. pylori* es un bacilo gramnegativo móvil con forma de espiral que se encuentra en la profundidad de la capa de moco donde el pH 7,0 resulta óptimo para su desarrollo. La bacteria invade hasta cierto grado la superficie de las células epiteliales, y las toxinas y el amoníaco producidos por la fuerte actividad de ureasa pueden dañar las células. La gastritis asociada con la infección por *H. pylori* persiste durante años o toda la vida y se asocia con un sostenido aumento de la liberación de gastrina, lo cual incrementa la liberación basal de HCl. La mayor liberación de gastrina puede deberse a citocinas generadas como resultado de la inflamación, la que también compromete las defensas de la mucosa. Un efecto trófico de la hipergastrinemia aumenta la masa de células parietales y lleva a una desmedida secreción ácida en respuesta a la gastrina. En el duodeno, el ácido induce lesiones de la mucosa y la aparición de células metaplásicas de fenotipo gástrico. La inflamación crónica de estas células conduce a la úlcera. La erradicación del *H. pylori* reduce en forma significativa la secreción de HCl y cicatriza por largo tiempo las úlceras duodenales y gástricas. Los ensayos clínicos han demostrado que una combinación de inhibición ácida y antibióticos puede erradicar el *H. pylori* en más del 90% de los pacientes en una semana. La mayoría de las combinaciones farmacológicas recomendadas incluyen la claritromicina; por ejemplo, claritromicina, omeprazol y metronidazol (o amoxicilina). Si no se puede usar claritromicina, pueden emplearse amoxicilina, metronidazol y omeprazol. La resistencia al metronidazol es común.

Protectores de la mucosa

El **sucralfato** se polimeriza por debajo de pH 4 para generar un gel muy pegajoso que se adhiere firmemente a la base de los cráteres ulcerosos. El **quelato de bismuto** puede actuar de modo similar al sucralfato. Tiene gran afinidad por las glicoproteínas de la mucosa, especialmente en el tejido necrosado de los cráteres ulcerosos, que se recubren de una capa protectora que contiene un complejo formado por un polímero y una glicoproteína. El bismuto puede ennegrecer los dientes y las heces. El bismuto y el sucralfato deben administrarse con el estómago vacío, pues de lo contrario forman complejos con las proteínas de los alimentos.

Antiácidos

Los antiácidos aumentan el pH luminal del estómago. Esto incrementa la velocidad de vaciamiento, por lo que su efecto es corto. La liberación de gastrina se eleva y, como ello estimula la liberación de ácido, se necesita una cantidad de antiácidos mayor de la que se pensaba (rebote ácido). Frecuentes dosis altas de antiácidos promueven la cicatrización de la úlcera, pero este tratamiento rara vez resulta práctico.

El **bicarbonato de sodio** es el único antiácido hidrosoluble útil. Actúa con rapidez, pero tiene una acción transitoria y el bicarbonato absorbido en altas dosis puede producir alcalosis sistémica.

El **hidróxido de magnesio** y el **trisilicato de magnesio** son insolubles en agua y tienen una acción relativamente rápida. El magnesio posee un efecto laxante y puede producir diarrea.

El **hidróxido de aluminio** posee una acción relativamente lenta. Los iones Al^{3+} forman complejos con ciertos fármacos (p. ej., las tetraciclinas) y tienden a producir constipación. Se pueden utilizar compuestos mixtos de magnesio y aluminio para minimizar los efectos sobre la motilidad.

13. Fármacos que actúan sobre el tracto gastrointestinal. II: Motilidad y secreciones

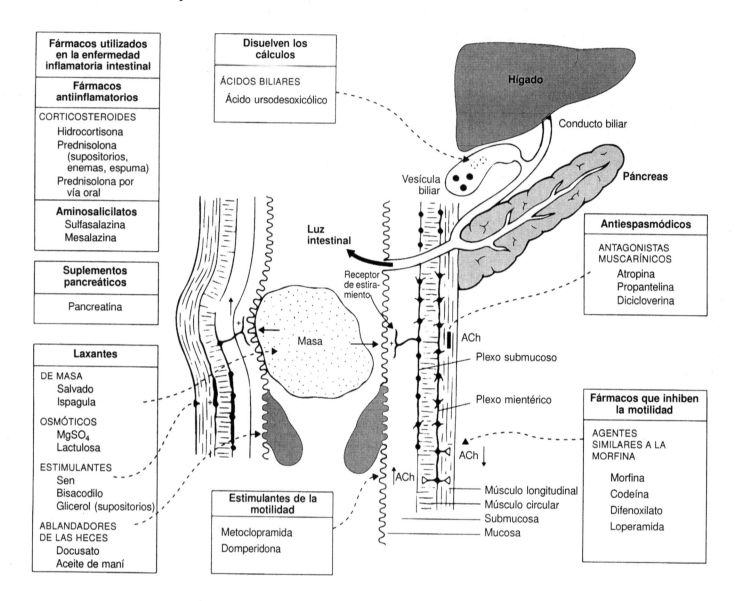

Fármacos utilizados en la enfermedad inflamatoria intestinal

Fármacos antiinflamatorios

CORTICOSTEROIDES
Hidrocortisona
Prednisolona (supositorios, enemas, espuma)
Prednisolona por vía oral

Aminosalicilatos
Sulfasalazina
Mesalazina

Suplementos pancreáticos

Pancreatina

Laxantes

DE MASA
Salvado
Ispagula

OSMÓTICOS
MgSO₄
Lactulosa

ESTIMULANTES
Sen
Bisacodilo
Glicerol (supositorios)

ABLANDADORES DE LAS HECES
Docusato
Aceite de maní

Disuelven los cálculos

ÁCIDOS BILIARES
Ácido ursodesoxicólico

Estimulantes de la motilidad

Metoclopramida
Domperidona

Hígado

Conducto biliar

Vesícula biliar

Páncreas

Luz intestinal

Receptor de estiramiento

Masa

ACh

Plexo submucoso

Plexo mientérico

ACh↓

↑ACh

Músculo longitudinal
Músculo circular
Submucosa
Mucosa

Antiespasmódicos

ANTAGONISTAS MUSCARÍNICOS
Atropina
Propantelina
Dicicloverina

Fármacos que inhiben la motilidad

AGENTES SIMILARES A LA MORFINA

Morfina
Codeína
Difenoxilato
Loperamida

Las contracciones musculares del intestino y la secreción de ácido y enzimas se encuentran bajo control autonómico. La parte entérica del sistema nervioso autónomo consiste en plexos ganglionados (◆—◆) con complejas interconexiones que inervan el músculo liso, la mucosa y los vasos sanguíneos. Los ganglios (✕) (parasimpáticos) reciben fibras excitatorias extrínsecas del vago y fibras inhibitorias simpáticas. Otros transmisores presentes en el intestino son la 5HT, el ATP, el óxido nítrico y el neuropéptido Y.

Los fármacos **colinomiméticos** (p. ej., **carbacol, neostigmina**) aumentan la motilidad y pueden producir cólicos y diarrea. Se utilizan en muy pocas ocasiones en el tratamiento del íleo paralítico (cap. 8). Otros **estimulantes de la motilidad** más útiles (abajo, centro) facilitan la liberación de acetilcolina del plexo mientérico y se emplean en el tratamiento del reflujo esofágico y de la estasis gástrica. Los **laxantes** (abajo, izquierda) son fármacos utilizados para aumentar la motilidad intestinal y para provocar la evacuación. Los laxantes **de masa** (▨) estimulan los receptores de estiramiento de la mucosa. Los **laxantes estimulantes** estimulan el plexo mientérico, y algunos fármacos actúan como **lubricantes** (▬).

Los antagonistas muscarínicos (derecha, arriba) disminuyen la motilidad gastrointestinal y se utilizan para reducir el espasmo en el síndrome de colon irritable (**antiespasmódicos**). Los fármacos antidiarreicos incluyen agentes que **inhiben la motilidad** (derecha, abajo), pero *en general más importante que la terapia medicamentosa es la reposición del agua y los electrólitos perdidos*, especialmente en lactantes y en casos de diarrea infecciosa.

Los corticosteroides y los aminosalicilatos **antiinflamatorios** (izquierda, arriba) se emplean en la colitis ulcerosa y en la enfermedad de Crohn. Con el objeto de reducir el requerimiento de corticosteroides sistémicos, es común agregar **azatioprina**, un inmunosupresor (cap. 43).

En el duodeno, la bilis del hígado (derecha, arriba) y el jugo pancreático (derecha, ▨) ingresan (➡) generalmente a través de una abertura común restringida por el esfínter de Oddi. Los **ácidos biliares** (arriba, centro) se utilizan a veces para disolver los cálculos de colesterol (●). Los **suplementos pancreáticos** (izquierda, medio) se administran por vía oral cuando la secreción de jugo pancreático está ausente o resulta insuficiente.

Estimulantes de la motilidad

La **metoclopramida** y la **domperidona** son antagonistas de la dopamina que, al bloquear los receptores dopaminérgicos centrales en la zona quimiorreceptora gatillo, producen una acción antinauseosa/antiemética (véase también cap. 30). Estos fármacos también aumentan las contracciones del estómago y mejoran el tono del esfínter esofágico inferior, acciones que se combinan para acelerar el tránsito de los contenidos del estómago. Las acciones procinéticas de la metoclopramida y de la domperidona son bloqueadas por la atropina, lo que sugiere que se deben a un incremento de la liberación de acetilcolina en el plexo mientérico. Se supone que este efecto sobre la liberación de acetilcolina es causado por la activación de los receptores $5HT_4$ en las neuronas colinérgicas. El *tegaserod*, un antagonista $5HT_4$, puede resultar beneficioso en algunos pacientes con síndrome de colon irritable.

Laxantes

La constipación se caracteriza por molestias abdominales, pérdida del apetito y malestar como consecuencia de la insuficiente frecuencia de las evacuaciones. Esto produce deposiciones anormalmente secas y duras. La frecuencia y volumen de las evacuaciones se regulan mejor con la dieta, pero puede ser necesaria la administración de fármacos para fines específicos (p. ej., antes de una intervención quirúrgica de colon y recto; colonoscopia).

Los **laxantes de masa** aumentan el volumen del contenido intestinal y estimulan la peristalsis. Comprenden polisacáridos no digeribles como la celulosa (salvado) y la ispagula. Los **laxantes osmóticos** aumentan el volumen del contenido intestinal al retener agua por un efecto osmótico. Incluyen sales que contienen iones que se absorben poco (p. ej., $MgSO_4$, sales de Epsom) y la **lactulosa**, que demora 48 horas en actuar y debe administrarse con regularidad.

Los **laxantes estimulantes** incrementan la motilidad al actuar sobre la mucosa o los plexos nerviosos, que pueden resultar dañados por un uso prolongado del fármaco. A veces producen calambres abdominales (cólicos). Las antraquinonas liberadas a partir de glicósidos precursores presentes en el **sen** y la **cáscara sagrada** estimulan el plexo mientérico. El **bisacodilo** puede actuar al estimular las terminaciones nerviosas sensoriales. Se lo usa principalmente antes de realizar procedimientos de diagnóstico.

Los **ablandadores de las heces** promueven la evacuación al ablandar (p. ej., **docusato**) o lubricar (p. ej., **aceite de maní, parafina líquida**) las heces y facilitar la deposición. El uso crónico de parafina líquida puede alterar la absorción de las vitaminas liposolubles A y D y producir parafinomas.

Fármacos antidiarreicos

La diarrea infecciosa es una causa muy común de enfermedad y es responsable de una alta mortalidad en los países subdesarrollados. Las formas más graves de diarrea infecciosa son causadas por patógenos bacterianos, aunque muchas veces la diarrea se debe a una infección viral.

Los **fármacos que inhiben la motilidad** se usan ampliamente para brindar alivio sintomático en formas leves a moderadas de diarrea aguda. Los opioides como la *morfina*, el *difenoxilato* y la *codeína* activan los receptores μ en las neuronas mientéricas y producen hiperpolarización al aumentar su conductancia al potasio. Esto inhibe la liberación de acetilcolina del plexo mientérico y reduce la motilidad intestinal. La **loperamida** es el opioide más apropiado para lograr efectos locales en el intestino ya que no penetra con facilidad en el cerebro. Por ello, tiene pocas acciones centrales y no es probable que produzca dependencia.

Terapia de rehidratación. Se administran soluciones orales que contienen electrólitos y glucosa para corregir la intensa deshidratación que puede ser causada por la infección por microorganismos toxígenos.

Los **antibióticos** solo son útiles en ciertas infecciones específicas, por ejemplo, el cólera y la disentería bacilar grave, que se tratan con tetraciclina. Las quinolonas (cap. 37) son agentes más recientes que parecen resultar eficaces contra la mayoría de los patógenos diarreicos más importantes.

Fármacos utilizados en la enfermedad inflamatoria intestinal

La enfermedad inflamatoria intestinal se divide en dos tipos:
1 **enfermedad de Crohn**, que puede afectar todo el intestino, y
2 **colitis ulcerosa**, que afecta solo el intestino grueso.

Los **corticosteroides** antiinflamatorios locales o sistémicos, como, por ejemplo, la **prednisolona** (cap. 33), son los principales fármacos utilizados para tratar los ataques agudos, pero sus serios efectos adversos los vuelven inadecuados para un tratamiento prolongado. Sin embargo, la **budesonida** administrada por vía oral (de liberación lenta) es un corticosteroide con reducida absorción y que puede no causar supresión suprarrenal. Los **aminosalicilatos** reducen los síntomas en la enfermedad leve y el tratamiento a largo plazo disminuye la frecuencia de recidivas en los pacientes que experimentan remisión. La **sulfasalazina** es una combinación del ácido 5-aminosalicílico con una sulfonamida que transporta el fármaco hasta el colon, donde es desdoblado por las bacterias, con liberación de **ácido 5-aminosalicílico**, que es la parte activa, y sulfapiridina, que es absorbida y puede producir los efectos adversos característicos de las sulfonamidas (p. ej., náuseas, erupciones, alteraciones hematológicas; véase cap. 35). Entre los fármacos más recientes y menos tóxicos se encuentran la **mesalazina**, que es un preparado de ácido 5-aminosalicílico que libera el fármaco en el colon, y la **olsalazina** (azodisalicilato), que consiste en dos moléculas de ácido 5-aminosalicílico unidas por un enlace azo, clivado por las bacterias en el colon. Se desconoce el mecanismo de acción del 5-aminosalicilato. El **infliximab** es un anticuerpo monoclonal contra el factor de necrosis tumoral (TNF-α). La inhibición de esta citocina proinflamatoria puede ser muy eficaz para tratar la enfermedad de Crohn refractaria grave.

Fármacos utilizados para disolver los cálculos

La bilis contiene colesterol y sales biliares; estas últimas son importantes para mantener el colesterol en solución. Un aumento de la concentración de colesterol o una reducción de las sales biliares puede provocar la formación de cálculos de colesterol. Si generan síntomas, el tratamiento de elección es la colecistectomía laparoscópica. Sin embargo, los cálculos pequeños no calcificados se pueden disolver administrando por vía oral durante un tiempo prolongado **ácido ursodesoxicólico** (que es un ácido biliar), que reduce el contenido de colesterol de la bilis al inhibir la enzima involucrada en su formación.

Suplementos pancreáticos

El jugo pancreático contiene importantes enzimas que desdoblan las proteínas (tripsina, quimotripsina), el almidón (amilasa) y las grasas (lipasa). En algunas enfermedades (p. ej., la pancreatitis crónica y la fibrosis quística), estas enzimas se encuentran reducidas o ausentes. A los pacientes con insuficiencia pancreática se les da **pancreatina**, un extracto de páncreas que contiene proteasa, lipasa y amilasa. Debido a que las enzimas son inactivadas por el jugo gástrico, por lo general se administra primero un antagonista de los receptores H_2 (p. ej., *cimetidina*). En la actualidad se dispone de nuevos preparados con cubierta entérica que liberan mayor cantidad de enzimas en el duodeno.

14. Fármacos que actúan sobre el riñón: diuréticos

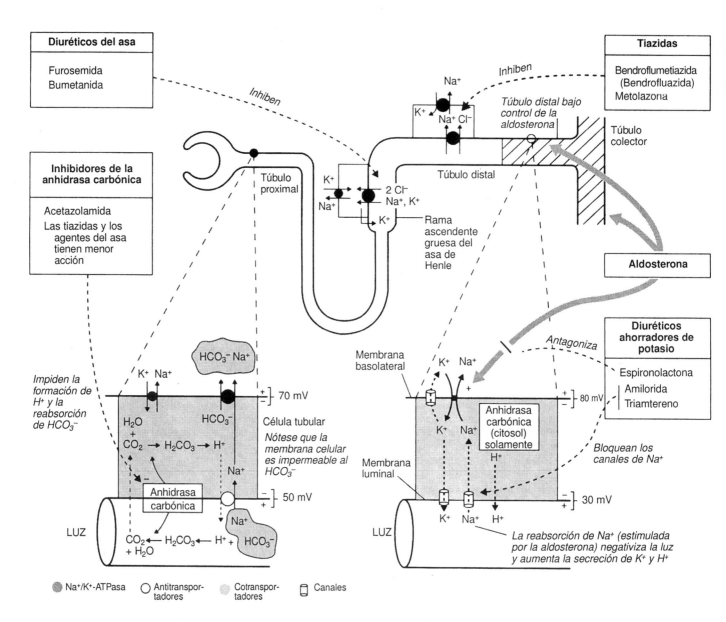

Diuréticos del asa

Furosemida
Bumetanida

Inhibidores de la anhidrasa carbónica

Acetazolamida
Las tiazidas y los agentes del asa tienen menor acción

Tiazidas

Bendroflumetiazida
(Bendrofluazida)
Metolazona

Túbulo colector

Aldosterona

Diuréticos ahorradores de potasio

Espironolactona
Amilorida
Triamtereno

Impiden la formación de H⁺ y la reabsorción de HCO₃⁻

Inhiben

Inhiben

Túbulo distal bajo control de la aldosterona

Túbulo distal

Túbulo proximal

Rama ascendente gruesa del asa de Henle

Membrana basolateral

Membrana luminal

Célula tubular

Nótese que la membrana celular es impermeable al HCO₃⁻

Anhidrasa carbónica

Anhidrasa carbónica (citosol) solamente

Antagoniza

Bloquean los canales de Na⁺

La reabsorción de Na⁺ (estimulada por la aldosterona) negativiza la luz y aumenta la secreción de K⁺ y H⁺

LUZ

● Na⁺/K⁺-ATPasa   ○ Antitransportadores   ● Cotransportadores   ▯ Canales

Los diuréticos son fármacos que actúan sobre el riñón para incrementar la excreción de agua y cloruro de sodio. Normalmente, la reabsorción de sal y agua es controlada, respectivamente, por la **aldosterona** y la **vasopresina** (hormona antidiurética, ADH). La mayoría de los diuréticos reducen la reabsorción de electrólitos en los túbulos (arriba). La mayor excreción de electrólitos se acompaña de un aumento de la excreción de agua, necesaria para mantener el equilibrio osmótico. Los diuréticos se utilizan para reducir el edema en la *insuficiencia cardíaca congestiva*, algunas *enfermedades renales* y la *cirrosis hepática*. Algunos diuréticos, especialmente las tiazidas, son de uso generalizado en el tratamiento de la *hipertensión*, pero su acción hipotensora a largo plazo no guarda relación con sus propiedades diuréticas.

Las **tiazidas** y los compuestos relacionados (derecha, arriba) son diuréticos inocuos, activos por vía oral, pero relativamente débiles. Más efectivos resultan los **diuréticos del asa** o **"de techo elevado"** (izquierda, arriba). Estos fármacos actúan con rapidez y la duración de su acción es bastante corta. Son muy potentes (de allí la denominación de "techo elevado") y pueden producir serios desequilibrios electrolíticos y deshidratación. La **metolazona** es un fármaco relacionado con

las tiazidas cuya acción se encuentra entre la de los diuréticos del asa y los tiazídicos. Tiene una potente acción sinérgica con la furosemida y la combinación puede resultar eficaz en casos de edema resistente y en pacientes con insuficiencia renal seria. Las tiazidas y los diuréticos del asa incrementan la excreción de potasio, y puede ser necesario administrar suplementos de potasio a fin de prevenir la hipocaliemia.

Algunos diuréticos son **"ahorradores de potasio"** (abajo, derecha). Son débiles cuando se los utiliza solos, pero pueden producir retención de potasio, y a menudo se los administra junto con las tiazidas o con los diuréticos del asa para prevenir la hipocaliemia.

Los **inhibidores de la anhidrasa carbónica** (izquierda, abajo) son diuréticos débiles y rara vez se los emplea por su acción diurética. Los **diuréticos osmóticos** (p. ej., *manitol*) son compuestos que se filtran, pero no se reabsorben. Son excretados con un equivalente osmótico del agua y se utilizan en el edema cerebral y, a veces, para mantener la diuresis durante una intervención quirúrgica.

El riñón es una de las principales vías de eliminación de fármacos y la alteración de su función por la edad o en la enfermedad renal puede reducir de manera significativa la eliminación de los fármacos.

La **aldosterona** estimula la reabsorción de Na$^+$ en el túbulo distal e incrementa la secreción de K$^+$ y H$^+$. Actúa sobre receptores citoplasmáticos (cap. 33) e induce la síntesis de la Na$^+$/K$^+$-ATPasa en la membrana basolateral y de una proteína mediadora específica que incrementa la permeabilidad de los canales de Na$^+$. Un aumento más rápido de la permeabilidad de los canales de Na$^+$ puede ser mediado por los receptores de aldosterona de la superficie celular. Los diuréticos *aumentan* la carga de Na$^+$ en el túbulo distal y, a excepción de los agentes ahorradores de potasio, esto produce una *mayor secreción* (y mayor *excreción*) *de* K$^+$. Este efecto se incrementa si los niveles plasmáticos de aldosterona son altos; por ejemplo, si una terapia intensa con diuréticos ha agotado las reservas corporales de Na$^+$.

La **vasopresina (ADH)** es liberada por la hipófisis posterior. Incrementa el número de canales de agua en los túbulos colectores, lo que permite la reabsorción pasiva de agua. En la diabetes insípida "craneal", la ausencia de ADH determina la excreción de grandes volúmenes de orina hipotónica. Este cuadro se trata con vasopresina o **desmopresina**, un análogo de acción más prolongada.

Los **inhibidores de la anhidrasa carbónica** deprimen la reabsorción de bicarbonato en el túbulo proximal al inhibir las reacciones de hidratación/deshidratación vinculadas con la catálisis del CO_2. Por consiguiente, aumentan la excreción de HCO_3^-, Na$^+$ y H_2O. La pérdida de HCO_3^- produce una acidosis metabólica, y los efectos farmacológicos se vuelven autolimitativos a medida que cae el nivel de bicarbonato en la sangre. La mayor cantidad de Na$^+$ que llega a la nefrona distal aumenta la secreción de K$^+$. La **acetazolamida** se emplea en el tratamiento del glaucoma para reducir la presión intraocular, lo que logra al reducir la secreción de HCO_3^- y del H_2O asociada en el humor acuoso (cap. 10). También se la utiliza como agente profiláctico del mal de montaña (mal de la altura).

Tiazidas

Las tiazidas se desarrollaron a partir de los inhibidores de la anhidrasa carbónica. Sin embargo, la actividad diurética de estos fármacos no guarda relación con sus efectos sobre esta enzima. Las tiazidas se utilizan comúnmente en el tratamiento de la insuficiencia cardíaca leve (cap. 18) y de la hipertensión (cap. 15), enfermedad en la que han mostrado reducir la incidencia de accidentes cerebrovasculares. Hay muchas tiazidas, pero la única diferencia fundamental es la duración de su acción. La **bendroflumetiazida** es ampliamente utilizada.

Mecanismo de acción

Las tiazidas actúan principalmente en los segmentos iniciales del *túbulo distal*, donde *inhiben la reabsorción de NaCl* al fijarse al cotransportador responsable del cotransporte electroneutro de Na$^+$/Cl$^-$. Aumentan la excreción de Cl$^-$, Na$^+$ y el H_2O acompañante. La mayor carga de Na$^+$ en el túbulo distal estimula el intercambio de Na$^+$ con K$^+$ y H$^+$, lo cual aumenta su excreción y produce hipocaliemia y alcalosis metabólica.

Efectos adversos

Los **efectos adversos** consisten en *debilidad, impotencia* y, en algunas ocasiones, *erupciones cutáneas*. Son raras las reacciones alérgicas serias (p. ej, trombocitopenia). Los efectos metabólicos más comunes son:

1 Hipocaliemia, que puede precipitar arritmias cardíacas, especialmente en pacientes tratados con digital. Se puede prevenir administrando suplementos de potasio si fuera necesario, o empleando una terapia combinada con un diurético ahorrador de potasio.

2 Hiperuricemia. Los niveles de **ácido úrico** en sangre a menudo se incrementan debido a que las tiazidas son secretadas por el sistema secretor de ácidos orgánicos en los túbulos y compiten con la secreción de ácido úrico. Esto puede precipitar *gota*.

3 La tolerancia a la glucosa puede verse alterada y las tiazidas están contraindicadas en diabéticos no insulinodependientes.

4 Lípidos. Las tiazidas incrementan los niveles de colesterol en el plasma por lo menos durante los primeros 6 meses de administración, pero no resulta clara la importancia de este efecto.

Diuréticos del asa

Los diuréticos del asa (por lo general, la **furosemida**) se emplean para reducir el edema periférico y el edema pulmonar en la insuficiencia cardíaca moderada a grave (cap. 18). Se administran por vía intravenosa en pacientes con edema pulmonar causado por una insuficiencia ventricular aguda. A diferencia de las tiazidas, los diuréticos del asa son eficaces en pacientes con función renal disminuida.

Mecanismo de acción

Los agentes del asa tienen una acción semejante a la de las tiazidas en los tramos iniciales del túbulo distal, pero, lo que es más importante, *inhiben la reabsorción de NaCl en la rama ascendente gruesa del asa de Henle*. Este segmento posee una gran capacidad para absorber NaCl, de modo que los fármacos que actúan en este sitio producen una diuresis mucho mayor que otros diuréticos. Los diuréticos del asa actúan en la membrana luminal, donde inhiben el cotransporte de Na$^+$/K$^+$/2Cl$^-$. (El Na$^+$ es conducido mediante transporte activo fuera de las células y hacia el intersticio por una bomba dependiente de la Na$^+$/K$^+$-ATPasa en la membrana basolateral.) La especificidad de los diuréticos del asa obedece a su alta concentración local en los túbulos renales. Sin embargo, en altas dosis estos fármacos pueden inducir alteraciones en la composición electrolítica de la endolinfa y producir sordera.

Efectos adversos

Como las tiazidas, los agentes del asa tienen efectos *hiperglucémicos, hiperuricémicos, hipotensores e hipocaliémicos*. La pérdida de potasio, al igual que con las tiazidas, a menudo carece de importancia clínica a menos que existan factores de riesgo adicionales para las arritmias (p. ej., tratamiento con digoxina). El uso excesivo de diuréticos del asa (dosis altas, administración intravenosa) puede producir *sordera*, que puede no ser reversible.

Diuréticos ahorradores de potasio

Estos diuréticos actúan sobre los segmentos que responden a la aldosterona ubicados en la nefrona distal, donde se controla la homeostasis del K$^+$. La *aldosterona* estimula la reabsorción de Na$^+$ y genera un potencial negativo en la luz, que atrae los iones K$^+$ y H$^+$ hacia esta (y por ello produce su excreción). Los diuréticos ahorradores de potasio reducen la reabsorción de Na$^+$ ya sea antagonizando la aldosterona (**espironolactona**) o bloqueando los canales de Na$^+$ (**amilorida, triamtereno**). Esto lleva a la caída del potencial eléctrico a través del epitelio tubular y hace que se reduzca el impulso excretor de K$^+$. Estos fármacos pueden producir *hipercaliemia acentuada*, especialmente en pacientes con afecciones renales. La hipercaliemia también puede presentarse en pacientes medicados con inhibidores de la enzima convertidora de la angiotensina (p. ej., captopril), debido a que estos fármacos reducen la secreción de aldosterona (y por lo tanto la excreción de K$^+$).

La **espironolactona** bloquea competitivamente la unión de la aldosterona con su receptor citoplasmático y por lo tanto incrementa la excreción de Na$^+$ (así como de Cl$^-$ y H_2O) y reduce la secreción de K$^+$ "acoplada eléctricamente". Es un diurético débil ya que solo un 2% de la reabsorción total de sodio se halla bajo el control de la aldosterona. La espironolactona se emplea principalmente en la enfermedad hepática que se acompaña de ascitis, en el síndrome de Conn (hiperaldosteronismo primario) y en la insuficiencia cardíaca grave.

La **amilorida** y el **triamtereno** reducen la permeabilidad de la membrana luminal al Na$^+$ en la nefrona distal al combinarse con los canales de Na$^+$ y bloquearlos sobre una base 1:1. Esto incrementa la excreción de Na$^+$ (Cl$^-$ y H_2O) y reduce la excreción de K$^+$.

15. Fármacos utilizados en la hipertensión

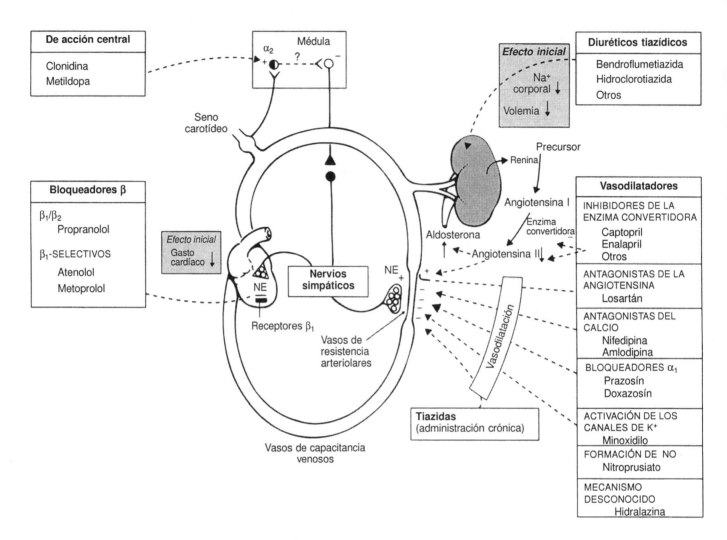

La presión arterial elevada se asocia con una menor expectativa de vida y con un mayor riesgo de accidentes cerebrovasculares, cardiopatía coronaria y otras enfermedades orgánicas (p. ej., retinopatía, insuficiencia renal). El problema reside en que el riesgo es gradual y, por lo tanto, no hay una línea clara que separe a aquellos pacientes que deben recibir tratamiento de los que no. Reducir la presión arterial de pacientes con una presión diastólica superior a los 90 mmHg disminuye la mortalidad y la morbilidad, pero eso puede abarcar al 25% de la población. En el Reino Unido por lo general se acepta que, sin mediar factores de riesgo adicionales, deben tratarse los pacientes que tengan una presión diastólica superior a 100 mmHg o una presión sistólica mayor de 160 mmHg. Otros factores que incrementan el riesgo de padecer enfermedades vasculares que pueden ser sinérgicos son el tabaquismo (debe desaconsejárselo con firmeza), la obesidad, la hiperlipidemia, la diabetes y la hipertrofia ventricular izquierda. Unos pocos pacientes sufren de hipertensión secundaria a afecciones renales o endocrinas.

En algunos pacienes con hipertensión leve, el descenso de peso, si es adecuado, el menor consumo de alcohol y una moderada reducción de la ingesta de sal pueden ser suficientes, pero en general es necesario implementar un tratamiento farmacológico. Actualmente, los fármacos de primera elección para el tratamiento de la hipertensión son los **antagonistas de los adrenorreceptores β** (bloqueadores β, izquierda, medio) y los **diuréticos tiazídicos** (derecha, arriba). En ninguno de los casos está claro el mecanismo de acción. Existen varios grupos de fármacos que, por diferentes mecanismos, bajan la presión arterial al reducir el tono vasoconstrictor y por ende la resistencia periférica. Los más importantes son los **inhibidores de la enzima convertidora de la angiotensina (ECA o ACE)** (derecha, medio), que reducen la angiotensina II circulante (un vasoconstrictor), y los **antagonistas del calcio** (derecha, medio), que bloquean el ingreso de calcio en las células del músculo liso vascular. El metaanálisis de los ensayos clínicos indica que las tiazidas, los bloqueadores β, los inhibidores de la ECA y los antagonistas del calcio reducen significativamente el riesgo de accidentes cerebrovasculares, cardiopatía coronaria y muerte de origen cardiovascular. Otros vasodilatadores (derecha, abajo) han sido en gran medida desplazados por los inhibidores de la ECA y por los antagonistas del calcio, aunque hay cierto interés por los **antagonistas selectivos de los adrenorreceptores α₁**, principalmente porque se afirma que tienen efectos "favorables" sobre los lípidos en sangre. Los **fármacos de acción central** (izquierda, arriba) reducen los impulsos simpáticos al estimular los adrenorreceptores α₂ centrales, pero en la actualidad no son muy utilizados debido a sus efectos adversos.

La hipertensión leve a moderada puede controlarse a menudo con un único fármaco (por lo general una tiazida o un bloqueador β), pero, si esta terapia fracasa, la estrategia tradicional es combinar dos agentes (p. ej., un diurético y un bloqueador β; un diurético y un inhibidor de la ECA) y agregar un tercero si fuera necesario.

Diuréticos tiazídicos

Se ignora el mecanismo por el cual los diuréticos reducen la presión arterial. En un principio, la presión arterial cae debido a la disminución de la volemia, el retorno venoso y el gasto cardíaco. Poco a poco el gasto cardíaco se normaliza, pero el efecto hipotensor perdura debido a que, mientras tanto, se ha reducido la resistencia periférica. Los diuréticos no tienen un efecto directo sobre el músculo liso vascular y la vasodilatación que provocan parece estar asociada con una pequeña pero persistente reducción del Na^+ corporal. Un mecanismo posible es que la caída del Na^+ en el músculo liso produzca una reducción secundaria del Ca^{2+} intracelular que provoque una menor respuesta muscular. Los diuréticos tiazídicos pueden causar *hipocaliemia, diabetes mellitus, gota* y alterar los lípidos sanguíneos de manera "aterogénica" (véase también cap. 14). Se ha informado que efectos adversos como impotencia y pérdida de la libido son más comunes con el uso de tiazidas que con bloqueadores β, pero ahora se reconoce que las tiazidas tienen una curva dosis-respuesta plana y que las dosis de tiazidas que se emplean habitualmente para reducir la presión arterial producen efectos metabólicos insignificantes.

Antagonistas de los adrenorreceptores β

Al principio los **bloqueadores** β producen una caída de la presión arterial al disminuir el gasto cardíaco. Con el tratamiento continuo el gasto cardíaco se normaliza, pero la presión permanece baja debido a que, por un mecanismo desconocido, la resistencia vascular periférica es "reajustada" a un nivel inferior (los fármacos individuales se discuten en el capítulo 9). Las desventajas de los bloqueadores β radican en sus habituales efectos adversos, como manos frías y fatiga, y los menos comunes, pero serios, como la *provocación de asma, insuficiencia cardíaca* o *bloqueo de la conductancia*. Los bloqueadores β también tienden a elevar el nivel de los triglicéridos séricos y a reducir el nivel del colesterol HDL. Todos los bloqueadores β bajan la presión arterial, pero al menos algunos de sus efectos adversos se pueden atenuar utilizando fármacos hidrófilos cardioselectivos (es decir, aquellos que no sufren metabolismo hepático o que no ingresan en el cerebro), como el atenolol.

Fármacos vasodilatadores

Inhibidores de la ECA. La angiotensina II es un potente vasoconstrictor circulante y la inhibición de su síntesis en pacientes hipertensos produce una caída de la resistencia periférica y descenso de la presión arterial. Los inhibidores de la ECA no alteran los reflejos cardiovasculares y carecen de muchos de los efectos adversos de las tiazidas y los bloqueadores β. Un efecto indeseable habitual de los inhibidores de la ECA es una tos seca que puede ser producida por un aumento de la bradicinina (la ECA también metaboliza la bradicinina). Los efectos adversos, poco frecuentes pero serios, de los inhibidores de la ECA incluyen angioedema, proteinuria y neutropenia. La primera dosis puede provocar una aguda caída de la presión arterial, por ejemplo en pacientes tratados con diuréticos (porque han agotado el Na^+). Los inhibidores de la ECA pueden provocar insuficiencia renal en pacientes con estenosis arterial renal bilateral debido a que aparentemente en ese estado se necesita la angiotensina II para contraer las arteriolas posglomerulares y mantener una adecuada filtración glomerular. La inhibición de la formación de angiotensina II reduce la secreción de aldosterona, aunque no la altera seriamente; solo se produce una excesiva retención de K^+ en pacientes que reciben suplementos de potasio o diuréticos ahorradores de potasio (la aldosterona incrementa la reabsorción de Na^+ y la excreción de K^+, cap. 14).

Los **antagonistas de los receptores de angiotensina** (p. ej., losartán) reducen la presión arterial por bloqueo de los receptores de la angiotensina (AT_1). Tienen propiedades similares a las de los inhibidores de la ECA, pero no provocan tos, quizá debido a que no impiden la degradación de la bradicinina.

Bloqueadores de los canales de calcio (antagonistas del calcio) (véanse también caps. 16 y 17). El tono del músculo liso vascular es determinado por la concentración citosólica de Ca^{2+}. Esta se incrementa con la activación de los adrenorreceptores α_1 (que resulta del tono simpático), la cual promueve la liberación de Ca^{2+} del retículo sarcoplasmático por medio del segundo mensajero inositol-trisfosfato (cap. 1). También hay canales catiónicos operados por receptores que son importantes porque el ingreso de cationes a través de ellos despolariza la célula y abre los canales de Ca^{2+} dependientes de voltaje (tipo L), lo cual produce un mayor ingreso de Ca^{2+} en la célula. Los antagonistas del calcio (p. ej., **nifedipina, amlodipina**) se unen a los canales tipo L y, al bloquear el ingreso de Ca^{2+} en la célula, producen relajación del músculo liso arteriolar. Esto reduce la resistencia periférica y provoca una caída de la presión arterial. La eficacia de los antagonistas del calcio es similar a la de las tiazidas, los bloqueadores β y los inhibidores de la ECA. Sus efectos colaterales más comunes se deben a una excesiva vasodilatación e incluyen vértigo, hipotensión, rubor y edema de tobillos.

Antagonistas de los adrenorreceptores α_1. El **prazosín** y el **doxazosín**, de acción más prolongada, producen vasodilatación al bloquear en forma selectiva los adrenorreceptores α_1 vasculares. A diferencia de los bloqueadores α no selectivos, es improbable que estos fármacos provoquen taquicardia, pero pueden producir hipotensión postural. Puede aparecer una acentuada hipotensión después de la primera dosis. El prazosín y el doxazosín alivian los síntomas de hiperplasia prostática y, por ende, pueden estar indicados en pacientes hipertensos que presenten esa dolencia.

La **hidralazina** se utiliza combinada con un bloqueador β y un diurético. Los efectos colaterales incluyen taquicardia refleja, que puede ocasionar angina, dolores de cabeza y retención de líquidos (debido a un hiperaldosteronismo secundario). En los acetiladores lentos en particular, la hidralazina puede inducir un *síndrome de lupus* consistente en fiebre, artralgia, malestar y hepatitis.

El **minoxidilo** es un potente vasodilatador que produce una acentuada retención de líquidos y edema. Sin embargo, cuando se lo administra junto con un bloqueador β y un diurético del asa, resulta eficaz en casos de hipertensión grave resistente a otras combinaciones de fármacos. El minoxidilo relaja el músculo liso vascular al abrir los canales de K^+ sensibles al ATP, lo que produce hiperpolarización y cierre de los canales de Ca^{2+} sensibles al voltaje. Estos canales de K^+ normalmente se mantienen cerrados por el ATP intracelular que, según parece, es antagonizado por el sulfato de minoxidilo (véase Fármacos antidiabéticos orales, cap. 36).

Fármacos de acción central

La **metildopa** es convertida en las terminaciones nerviosas adrenérgicas en el falso transmisor α-metilnorepinefrina, que estimula los receptores α_2 en el bulbo raquídeo y reduce el tono simpático eferente. Es común que se presente somnolencia y en un 20% de los pacientes produce una prueba de antiglobulinas (prueba de Coombs) positiva. En raras ocasiones provoca anemia hemolítica (cap. 45). La **clonidina** produce hipertensión de rebote si se la suspende de manera repentina.

Hipertensión aguda grave

En las crisis hipertensivas, los fármacos pueden administrarse por infusión intravenosa (p. ej., **hidralazina** en casos de hipertensión asociada con eclampsia del embarazo; **nitroprusiato** en la hipertensión maligna con encefalopatía). Sin embargo, este tipo de administración rara vez es necesario y la tendencia es a utilizar agentes orales siempre que sea posible (p. ej., atenolol, amlodipina). El nitroprusiato se descompone en la sangre y libera óxido nítrico (NO), un compuesto inestable que produce vasodilatación (véase cap. 16 para la descripción de su mecanismo).

16. Fármacos utilizados en la angina de pecho

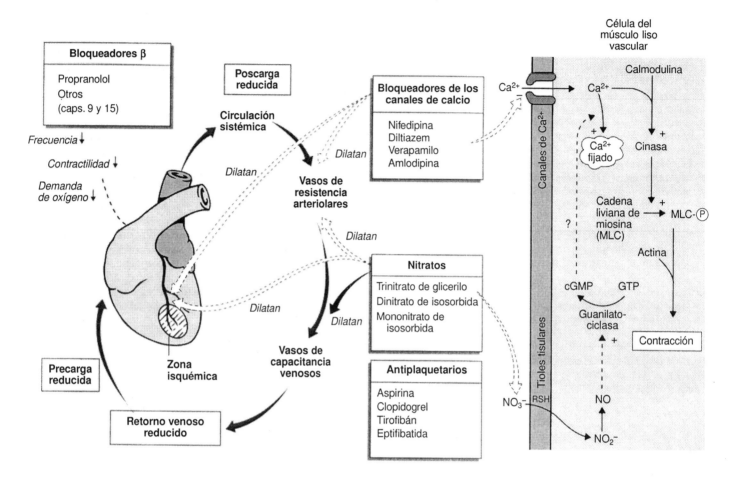

Las arterias coronarias proveen de sangre al corazón. Con la edad, placas ateromatosas van angostando poco a poco las arterias y la obstrucción del flujo sanguíneo puede volverse finalmente tan acentuada que, cuando el ejercicio aumenta el consumo de oxígeno del corazón, no puede circular suficiente sangre por las arterias para irrigarlo. El músculo isquémico produce entonces los síntomas característicos de la **angina de pecho**, probablemente debido a que los productos de desecho liberados durante la contracción muscular se acumulan en los tejidos mal irrigados.

El objetivo básico del tratamiento farmacológico de la angina es reducir el trabajo del corazón y, por ende, su demanda de oxígeno. Los nitratos (centro) son los fármacos de primera elección. Su principal efecto estriba en producir vasodilatación periférica, especialmente en las venas, mediante una acción sobre el músculo liso vascular que involucra la formación de óxido nítrico (NO) y el aumento del cGMP intracelular (esquema de la derecha). El estancamiento resultante de la sangre en los vasos de capacitancia (venas) reduce el retorno venoso y disminuye el volumen ventricular. La menor distensión de las paredes cardíacas reduce la demanda de oxígeno y el dolor se alivia rápidamente. El **trinitrato de glicerilo** administrado por vía sublingual para evitar el metabolismo de primer paso se utiliza para tratar los ataques de angina agudos. De no resultar efectivo, es necesario aplicar una terapia combinada con **bloqueadores de los adrenorreceptores β** (izquierda, arriba) o **bloqueadores de los canales de calcio** (centro, arriba) además del trinitrato de glicerilo, que se mantiene para los ataques agudos.

Los **bloqueadores de los adrenorreceptores β** deprimen la contractilidad miocárdica y reducen la frecuencia cardíaca. Además de estos efectos, que disminuyen la demanda de oxígeno, los bloqueadores β también pueden incrementar la perfusión del área isquémica, debido a que la menor frecuencia cardíaca aumenta la duración de la diástole y, por ende, el tiempo disponible para el flujo sanguíneo coronario. De ser necesario, se agrega un nitrato de acción prolongada (centro).

Los bloqueadores β son los fármacos convencionales en la angina, pero poseen muchas contraindicaciones y efectos colaterales (cap. 15). Si no se puede utilizar bloqueadores β, por ejemplo, en pacientes con asma, se puede recurrir a un **bloqueador de los canales de calcio** junto con nitratos de acción corta. Los antagonistas del calcio tienen acciones sobre el corazón, pero alivian la angina principalmente al producir dilatación arteriolar periférica y reducir la poscarga. Son útiles en especial si existe cierto grado de espasmo arterial coronario (angina variante). Datos recientes sugieren que los antagonistas del calcio de acción corta (p. ej., nifedipina y diltiazem) pueden aumentar la mortalidad en pacientes que padecen angina (y quizás hipertensión). En la actualidad se dispone de preparados de acción prolongada de estos fármacos, pero la elección más segura parece ser el verapamilo o la amlodipina. Dado que el diltiazem disminuye la frecuencia del nódulo sinusal, es especialmente útil en pacientes que no pueden recibir bloqueadores β.

En **la angina inestable** existe un elevado riesgo de infarto de miocardio (IM). Además de bloqueadores β, estos pacientes son tratados con antiplaquetarios (centro, abajo) y heparina (cap. 19) a fin de reducir la agregación plaquetaria y la trombosis. Cuando no es posible controlar los síntomas, se debe considerar la **revascularización** urgente.

La **angina de pecho** es la descripción de una serie típica de síntomas relacionados con la isquemia miocárdica y por lo general se debe a un angostamiento ateromatoso subyacente de las arterias coronarias. Estos síntomas comprenden una sensación de opresión en el pecho, en general retroesternal y que a menudo se irradia a los brazos, precipitada por el ejercicio y aliviada con el reposo y los nitratos.

Angina estable e inestable

En la angina "estable" hay un patrón predecible del dolor y la frecuencia de los ataques. Sin embargo, cuando los síntomas son súbitos o de comienzo reciente, o se vuelven más intensos o frecuentes, o se presentan con un menor grado de ejercicio o en reposo, se puede aplicar el calificativo de angina "inestable". La angina inestable tiene una fisiopatología diferente y es consecuencia de la fisura o erosión de una placa ateromatosa con la consiguiente agregación plaquetaria. En estos pacientes, el tratamiento antiplaquetario (por lo general con aspirina) reduce la probabilidad de sufrir un infarto de miocardio aproximadamente en un 50%.

Nitratos

Nitratos de acción breve. El **trinitrato de glicerilo** (tabletas sublinguales o aerosol) actúa durante unos 30 minutos. Es más útil para prevenir ataques que para detenerlos una vez que han comenzado. Los parches que contienen trinitrato de glicerilo (administración transdérmica) tienen una duración de acción prolongada (de hasta 24 horas).

Nitratos de acción prolongada. Son más estables y pueden ser eficaces durante varias horas, según el fármaco y el preparado utilizados (sublingual, oral, oral de liberación prolongada). El **dinitrato de isosorbida** es ampliamente utilizado, pero se metaboliza con rapidez en el hígado. El uso del **mononitrato de isosorbida**, que es el principal metabolito activo del dinitrato, evita la absorción variable y el impredecible metabolismo de primer paso del dinitrato.

Efectos adversos. La dilatación arterial producida por los nitratos provoca dolores de cabeza, que con frecuencia limitan la dosis. Efectos colaterales más serios son desvanecimiento e hipotensión. La taquicardia refleja es común, pero se previene con una terapia combinada con bloqueadores β. Dosis altas prolongadas pueden producir metahemoglobinemia debido a la oxidación de la hemoglobina.

Mecanismo de acción. Al metabolizarse, los fármacos liberan primero iones nitrito (NO_2^-), un proceso que requiere tioles tisulares. Dentro de la célula, el NO_2^- se convierte en óxido nítrico (NO), que luego activa la guanilato-ciclasa y produce un aumento de la concentración intracelular de guanosin-3′,5′-monofosfato cíclico (cGMP) en las células del músculo liso vascular. No está claro el mecanismo preciso por el cual el cGMP produce relajación, pero culmina en la desfosforilación de la cadena liviana de miosina (MLC), posiblemente al reducir la concentración de iones Ca^{2+} libres en el citosol. (La fosforilación de la MLC inicia la interacción de la miosina con la actina y la contracción muscular.)

Puede producirse **tolerancia** a los nitratos. Por ejemplo, se ha demostrado que el tetranitrato de pentaeritritol administrado en forma crónica origina tolerancia al trinitrato de glicerilo, y dosis moderadas de dinitrato de isosorbida oral cuatro veces por día producen tolerancia con pérdida del efecto antianginoso. Sin embargo, dos dosis diarias de dinitrato de isosorbida administradas a las 8 y las 13 horas no producen tolerancia, presuntamente debido a que el descanso nocturno permite que los tejidos recuperen la sensibilidad al día siguiente. No se comprende bien la causa de la tolerancia a los nitratos, pero puede estar involucrada la depleción de los dadores de grupos sulfhidrilo, ya que la tolerancia a los nitratos *in vitro* a veces puede revertirse con *N*-acetilcisteína.

Antagonistas de los adrenorreceptores β

Los **bloqueadores β** se utilizan en la profilaxis de la angina. Puede ser importante la elección del fármaco. *La actividad intrínseca puede ser una desventaja* en la angina, y los bloqueadores β cardioselectivos como el **atenolol** y el **metoprolol** son probablemente los fármacos de elección. Todos los bloqueadores β deben evitarse en pacientes asmáticos ya que pueden precipitar broncospasmo. Se deben tener en cuenta los **efectos adversos** y las contraindicaciones de los bloqueadores β (caps. 9 y 15).

Antagonistas del calcio

Estos fármacos se usan ampliamente en el tratamiento de la angina y tienen menos efectos colaterales serios que los bloqueadores β. Los antagonistas del calcio bloquean los canales de calcio tipo L sensibles al voltaje en el músculo liso arterial y producen relajación y vasodilatación (cap. 15). La precarga no resulta afectada significativamente. Los canales de calcio del miocardio y los tejidos de conducción del corazón también son afectados por los antagonistas de calcio, lo cual produce un efecto inotrópico negativo al reducir el ingreso de calcio durante la fase de meseta del potencial de acción. Sin embargo, las dihidropiridinas (p. ej., **nifedipina**, **amlodipina**) tienen relativamente escaso efecto sobre el corazón debido a que poseen mucho mayor afinidad por los canales en estado inactivado. Estos canales son más frecuentes en el músculo vascular debido a que este se halla relativamente más despolarizado que el músculo cardíaco (potencial de membrana de 50 mV contra 80 mV). Además, en dosis de uso clínico, la vasodilatación produce un aumento reflejo del tono simpático que ocasiona una leve taquicardia y contrarresta el leve efecto inotrópico negativo. La **amlodipina**, que tiene una duración de acción prolongada, produce menos taquicardia que la nifedipina. El **verapamilo** y, en menor medida, el **diltiazem** deprimen el nódulo sinusal y producen una bradicardia leve en reposo. El verapamilo se une preferentemente a los canales abiertos y es menos afectado por el potencial de membrana. La conducción en el nódulo auriculoventricular se lentifica y, como el efecto del verapamilo (a diferencia de la nifedipina) depende de la frecuencia, es eficaz para reducir la frecuencia ventricular en las arritmias auriculares (cap. 17). Los efectos inotrópicos negativos del verapamilo y del diltiazem son en parte compensados por el aumento reflejo del tono adrenérgico y la reducción de la poscarga. El verapamilo no se utiliza en la angina debido a que puede producir insuficiencia cardíaca o bloqueo auriculoventricular. El diltiazem tiene acciones intermedias entre las del verapamilo y las de la nifedipina, y es frecuentemente utilizado en el tratamiento de la angina porque no produce taquicardia.

Tabaquismo

El hábito de fumar es protrombótico y aterógeno, reduce el flujo sanguíneo coronario, y el aumento de la frecuencia cardíaca y de la presión arterial inducido por la nicotina eleva la demanda de oxígeno del corazón. Además, la formación de carboxihemoglobina disminuye la capacidad de transporte de oxígeno de la sangre. Algunos pacientes mejoran de manera notable cuando dejan de fumar.

Revascularización

Puede estar indicada la **cirugía de revascularización miocárdica** o la **angioplastia coronaria transluminal percutánea (ACTP)** en pacientes que no responden al tratamiento farmacológico. En las intervenciones quirúrgicas de revascularización se inserta un segmento de vena safena o de arteria mamaria interna entre la aorta y un punto distal a la estenosis de la arteria coronaria afectada. La angina se alivia o mejora en el 90% de los pacientes, pero recidiva en el 50% de ellos dentro de los 7 años. La mortalidad se reduce en algunas condiciones patológicas (p. ej., enfermedad de la arteria coronaria izquierda). Originalmente, en la ACTP se utilizaba un catéter con balón para romper y comprimir la placa ateromatosa, pero en la actualidad el catéter se usa para expandir una malla tubular (prótesis endovascular o stent) que comprime la placa. Aunque alivia los síntomas, aún no se probó el papel de la ACTP para mejorar el pronóstico.

17. Fármacos antiarrítmicos

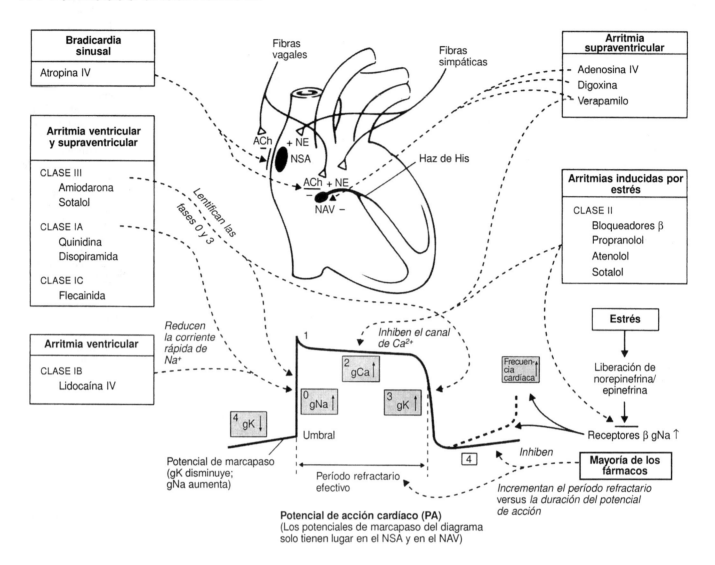

Potencial de acción cardíaco (PA)
(Los potenciales de marcapaso del diagrama solo tienen lugar en el NSA y en el NAV)

Normalmente, el ritmo cardíaco es determinado por las células **marcapaso** situadas en el nódulo sinoauricular (NSA, arriba), pero puede alterarse de muchas maneras y producir desde un malestar ocasional hasta síntomas de insuficiencia cardíaca o, incluso, muerte súbita. Las arritmias pueden presentarse en un corazón aparentemente sano, pero las arritmias serias (es decir, las taquicardias ventriculares) por lo común se asocian con alguna patología cardíaca (p. ej., infarto de miocardio) y con mal pronóstico. El ritmo cardíaco es afectado tanto por la **acetilcolina** (ACh) como por la **norepinefrina** (NE), liberadas por los nervios parasimpáticos y simpáticos, respectivamente (figura superior).

Las arritmias supraventriculares se originan en el miocardio auricular o en el nódulo auriculoventricular (NAV), mientras que las arritmias ventriculares surgen en los ventrículos. Las arritmias pueden ser producidas por un **foco ectópico**, que comienza a descargar a un ritmo mayor que el del marcapaso normal (NSA). Lo más habitual es que se encuentre involucrado un mecanismo de **reentrada** en el que los potenciales de acción, retrasados por alguna razón patológica, vuelven a invadir las fibras musculares adyacentes que, al no ser ya refractarias, se despolarizan nuevamente, lo que establece un circuito de despolarización (movimiento circular).

Muchos fármacos antiarrítmicos tienen actividad anestésica local (es decir, bloquean los canales de Na^+ dependientes de voltaje) o son antagonistas del calcio. Estas acciones reducen la automaticidad de las células del marcapaso y aumentan el período refractario efectivo de las fibras auriculares, ventriculares y de Purkinje.

Los agentes antiarrítmicos pueden clasificarse en:

1 aquellos que resultan eficaces en las **arritmias supraventriculares** (derecha, arriba);

2 aquellos que resultan eficaces en las **arritmias ventriculares** (izquierda, abajo);

3 aquellos que resultan eficaces en **ambos tipos** de arritmias (izquierda, medio).

Las arritmias asociadas con situaciones de estrés, en que hay un aumento de la actividad adrenérgica (emoción, excitación, tirotoxicosis, infarto de miocardio), pueden tratarse con bloqueadores β (derecha, abajo). Una arritmia común después de un infarto agudo de miocardio es la bradicardia sinusal, que puede tratarse con atropina intravenosa si se ha reducido el gasto cardíaco (izquierda, arriba). Los antiarrítmicos también pueden clasificarse según sus efectos electrofisiológicos sobre la fibras de Purkinje (números romanos). Los efectos de los fármacos antiarrítmicos sobre el **potencial de acción cardíaco** se muestran en la figura inferior, pero por lo general se ignora la relación que estas acciones guardan con sus "efectos terapéuticos". En realidad, muchos fármacos antiarrítmicos pueden inducir arritmias letales, en especial en pacientes con una patología cardíaca isquémica. A excepción de los bloqueadores β en el infarto de miocardio, no hay indicios de que los antiarrítmicos reduzcan la mortalidad en ningún caso.

Potencial de acción cardíaco

La mayoría de las células cardíacas tienen dos corrientes despolarizantes, una corriente rápida de Na^+ y una corriente más lenta de Ca^{2+}. Sin embargo, en el NSA y en el NAV hay una sola corriente de Ca^{2+} y, debido a que los "potenciales de Ca^{2+}" puros se conducen muy lentamente, hay una demora entre la contracción auricular y la ventricular. El largo período refractario de las fibras cardíacas normalmente las protege de la reexcitación durante un latido cardíaco.

Células de marcapaso

En el NSA y en el NAV no hay canales rápidos de Na^+ y el ascenso (esencialmente, la fase 0) del potencial de acción es lento, porque la despolarización se produce por la entrada de Ca^{2+} a través de los canales de Ca^{2+} que se activan lentamente. El potencial de marcapaso depende de varias corrientes: una corriente hacia afuera de K^+ que disminuye gradualmente y dos corrientes hacia adentro de Na^+ (I_f e I_b) que aumentan gradualmente con el tiempo. Cuando la despolarización resultante alcanza el umbral, se inicia un potencial de acción. La pendiente de los potenciales de marcapaso en el NSA es mayor que en el NAV y por lo tanto el NSA por lo general determina el ritmo cardíaco (ritmo sinusal). El marcapaso y las células conductoras reciben inervación autonómica.

Acetilcolina

Las fibras vagales liberan acetilcolina en receptores muscarínicos M_2, lo que abre un canal de K^+ (K_{ACh}) por acoplamiento con una proteína G. El aumento de la conductancia al K^+ provoca una corriente de despolarización y reduce la pendiente del potencial de marcapaso. Así, el umbral para la descarga se alcanza más tarde y el latido cardíaco se retrasa. La ACh también inhibe la conducción auriculoventricular.

Norepinefrina

Las fibras simpáticas liberan norepinefrina en los receptores β_1 de los tejidos del marcapaso y del miocardio. La norepinefrina aumenta la corriente hacia adentro de Na^+ (I_f), de modo que el umbral se alcanza antes y el ritmo cardíaco se acelera. La norepinefrina también eleva la fuerza de la contracción al aumentar el ingreso de calcio durante la fase de meseta (efecto inotrópico positivo).

Fármacos utilizados en las arritmias supraventriculares

La **adenosina** estimula los receptores de adenosina A_1 y abre los canales de K^+ sensibles a la ACh. Esto hiperpolariza la membrana celular en el NAV y, al inhibir los canales de calcio, retrasa la conducción en este. La adenosina se inactiva rápidamente ($t_{1/2}$ = 8-10 s), por lo que los efectos colaterales (p. ej., disnea, broncospasmo) tienen corta duración. La adenosina administrada por vía intravenosa se utiliza para combatir la taquicardia supraventricular aguda.

La **digoxina** estimula la actividad vagal (cap. 18) ya que produce la liberación de ACh, la que demora la conducción y prolonga el período refractario en el NAV y en el haz de His. La administración oral de digoxina se utiliza en la fibrilación auricular, en que las aurículas se contraen a velocidades tan altas que los ventrículos solo pueden seguirlas de manera irregular. Al retrasar la conductancia auriculoventricular, la digoxina aumenta el grado de bloqueo y lentifica y refuerza el latido ventricular. La digoxina se emplea por vía intravenosa para tratar la fibrilación y el aleteo auriculares rápidos no controlados.

El **verapamilo** actúa bloqueando los canales de calcio tipo L (**agentes de clase IV**) (véanse también caps. 15 y 16) y tiene efectos particularmente potentes sobre el NAV, donde la conducción depende por entero de las espigas de calcio. También inhibe el ingreso de Ca^{2+} durante la fase de meseta del potencial de acción y, por lo tanto, tiene una acción inotrópica negativa. La adenosina ha reemplazado en gran medida al verapamilo intravenoso para el tratamiento de las taquicardias supraventriculares debido a que es más inocua, especialmente si el paciente tiene en realidad una taquicardia ventricular, caso en el cual el efecto ionotrópico negativo del verapamilo puede ser desastroso. El verapamilo por vía oral todavía se utiliza en la profilaxis de la taquicardia supraventricular. No debe usarse junto con bloqueadores β o quinidina pues sus efectos ionotrópicos negativos se acumulan.

Fármacos eficaces en las arritmias supraventriculares y ventriculares

Los **agentes de clase IA** actúan bloqueando los canales de Na^+ dependientes de voltaje (abiertos). Lentifican la fase 0 y alargan el período refractario efectivo. Los agentes de clase IA producen un bloqueo dependiente de la frecuencia (el uso). Durante la diástole, cuando los canales de Na^+ se cierran, los agentes de clase IA se disocian con relativa lentitud (<5 s), de modo que si la frecuencia es alta, el fármaco todavía está unido al canal, el cual por lo tanto no puede contribuir al potencial de acción. La **disopiramida** se administra principalmente por vía oral para prevenir las arritmias ventriculares recurrentes. Tiene una acción inotrópica negativa y puede causar hipotensión (especialmente cuando se la administra por vía intravenosa) y agravar la insuficiencia cardíaca. Otros efectos colaterales incluyen náuseas, vómitos y marcados efectos anticolinérgicos, que pueden limitar su uso en los varones (retención urinaria). La **quinidina** es eficaz en el tratamiento tanto de las arritmias supraventriculares como de las ventriculares, pero su uso se ve limitado por sus efectos colaterales potencialmente peligrosos para el corazón y otros efectos frecuentes no cardíacos. Los efectos adversos consisten en acciones anticolinérgicas, náuseas, vómitos, diarrea y arritmias.

Los **agentes de clase IC** se disocian muy lentamente de los canales de Na^+ (10-20 s) y deprimen fuertemente la conducción en el miocardio. La **flecainida** se emplea principalmente en la profilaxis de la fibrilación auricular paroxística, pero posee una acción inotrópica negativa que puede causar arritmias ventriculares graves.

Los **agentes de clase III** actúan lentificando la repolarización (fase 3) y prolongando el potencial de acción y el período refractario en todos los tejidos cardíacos. La **amiodarona** tiene acciones bloqueadoras sobre varios canales (p. ej., los canales de Na^+ inactivados y los canales de K^+) y sobre los adrenorreceptores β. La amiodarona a menudo es eficaz cuando han fracasado otros fármacos, pero su uso se restringe a pacientes en quienes otros fármacos no resultan efectivos debido a que puede provocar serios efectos adversos, tales como fotosensibilidad, trastornos tiroideos, neuropatía y alveolitis pulmonar. El **sotalol** tiene acciones de clase III así como de clase II (bloqueador β). Carece de los efectos colaterales de la amiodarona, pero presenta los efectos adversos habituales de los bloqueadores β.

Fármacos utilizados en las arritmias ventriculares

Los **agentes de clase IB** bloquean los canales de Na^+ dependientes de voltaje (inactivados). La **lidocaína** administrada por vía intravenosa se utiliza en el tratamiento de las arritmias ventriculares, por lo general después de un infarto agudo de miocardio. A diferencia de los agentes de clase IA, que bloquean los canales de Na^+ abiertos, la lidocaína bloquea principalmente los canales de Na^+ inactivados. En el tejido cardíaco normal, la lidocaína tiene poco efecto debido a que se disocia con rapidez de los canales de Na^+ (<0,5 s), los que se recuperan durante la diástole. Sin embargo, en áreas isquémicas, donde la anoxia produce despolarización y actividad arritmógena, hay muchos canales de Na^+ inactivados y, por consiguiente, susceptibles a la lidocaína.

Tratamientos alternativos a los fármacos

Se necesitan marcapasos para corregir el bloqueo cardíaco completo y a veces se los utiliza en las taquiarritmias. Cuando el tamaño de la aurícula izquierda es normal, un choque de corriente directa produce la reversión al ritmo sinusal en la mayoría de los pacientes con fibrilación auricular, pero cerca del 60% de los casos experimentan recidiva dentro del primer año a pesar de un tratamiento de mantenimiento con disopiramida. La ablación quirúrgica del foco ectópico o del haz de His es un método que permite controlar con éxito las arritmias supraventriculares. Un procedimiento mucho más seguro es la ablación del foco o del haz por medio de electrodos colocados en un catéter intracardíaco (ablación endocavitaria). Como se produce un bloqueo auriculoventricular, se necesita un marcapaso permanente. En los pacientes con riesgo de taquiarritmias potencialmente letales, puede insertarse un desfibrilador cardioversor automático implantable.

18. Fármacos utilizados en la insuficiencia cardíaca

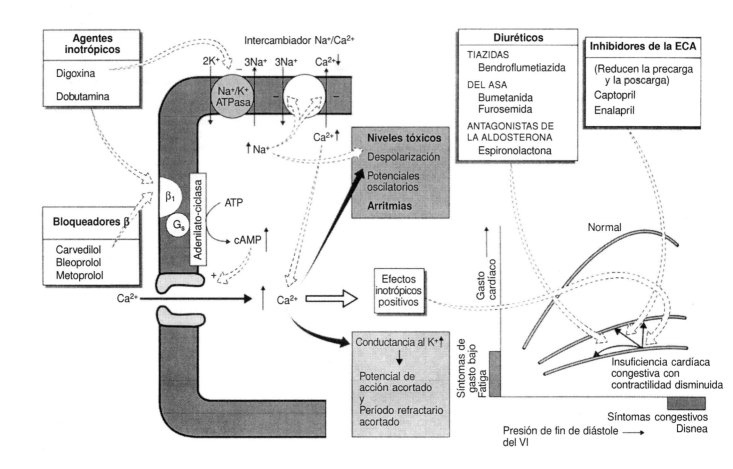

Sobreviene **insuficiencia cardíaca** cuando el gasto cardíaco es insuficiente para irrigar adecuadamente los tejidos a pesar de existir un llenado cardíaco normal. Esto conduce a la aparición de diversos síntomas, como fatiga, edema, falta de aire y menor tolerancia al ejercicio. La expresión *insuficiencia cardíaca congestiva* por lo general significa insuficiencia combinada del lado derecho e izquierdo del corazón que produce tanto congestión pulmonar como edema periférico. Las causas de la insuficiencia cardíaca son la hipertensión, la enfermedad valvular, la miocardiopatía y, más comúnmente, la enfermedad coronaria. El bajo gasto cardíaco en la insuficiencia cardíaca produce un aumento de la actividad nerviosa simpática, que estimula la frecuencia y la fuerza del latido cardíaco y mantiene la presión arterial al incrementar la resistencia vascular. En el corazón que falla, el incremento resultante de la resistencia contra la cual debe bombear (poscarga) deprime aún más el gasto cardíaco. El menor flujo sanguíneo renal genera *secreción de renina* y elevación de los niveles plasmáticos de *angiotensina* y *aldosterona*. La retención de agua y sodio aumenta el volumen de sangre, lo que incrementa la presión venosa central (precarga) y la probabilidad de que se desarrolle edema. Estos cambios compensatorios ayudan al principio a mantener el gasto cardíaco, pero a largo plazo llevan a alteraciones (p. ej., dilatación ventricular anormal) que aumentan la morbimortalidad. Solo los fármacos que inhiben las neurohormonas implicadas en estos cambios compensatorios mejoran la supervivencia en pacientes con insuficiencia cardíaca congestiva (esto es, inhibidores de la ECA, bloqueadores β).

El tratamiento de la insuficiencia cardíaca leve habitualmente comienza con un **inhibidor de la enzima convertidora de la angioten-**sina (**ECA**) (arriba, derecha). Los inhibidores de la ECA (p. ej., el **captopril**) disminuyen la carga del corazón (flecha diagonal, gráfico de la derecha), y los ensayos clínicos han demostrado que reducen los síntomas, atenúan la progresión de la enfermedad y prolongan la vida de los pacientes con insuficiencia cardíaca crónica. Si la insuficiencia es más grave se añade un diurético (cap. 14), que incrementa la excreción de sodio y agua y, al reducir el volumen circulatorio, disminuye la precarga y el edema (flecha curva, gráfico de la derecha). Puede ser suficiente una tiazida (p. ej., **bendroflumetiazida**), pero a menudo se necesita un diurético del asa (p. ej., **furosemida**). Si la insuficiencia es tan grave que la combinación del diurético y el inhibidor de la ECA no consigue brindar una respuesta adecuada, puede agregarse **digoxina**, un **fármaco inotrópico** (izquierda, arriba). Los inotrópicos incrementan la fuerza de la contracción del músculo cardíaco (flecha vertical, gráfico de la derecha) al incrementar el aumento del calcio citosólico que se produce con cada potencial de acción (figura de la izquierda). La **digoxina** aumenta de manera indirecta el calcio intracelular al inhibir la Na^+/K^+-ATPasa de la membrana (◯). Todos los fármacos inotrópicos tienden a provocar arritmias debido a que el exceso de calcio citosólico puede promover corrientes de membrana arritmógenas.

Estudios recientes demostraron que, en la insuficiencia cardíaca leve/moderada y grave, el agregado de un **bloqueador β** (izquierda, medio) disminuye aún más la mortalidad de los pacientes que toman inhibidores de la ECA y diuréticos (con digoxina o sin ella). En los pacientes con insuficiencia cardíaca grave y síntomas no controlados con el tratamiento convencional, el agregado de **espironolactona** (cap. 14) reduce la mortalidad (a 2 años) del 46% al 35%.

Inhibidores de la ECA

La dilatación venosa reduce la presión de llenado (precarga) y la dilatación arteriolar reduce la poscarga. La reducción del tono vascular disminuye el trabajo y la demanda de oxígeno del corazón insuficiente. Los inhibidores de la ECA (p. ej., **captopril, enalapril**) (véase también cap. 15) son los vasodilatadores más apropiados en la insuficiencia cardíaca porque reducen tanto la resistencia venosa como la arterial al impedir el aumento de la angiotensina II (un vasoconstrictor) que a menudo se observa en la insuficiencia cardíaca. El gasto cardíaco aumenta y, como la resistencia renovascular cae, se produce un incremento del flujo sanguíneo renal. Este último efecto, junto con la menor liberación de aldosterona (la angiotensina II es un estímulo para la liberación de aldosterona), aumenta la excreción de Na^+ y H_2O, contrae el volumen sanguíneo y reduce el retorno venoso al corazón. Los inhibidores de la ECA también disminuyen la acción directa que tiene la angiotensina como factor de crecimiento sobre el corazón. Los antagonistas de la angiotensina (p. ej., **losartán**) pueden tener o no los mismos efectos beneficiosos que los inhibidores de la ECA. Otros vasodilatadores (p. ej., mononitrato de isosorbida con hidralazina) solo se utilizan actualmente en pacientes que no toleran los inhibidores de la ECA.

Bloqueadores β

Los agentes bloqueadores β pueden disminuir inicialmente la contractilidad miocárdica y empeorar la insuficiencia cardíaca. No obstante, la administración a largo plazo ha demostrado de manera convincente que mejora la supervivencia de los pacientes con insuficiencia cardíaca estable, presuntamente al bloquear los efectos nocivos de la actividad simpática exagerada. Para evitar los efectos adversos, el tratamiento debe comenzarse con una dosis baja que se incrementa de manera gradual durante un período de semanas o meses. Los ensayos clínicos demostraron que el **carvedilol**, el **bisoprolol** y el **metoprolol**, administrados junto con un inhibidor de la ECA y un diurético durante aproximadamente un año, reducen la mortalidad del 11-17% al 7-12%.

Fármacos inotrópicos

La **digoxina**, un glucósido extraído de las hojas de la digital o dedalera (varias especies de *Digitalis*), es el fármaco inotrópico más importante.

Efectos mecánicos y beneficios terapéuticos

La digoxina aumenta la fuerza de la contracción miocárdica en el corazón insuficiente. A veces se ha dudado de este efecto benéfico en pacientes con insuficiencia cardíaca crónica con ritmo sinusal, pero ensayos clínicos recientes han demostrado que la digoxina puede reducir los síntomas de la insuficiencia cardíaca en pacientes que ya están siendo tratados con diuréticos e inhibidores de la ECA. La digoxina está indicada particularmente en la insuficiencia debida a fibrilación auricular (cap. 17).

Mecanismo de acción

La digoxina inhibe la Na^+/K^+-ATPasa de la membrana (◎), que es responsable del intercambio de Na^+ y K^+ a través de la membrana de la célula muscular. Esto aumenta el Na^+ intracelular y produce un incremento secundario del Ca^{2+} intracelular que incrementa la fuerza de la contracción miocárdica. El aumento del Ca^{2+} intracelular se debe a que el menor gradiente de Na^+ a través de la membrana reduce la salida de Ca^{2+} por el intercambiador $Na+/Ca^{2+}$ (○) que tiene lugar durante la diástole.

La digoxina y los iones K^+ compiten por un "receptor" (Na^+/K^+-ATPasa) en el exterior de la membrana de la célula muscular, de modo que los efectos de la digoxina pueden *aumentar peligrosamente en la hipocaliemia* provocada, por ejemplo, por la administración de diuréticos.

Efectos eléctricos

Se deben a una compleja mezcla de acciones directas e indirectas.

Efectos directos (abajo, ▨)

En las células auriculares y ventriculares, el potencial de acción y el período refractario están acortados porque el Ca^{2+} intracelular aumentado estimula los canales de potasio. Las concentraciones tóxicas (arriba, ▨) producen despolarización (debido a la inhibición de la bomba de Na^+) y aparecen pospotenciales despolarizantes oscilatorios después de los potenciales de acción normales (provocados por el aumento del Ca^{2+} intracelular). Si estos pospotenciales retrasados alcanzan el umbral, se generan potenciales de acción y se producen "latidos ectópicos". A mayor toxicidad, el latido ectópico mismo provoca más latidos y se genera una arritmia autosostenida (taquicardia ventricular) que puede desembocar en fibrilación ventricular.

Efectos indirectos

La digoxina aumenta la actividad vagal central y facilita la transmisión muscarínica en el corazón. Esto: i) lentifica la frecuencia cardíaca; ii) retarda la conductancia auriculoventricular; y iii) prolonga el período refractario del nódulo auriculoventricular. *Se utiliza este efecto en la fibrilación auricular* (cap. 17), pero a niveles tóxicos sobreviene bloqueo cardíaco.

Efectos sobre otros órganos

La digoxina afecta todos los tejidos excitables, y su cardioselectividad es consecuencia de la mayor dependencia de la función miocárdica de la velocidad de salida del sodio. La acción extracardíaca más común se registra en el tubo digestivo, y la digoxina puede causar anorexia, náuseas, vómitos o diarrea. Estos efectos se deben en parte a las acciones sobre el músculo liso del intestino y en parte a la estimulación vagal central y de la zona quimiorreceptora gatillo. Los efectos menos comunes incluyen confusión y hasta psicosis.

Toxicidad

Es *bastante común* la toxicidad de la digoxina, pues pueden sobrevenir arritmias con niveles dos o tres veces superiores a la concentración terapéutica óptima. De acuerdo con su gravedad, puede ser necesario suspender el fármaco, agregar suplementos de potasio, antiarrítmicos (fenitoína, lidocaína) o, en caso de toxicidad muy acentuada, fragmentos de anticuerpos (Fab) específicos contra la digoxina.

Agentes simpaticomiméticos

Activan los receptores β cardíacos y estimulan la adenilato-ciclasa, un efecto mediado por una proteína G llamada G_s (izquierda). El aumento del cAMP resultante activa la proteína-cinasa dependiente de cAMP, que lleva a la fosforilación de los canales de Ca^{2+} tipo L y a un aumento de la probabilidad de su apertura. Esto eleva el ingreso de Ca^{2+} y, por consecuencia, la fuerza de la contracción miocárdica. A diferencia de la digoxina, que posee un efecto neutro sobre la supervivencia, otros inotrópicos positivos elevan la mortalidad. Por esta razón, los inotrópicos no glucósidos solo se usan durante períodos breves en pacientes refractarios o en aquellos que esperan un trasplante cardíaco. La **dobutamina** se administra por infusión intravenosa en casos de *insuficiencia cardíaca aguda grave*. Estimula los adrenorreceptores β_1 del corazón y aumenta la contractilidad con poco efecto sobre la frecuencia cardíaca. Además, una acción sobre los receptores β_2 provoca vasodilatación. La **dopamina** administrada por infusión intravenosa en dosis bajas a voluntarios sanos aumenta la perfusión renal al estimular los receptores dopaminérgicos en el sistema vascular renal. Este hallazgo alentó durante largo tiempo el uso de dosis bajas de dopamina (junto con dobutamina) en el shock cardiogénico, en el que es común el deterioro de la función renal. Sin embargo, un estudio reciente no encontró ningún beneficio en pacientes en estado crítico que recibieron dopamina en dosis bajas.

19. Fármacos utilizados para modificar la coagulación sanguínea

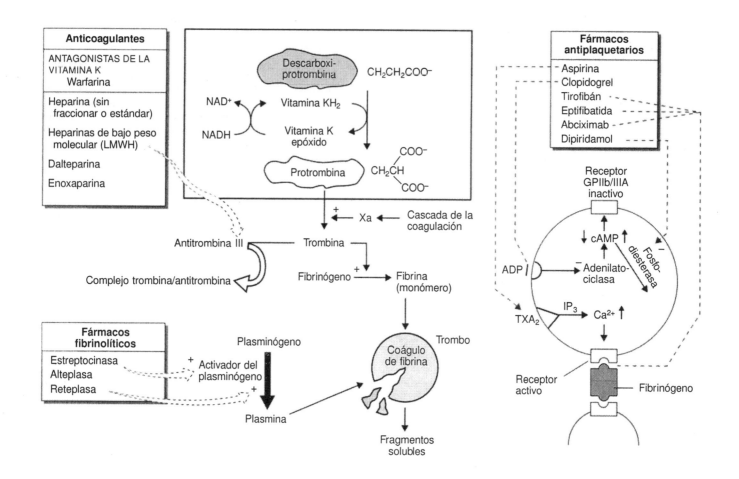

El centro de la figura muestra los pasos finales de la cascada que lleva a la formación de un coágulo (trombo). En el lado venoso de la circulación, de movimiento más lento, el trombo (⊙) consiste en una red de fibrina entremezclada con plaquetas y glóbulos rojos. Los **fármacos anticoagulantes** (arriba, izquierda), en particular la heparina y la warfarina, son usados ampliamente para la prevención y el tratamiento de la *trombosis venosa* y la *embolia* (p. ej., trombosis de venas profundas, prevención de la trombosis posoperatoria, fibrilación auricular, pacientes con válvulas cardíacas artificiales). El principal efecto adverso de los anticoagulantes es la *hemorragia*.

La **heparina** tiene una acción corta y debe administrarse mediante inyección. Su efecto anticoagulante requiere la presencia de la *antitrombina III*, un inhibidor de la proteasa en la sangre que forma un complejo 1:1 con la trombina (⟶). La heparina aumenta 1.000 veces la *velocidad* de formación del complejo y produce una inactivación casi instantánea de la trombina. El complejo heparina-antitrombina III también inhibe el factor Xa y algunos otros factores. El complejo heparina de bajo peso molecular (LMWH)-antitrombina inhibe solo el factor Xa. La heparina actúa tanto *in vitro* como *in vivo*.

La **warfarina** es activa por vía oral. Es un derivado de la cumarina con una estructura similar a la de la vitamina K. La warfarina bloquea la carboxilación γ de los residuos de glutamato dependiente de la vitamina K (arriba, sombreado), lo cual determina la producción de los factores VII, IX, X y protrombina (II) modificados. Estos son inactivos para promover la coagulación porque la carboxilación γ confiere las propiedades para la unión del Ca^{2+} que resultan esenciales para

que las proteínas formen un complejo catalítico eficiente. Los anticoagulantes orales solo son activos *in vivo* y tardan por lo menos dos o tres días para producir un efecto anticoagulante pleno. Por lo tanto, si se requiere un efecto inmediato también se debe administrar heparina.

Los anticoagulantes son menos útiles para prevenir la *trombosis arterial* porque en los vasos de flujo más rápido los trombos se componen principalmente de plaquetas con poca fibrina. Los **fármacos antiplaquetarios** (derecha) reducen la agregación plaquetaria y la trombosis arterial. En las arterias ateromatosas, las placas con mayor propensión a romperse poseen un gran núcleo rico en lípidos cubierto por una delgada capa fibrosa. La rotura de esta última expone el colágeno subendotelial, que activa las plaquetas y provoca su agregación. Esto determina la liberación de tromboxano A_2, adenosindifosfato (ADP) y 5HT (figura de la derecha), lo que promueve mayor agregación plaquetaria, vasoconstricción y activación de la cascada de la coagulación. Los antiplaquetarios, en especial la aspirina, reducen el riesgo de infarto de miocardio en los pacientes con angina inestable, aumentan la supervivencia de los pacientes que ya han padecido un infarto de miocardio y disminuyen el riesgo de accidente cerebrovascular en los enfermos que presentan ataques isquémicos transitorios.

Los **fármacos fibrinolíticos** (abajo, izquierda) se administran por vía intravenosa. Son agentes que pueden lisar los trombos rápidamente al activar el plasminógeno para formar plasmina (⬇), una enzima proteolítica que degrada la fibrina y, por consiguiente, disuelve los trombos. Los fármacos trombolíticos, especialmente la estreptocinasa, son ampliamente utilizados junto con la aspirina por vía oral en el tratamiento del infarto de miocardio, y se ha demostrado que todos ellos reducen la mortalidad. Los efectos benéficos aumentan si los fármacos se administran dentro de los 90 minutos de producido el infarto de miocardio. Estos disminuyen progresivamente pasadas las 24 horas. La rápida administración de un agente trombolítico después del infarto es más importante que la elección del agente.

El **trombo** es un coágulo indeseable dentro de un vaso sanguíneo. Es muy probable que se produzca trombosis allí donde el flujo de sangre es lento, debido a que permite que se acumulen los factores de coagulación activados en vez de ser arrastrados. Un problema habitual es la trombosis posoperatoria de las venas de las piernas. A veces se desprenden partículas del trombo (émbolos) que son arrastradas a sitios distantes donde ocasionan serios daños, por ejemplo, embolia pulmonar. En la fibrilación auricular, la pérdida de la contracción auricular predispone a la estasis de la sangre e incentiva la formación de trombos. Estos pueden desprenderse y producir una embolia cerebral (accidente cerebrovascular).

Anticoagulantes

La **heparina** es un glicosaminoglicano de origen natural muy ácido de peso molecular variable (5.000-15.000). Administrado en inyección subcutánea o infusión intravenosa continua, reduce la incidencia de trombosis de las venas profundas en los pacientes sometidos a cirugía general y en aquellos que se recuperan de un accidente cerebrovascular o de un infarto de miocardio.

El principal efecto colateral de la heparina son las hemorragias. Por lo general se pueden controlar suspendiendo la administración del fármaco, ya que este tiene una acción de breve duración (4-6 horas). Si fuera necesario, se puede neutralizar la heparina administrando por inyección intravenosa protamina, un péptido básico que se combina con la heparina ácida. En ocasiones la heparina produce reacciones alérgicas y trombocitopenia.

Las **heparinas de bajo peso molecular** (LMWH) tienen una vida media más larga que la heparina estándar. Presentan las ventajas de que solo se requiere una única dosis diaria por inyección subcutánea y que las dosis profilácticas no necesitan monitoreo.

Antagonistas de la vitamina K

La **warfarina** se absorbe bien después de ser administrada por vía oral, pero el comienzo de su efecto anticoagulante pleno demora 2 a 3 días, mientras que los factores de coagulación inactivos inducidos por el fármaco reemplazan en forma gradual a los que estaban presentes originalmente. La warfarina tiene una vida media prolongada (aproximadamente 40 horas) y el tiempo de protrombina puede tardar hasta 5 días para retornar a la normalidad después de la suspensión del tratamiento. Se metaboliza en el hígado a 7-hidroxiwarfarina inactiva. Los fármacos que inducen las enzimas microsómicas hepáticas (p. ej., los *barbitúricos,* la *carbamazepina*) antagonizan la acción anticoagulante de la warfarina, y en caso de ser suspendidos pueden producirse hemorragias. Los fármacos que inhiben las enzimas hepáticas reducen el catabolismo de la warfarina y potencian su acción (p. ej., la *cimetidina*, el *etanol*, el *metronidazol*). La warfarina puede revertirse administrando un concentrado de factores de coagulación (o plasma fresco congelado que contenga factores de coagulación); este es el tratamiento de elección para una rápida reversión. En sobredosis acentuadas, se puede administrar vitamina K (fitomenadiona) por inyección intravenosa, pero tarda 6 a 12 horas en actuar.

Fármacos antiplaquetarios

La **aspirina** reduce el riesgo de infarto de miocardio en pacientes con angina inestable y aumenta la supervivencia en pacientes que han padecido un infarto agudo de miocardio. También reduce el riesgo de accidentes cerebrovasculares en pacientes con ataques isquémicos transitorios. Los efectos benéficos de la aspirina en la enfermedad tromboembólica se deben a la inhibición de la síntesis de tromboxano A_2 (TXA_2) plaquetario. El tromboxano A_2 es un potente inductor de la agregación plaquetaria. Actúa en los receptores de la superficie celular y activa la fosfolipasa C, lo que produce la formación de inositol-trisfosfato (IP_3) y, como consecuencia, aumento del calcio intracelular. El calcio hace que los receptores GPIIb/IIIa inactivos de la membrana plaquetaria adquieran una conformación con elevada afinidad por el fibrinógeno, que forma enlaces cruzados entre las plaquetas y desencadena la agregación. Las células endoteliales de la pared vascular producen una prostaglandina, la PGI_2 (prostaciclina), que puede ser el antagonista fisiológico del TXA_2. La PGI_2 estimula diferentes receptores en la plaqueta y activa la adenilato-ciclasa. El aumento resultante del cAMP se asocia con una caída del calcio intracelular e inhibición de la agregación plaquetaria. La aspirina previene la formación de TXA_2 al inhibir de modo irreversible la ciclooxigenasa (cap. 32). Las plaquetas no pueden sintetizar enzima nueva, pero las células endoteliales vasculares sí, y la aspirina administrada en bajas dosis diarias (75-300 mg) produce una inhibición selectiva de la ciclooxigenasa más duradera que el intervalo de la dosis. De este modo, el equilibrio entre los efectos antiagregantes de la PGI_2 y los efectos proagregantes del TXA_2 se reorienta en una dirección beneficiosa. El **clopidogrel** reduce la agregación al bloquear de modo irreversible los efectos del ADP en las plaquetas. Tiene una acción sinérgica cuando se administra con aspirina (esta última posee una acción antiplaquetaria relativamente débil por sí misma). El clopidogrel también se emplea en pacientes en quienes la aspirina está contraindicada. La **eptifibatida**, el **tirofibán** y el **abciximab** (un anticuerpo monoclonal) inhiben la agregación plaquetaria al unirse a los receptores GPIIb/IIIa. Se administran por infusión intravenosa junto con aspirina y heparina para prevenir el infarto de miocardio en pacientes de alto riesgo con angina inestable que aguardan una ACTP. El **dipiramidol** se utiliza junto con la warfarina para prevenir la formación de trombosis en las válvulas cardíacas protéticas, aunque se duda de su eficacia. Es un inhibidor de la fosfodiesterasa y se piensa que reduce la agregación plaquetaria al aumentar los niveles de cAMP.

Fármacos fibrinolíticos (trombolíticos)

Los fármacos fibrinolíticos se utilizan en forma extensa en el infarto de miocardio para lisar los trombos que bloquean las arterias coronarias. Se administran por infusión intravenosa y probablemente produzcan reperfusión en aproximadamente 50% de las arterias si se los suministra dentro de las 3 horas. *Los efectos benéficos de la aspirina en el infarto de miocardio se suman a los de los trombolíticos.* Los principales efectos colaterales de los trombolíticos son náuseas, vómitos, hemorragias y, en el caso de la estreptocinasa, reacciones alérgicas. El sangrado habitualmente se limita al sitio de la inyección, pero en ocasiones se produce una hemorragia cerebral. La **estreptocinasa** no es una enzima; se fija al plasminógeno circulante para formar un complejo activador que convierte más plasminógeno en plasmina. Como hay un gran exceso de inhibidores de la plasmina en la sangre que pueden neutralizar la plasmina circulante, por lo general el sangrado no representa un problema. Dentro del trombo la concentración de inhibidores de la plasmina es baja, por lo que la estreptocinasa tiene cierta selectividad por los coágulos.

La **alteplasa** es el activador tisular del plasminógeno (tPA) humano producido por tecnología de DNA recombinante. No desencadena reacciones alérgicas y puede utilizarse en pacientes que hayan padecido una infección estreptocócica reciente o en quienes el uso reciente de estreptocinasa contraindica el empleo de esta (p. ej., pacientes en quienes la reperfusión puede fracasar debido a la acción de anticuerpos neutralizantes y en aquellos que presentan cierto riesgo de anafilaxia). A diferencia de la estreptocinasa, la administración conjunta de heparina y alteplasa produce un beneficio adicional, pero eleva el riesgo de accidentes cerebrovasculares.

20. Fármacos que reducen los lípidos

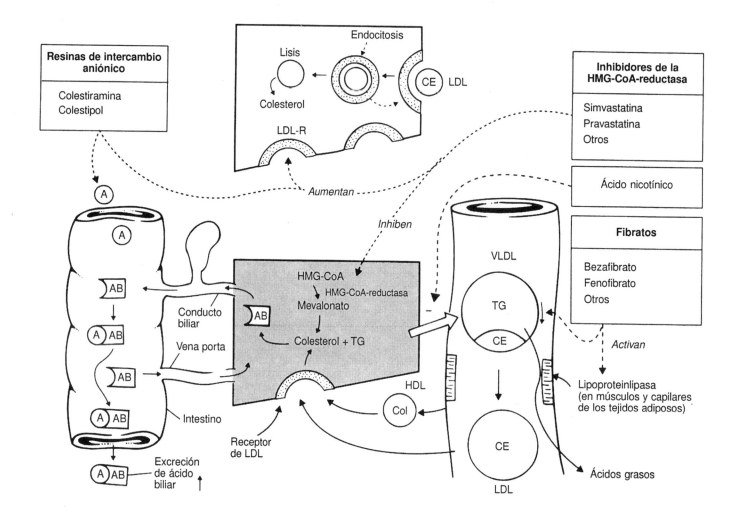

Los lípidos como los triglicéridos y los colesterilésteres son insolubles en agua y son transportados en el plasma en el interior de partículas (**lipoproteínas**) que tienen una cubierta hidrófila de fosfolípidos y colesterol libre. Esta capa superficial es estabilizada por una o más **apolipoproteínas** que también actúan como ligandos para los **receptores** de la superficie celular. Aproximadamente dos tercios de las lipoproteínas plasmáticas se sintetizan en el hígado (sombreado). Los triglicéridos (TG) son segregados hacia la sangre como *lipoproteínas de muy baja densidad* (*VLDL*) (⇨). En el tejido adiposo y el músculo, los capilares (derecha) poseen una enzima, la *lipoproteinlipasa* (▒), que hidroliza los triglicéridos en ácidos grasos, los que luego ingresan en las células musculares (para la provisión de energía) y en los adipocitos (para su almacenamiento). Las partículas residuales que contienen un núcleo rico en colesteriléster (CE) se denominan *lipoproteínas de baja densidad* (*LDL*). El hígado y otras células poseen *receptores de LDL* (⌒) que eliminan las LDL del plasma por endocitosis (figura superior). *La eliminación hepática de LDL mediada por el receptor es el principal mecanismo para controlar los niveles plasmáticos de LDL.*

Los ácidos grasos y el colesterol provenientes de las grasas ingeridas con la dieta son reesterificados en las células de la mucosa intestinal y forman el núcleo de los *quilomicrones* que ingresan en el plasma a través del conducto torácico. Los ácidos grasos son hidrolizados de

los quilomicrones por la lipoproteinlipasa y los *remanentes* residuales tras la extracción de los triglicéridos son eliminados por el hígado.

Hay una fuerte correlación positiva entre la concentración plasmática de colesterol LDL y el desarrollo de **aterosclerosis** en las grandes arterias y en las de mediano calibre. Se ha demostrado que la terapia que reduce las LDL y eleva las lipoproteínas de alta densidad (HDL) reduce el avance de la aterosclerosis coronaria. Los **fármacos que reducen los lípidos** están indicados con mucha más justificación en pacientes que padecen enfermedad arterial coronaria o en aquéllos con alto riesgo de contraerla debido a múltiples factores de riesgo, así como en pacientes con hipercolesterolemia familiar. Las **resinas de intercambio aniónico** (izquierda, arriba, Ⓐ) se fijan a los ácidos biliares (▷ᴮᴬ) y, como no se absorben, aumentan la excreción de colesterol. Las **estatinas**, **inhibidores de la 3-hidroxi-3-metilglutaril-coenzima A (HMG-CoA)-reductasa** (derecha, arriba), reducen la síntesis hepática de colesterol. La caída del colesterol en el hepatocito producida por las resinas y por las estatinas induce un aumento compensatorio de los receptores LDL hepáticos (figura superior) y, por consiguiente, una caída del colesterol plasmático. El **ácido nicotínico** (derecha, medio) reduce la liberación de VLDL por el hígado, mientras que los **fibratos** (derecha, abajo), que principalmente disminuyen los niveles de triglicéridos, es probable que actúen estimulando la lipoproteinlipasa.

Las **lipoproteínas** se clasifican de acuerdo con su densidad en la ultracentrifugación de equilibrio. Las partículas más grandes (quilomicrones, remanentes y VLDL) son las menos densas y no son aterógenas porque su mayor tamaño (30-500 nm de diámetro) les impide pasar al interior de las paredes de los vasos sanguíneos. Las partículas de LDL (18-25 nm de diámetro) pueden penetrar con facilidad en las arterias dañadas y son las principales responsables del desarrollo de aterosclerosis. Las partículas de HDL son las más pequeñas (5-12 nm de diámetro), y estudios epidemiológicos han revelado que los altos niveles de HDL se asocian con una menor incidencia de ateromas. La HDL acepta el exceso de colesterol (sin esterificar) de las células y también de las lipoproteínas que han perdido sus triglicéridos, por lo cual tiene un exceso de componentes superficiales, entre ellos colesterol. El colesterol se vuelve menos polar por reesterificación, y esto hace que se desplace hacia el núcleo hidrófobo y libere la superficie disponible para recibir más colesterol. Los colesterilésteres son devueltos entonces al hígado. Se cree que la eliminación de colesterol de las paredes arteriales por la HDL es la base de su acción antiaterógena.

Hiperlipidemias. Las alteraciones lipoproteicas primarias pueden involucrar al colesterol, los triglicéridos o ambos. Las hiperlipidemias secundarias son el resultado de otra patología, como diabetes mellitus o hipotiroidismo. La hipercolesterolemia es la afección más común. Aproximadamente el 5% de los casos tienen origen familiar, pero la mayoría de las veces se ignora la causa. La principal terapia para las hiperlipidemias, a excepción de los tipos graves y hereditarios, es la modificación de la dieta (es decir, una dieta moderada y pobre en grasas a fin de alcanzar el peso corporal ideal).

Aterosclerosis. No está del todo claro cómo se desarrollan las placas ateromatosas en las arterias, pero se cree que el proceso se inicia con un flujo turbulento que produce lesión focal de la íntima. Las placas, que sobresalen en la luz del vaso, son ricas en colesterol y tienen un núcleo lipídico recubierto por una cápsula fibrosa. Si la cápsula se rompe, la subíntima actúa como foco para la trombosis, y la oclusión de la arteria puede generar angina inestable, infarto de miocardio o un accidente cerebrovascular. Estudios epidemiológicos han demostrado que existe una estrecha correlación positiva entre la concentración plasmática de colesterol (LDL) y la aterosclerosis coronaria, cuya incidencia y gravedad resultan mucho mayores en caso de existir otros factores de riesgo, tales como tabaquismo, hipertensión, diabetes, antecedentes familiares o personales de enfermedad cardíaca prematura e hipertrofia ventricular izquierda.

Fármacos que reducen los lípidos

Los **inhibidores de la HMG-CoA-reductasa (estatinas)** son los hipolipemiantes más recientes. Son muy eficaces para reducir el colesterol total y el colesterol LDL y se ha demostrado que disminuyen los episodios coronarios y la mortalidad global. Tienen pocos efectos colaterales y en este momento suelen ser los fármacos de primera elección. Los inhibidores de la HMG-CoA-reductasa bloquean la síntesis de colesterol en el hígado (órgano que capta la mayor parte del fármaco). Esto estimula la expresión de más enzima a fin de restablecer la síntesis de colesterol a su nivel normal aun en presencia del fármaco. Sin embargo, este efecto es incompleto y la reducción del colesterol en los hepatocitos lleva a una mayor expresión de los receptores de LDL, lo cual incrementa la depuración de colesterol del plasma. La prueba clara de que las estatinas reducen el colesterol plasmático principalmente al aumentar el número de receptores de LDL reside en el hecho de que no actúan en pacientes con hipercolesterolemia familiar homocigótica (que carecen de receptores de LDL).

Los *efectos adversos* son poco comunes. El principal es la miopatía. La incidencia de miopatía aumenta en pacientes a los que se les administra terapia combinada con ácido nicotínico o fibratos. Las estatinas no deben suministrarse durante el embarazo, debido a que el colesterol es esencial para el normal desarrollo del feto.

Resinas de intercambio aniónico. La **colestiramina** y el **colestipol** son polvos que se administran con líquido. Aumentan la excreción de ácidos biliares, lo que determina una mayor conversión hepática de colesterol en ácidos biliares. La caída de la concentración de colesterol en los hepatocitos produce aumentos compensatorios de la actividad de la HMG-CoA-reductasa y del número de receptores de LDL. Como las resinas de intercambio aniónico no actúan en pacientes con hipercolesterolemia familiar homocigótica, parece que el principal mecanismo por el cual reducen el colesterol plasmático es una mayor expresión de los receptores de LDL hepáticos.

Los *efectos adversos* se limitan al intestino, debido a que las resinas no se absorben. Comprenden hinchazón, malestar abdominal, diarrea y constipación.

El **ácido nicotínico** reduce la liberación de VLDL y, por lo tanto, los triglicéridos plasmáticos (en un 30-50%). También baja el colesterol (en un 10-20%) e incrementa las HDL. El ácido nicotínico fue el primer fármaco hipolipemiante que logró disminuir la mortalidad general en pacientes con enfermedad arterial coronaria, pero su uso es limitado debido a sus efectos indeseables, tales como rubor mediado por las prostaglandinas, vértigo y palpitaciones. El ácido nicotínico casi nunca se usa en la actualidad.

Los **fibratos** (p. ej., **gemfibrozil**, **bezafibrato**) producen una modesta disminución de las LDL (aproximadamente del 10%) y un aumento de las HDL (aproximadamente del 10%). En cambio, provocan una marcada caída de los triglicéridos plasmáticos (cerca del 30%), según parece, al estimular la actividad de la lipoproteinlipasa. Los fibratos son los fármacos de primera elección en pacientes con niveles muy altos de triglicéridos plasmáticos que se encuentran en riesgo de padecer pancreatitis.

Efectos adversos. Todos los fibratos pueden producir un síndrome similar a la miositis. La incidencia de miositis se incrementa cuando se utilizan junto con inhibidores de la HMG-CoA-reductasa, por lo que tal combinación debe evitarse.

Combinaciones de fármacos

Para tratar una hiperlipidemia grave puede ser necesaria una combinación de fármacos hipolipemiantes, como por ejemplo una resina de intercambio aniónico con un inhibidor de la HMG-CoA-reductasa.

21. Agentes utilizados en las anemias

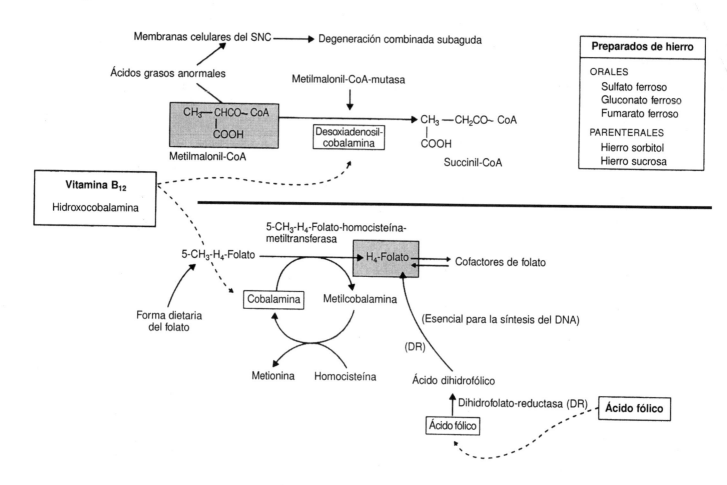

La eritropoyesis normal requiere hierro, vitamina B_{12} y ácido fólico. La deficiencia de alguno de ellos produce anemia. La actividad eritropoyética es regulada por la **eritropoyetina**, una hormona liberada principalmente por los riñones. En la insuficiencia renal crónica, la anemia se debe a menudo a una caída de la producción de eritropoyetina.

El **hierro** es necesario para la producción de hemoglobina, y las deficiencias de este mineral llevan a la generación de glóbulos rojos pequeños con insuficiente hemoglobina (anemia hipocrómica microcítica). Se deben administrar preparados de hierro (arriba, derecha) cuando hay una deficiencia de hierro, la que puede deberse a una pérdida de sangre crónica (p. ej., menorragia), el embarazo (el feto toma el hierro de la madre), varias alteraciones intestinales (la absorción de hierro puede estar disminuida) o la prematurez (los bebés prematuros nacen con muy pocas reservas de hierro).

El principal problema de las preparaciones orales de hierro es que con frecuencia producen *trastornos intestinales*. La terapia oral continúa hasta que la hemoglobina se normaliza y las reservas corporales de hierro se incrementan después de administrar durante varios meses bajas dosis de hierro. Los niños son muy sensibles a la toxicidad del hierro y una dosis de tan solo 1 g de sulfato ferroso puede resultar mortal. La sobredosis de hierro se trata con **desferrioxamina** oral y parenteral, un potente agente quelante del hierro.

La **vitamina B_{12}** y el **ácido fólico** son esenciales en varias reacciones necesarias para la síntesis normal de DNA. La deficiencia de alguna de estas vitaminas causa una producción defectuosa y una maduración anormal de las células precursoras eritroides (anemia megalo-

blástica). Además de la anemia, las carencias de vitamina B_{12} producen *degeneración del sistema nervioso central* (degeneración combinada subaguda), que puede provocar síntomas psiquiátricos o físicos. La anemia se debe a un bloqueo de la síntesis de H_4-folato (figura inferior, ▨), mientras que la degeneración nerviosa es causada por una acumulación de metilmalonil-CoA (figura superior, ▨).

La **deficiencia de vitamina B_{12}** se presenta cuando hay malabsorción debida a la falta del factor intrínseco (anemia perniciosa), después de una gastrectomía (no hay factor intrínseco) o en varias enfermedades del intestino delgado, en que la absorción es defectuosa. Como la enfermedad se debe casi siempre a la malabsorción, la administración oral de la vitamina tiene poco valor, y la terapia de reposición, generalmente de por vida, consiste en inyecciones de vitamina B_{12} (izquierda). La hidroxocobalamina es la forma de elección para esta terapia debido a que es retenida en el organismo durante más tiempo que la cianocobalamina (la cianocobalamina se une menos a las proteínas plasmáticas y se excreta más rápidamente por la orina).

La **deficiencia de ácido fólico** lleva a una anemia megaloblástica, que requiere la administración oral de ácido fólico (abajo, derecha). Puede aparecer durante el embarazo (durante el cual aumenta la demanda de folato) y en síndromes de malabsorción (p. ej., esteatorrea y esprue).

La **neutropenia** causada por los agentes antineoplásicos puede ser acortada en su duración mediante el tratamiento con factor estimulante de colonias de granulocitos humano recombinante (**lenograstim**). Aunque puede reducir la incidencia de sepsis, no hay pruebas de que el fármaco mejore la supervivencia general.

Hierro

El núcleo del hem está formado por hierro, el cual, en combinación con las cadenas de globina apropiadas, forma la proteína hemoglobina. Más del 90% del hierro que no está almacenado en el organismo se encuentra en la hemoglobina (alrededor de 2,3 g). Parte del hierro (aproximadamente 1 g) se almacena como ferritina y hemosiderina en los macrófagos del bazo, el hígado y la médula ósea.

Absorción

Normalmente, el hierro se absorbe en el duodeno y el yeyuno proximal. En general se absorbe el 5-10% del hierro proveniente de la dieta (aproximadamente 0,5-1 mg por día), pero esta cantidad puede incrementarse si las reservas de hierro son bajas. El hierro debe encontrarse en forma ferrosa para su absorción, la que se produce por transporte activo. En el plasma el hierro es transportado unido a la transferrina, una β-globulina. No hay ningún mecanismo para excretar el hierro y la regulación de su equilibrio se logra con los cambios adecuados de su absorción.

Preparados de hierro

Para las terapias orales, los preparados de hierro contienen sales ferrosas debido a que se absorben mejor. En pacientes con deficiencias de hierro, se puede incorporar 50-100 mg de hierro por día a la hemoglobina. Como solo se puede absorber cerca del 25% de las sales ferrosas orales, deben administrarse diariamente 100-200 mg de hierro para lograr lo más pronto posible la corrección de la deficiencia. Si esto produce una irritación gastrointestinal intolerable (náuseas, dolor epigástrico, diarrea, constipación), pueden reducirse las dosis, las cuales corregirán la deficiencia en forma más lenta.

El **hierro parenteral** no acelera la respuesta de la hemoglobina y solo debería administrarse en casos en que la terapia oral fracasa como resultado de una pérdida importante y continua de sangre, malabsorción o falta de cooperación del paciente.

El **hierro sorbitol** es un complejo de hierro, sorbitol y ácido cítrico. No es adecuado para ser administrado por inyección intravenosa y se lo suministra por medio de inyecciones intramusculares profundas para minimizar las manchas cutáneas. Puede causar reacciones anafilactoides.

El **hierro sucrosa** es un complejo de hidróxido férrico con sucrosa que se administra mediante inyección o infusión intravenosa. Pueden sobrevenir reacciones graves, por lo que es necesario contar con medicación para la reanimación y para tratar la anafilaxia.

Toxicidad del hierro

La intoxicación aguda se presenta con mayor frecuencia en niños pequeños que han ingerido tabletas de hierro. Esto produce gastroenteritis necrosante con dolor abdominal, vómitos, diarrea sanguinolenta y, posteriormente, shock. Puede derivar, aun después de una aparente mejoría, en acidosis, coma y la muerte.

Vitamina B$_{12}$

En las anemias megaloblásticas, el defecto subyacente es la alteración de la síntesis del DNA. Disminuye la división celular, pero continúa la síntesis de RNA y de proteínas. Esto produce glóbulos rojos grandes (macrocíticos) y frágiles. El átomo de cobalto en el centro de la molécula de la vitamina B$_{12}$ se une de modo covalente con diferentes ligandos y forma varias cobalaminas. La *metilcobalamina* y la *desoxiadenosilcobalamina* son las formas activas de la vitamina y otras cobalaminas deben convertirse en estas formas activas.

La vitamina B$_{12}$ (factor extrínseco) se absorbe solo cuando forma un complejo con el *factor intrínseco*, una glicoproteína segregada por las *células parietales* de la mucosa gástrica. La absorción se produce en el íleon distal por un proceso de transporte muy específico y a continuación la vitamina es transportada unida a la transcobalamina II (una glicoproteína plasmática). La *anemia perniciosa* es consecuencia de la *deficiencia* de factor intrínseco producida por autoanticuerpos, ya sea contra el factor mismo o contra las células parietales gástricas (gastritis atrófica).

Metilmalonil-CoA-mutasa

Esta enzima necesita desoxiadenosilcobalamina para convertir la metilmalonil-CoA en succinil-CoA. En ausencia de vitamina B$_{12}$, esta reacción no puede tener lugar y se acumula *metilmalonil-CoA*. Esto deriva en la síntesis de ácidos grasos anormales, que se incorporan a las membranas neuronales y producen los defectos neurológicos vistos en las deficiencias de vitamina B$_{12}$. Sin embargo, también es posible que en el daño neuronal esté involucrada la interrupción de la síntesis de metionina.

La **5-CH$_3$-H$_4$-folato-homocisteína-metiltransferasa** convierte el 5-CH$_3$-H$_4$-folato y la homocisteína en H$_4$-folato y metionina. En esta reacción, la cobalamina se convierte en metilcobalamina. Cuando la deficiencia de vitamina B$_{12}$ impide esta reacción, no puede producirse la conversión de la mayor parte del folato proveniente de la dieta y almacenado (5-CH$_3$-H$_4$-folato) en el precursor de los cofactores del folato (H$_4$-folato) y sobreviene una deficiencia de los cofactores del folato necesarios para la síntesis del DNA. Esta reacción vincula el metabolismo del ácido fólico y de la vitamina B$_{12}$ y explica por qué la administración de grandes dosis de ácido fólico puede mejorar la anemia, pero no la degeneración nerviosa, producida por la deficiencia de vitamina B$_{12}$.

Ácido fólico

Las reservas corporales de folato son relativamente bajas (5-20 mg), y como los requerimientos diarios son altos, puede desarrollarse una deficiencia de ácido fólico y anemia megaloblástica con rapidez (1-6 meses) si se suspende la ingesta de ácido fólico. El ácido fólico mismo se absorbe completamente en el yeyuno proximal, pero los folatos de la dieta son principalmente poliglutamatos de 5-CH$_3$-H$_4$-folato. Todos los residuos glutamilo, menos uno, son hidrolizados antes de la absorción del monoglutamato 5-CH$_3$-H$_4$-folato. A diferencia de la deficiencia de vitamina B$_{12}$, la del ácido fólico se produce a menudo por una inadecuada ingesta de folato en la dieta. Algunos fármacos (p. ej., *fenitoína, anticonceptivos orales, isoniazida*) pueden provocar deficiencia de ácido fólico al reducir su absorción.

El ácido fólico y la vitamina B$_{12}$ no tienen efectos tóxicos conocidos. Sin embargo, es importante no administrar ácido fólico como medicación única en estados de deficiencia de vitamina B$_{12}$, debido a que, si bien puede mejorar la anemia, la degeneración neurológica avanza y puede tornarse irreversible.

Eritropoyetina

La hipoxia o la pérdida de sangre producen un aumento de la síntesis de hemoglobina y la liberación de eritrocitos. Estos cambios son mediados por un aumento de la eritropoyetina circulante (una glicoproteína que contiene 166 aminoácidos). La eritropoyetina se une a los receptores de los precursores de las células eritroides en la médula ósea y aumenta la transcripción de las enzimas involucradas en la síntesis del hem. Se dispone de eritropoyetina humana recombinante bajo la forma de **epoetina alfa** y **epoetina beta**, que son indistinguibles desde el punto de vista clínico. Se administran por inyección intravenosa o subcutánea para corregir la anemia en casos de insuficiencia renal crónica, la cual es causada principalmente por una deficiencia de la hormona. La epoetina también se emplea para tratar la anemia provocada por antineoplásicos que contienen platino.

22. Neurotransmisores centrales

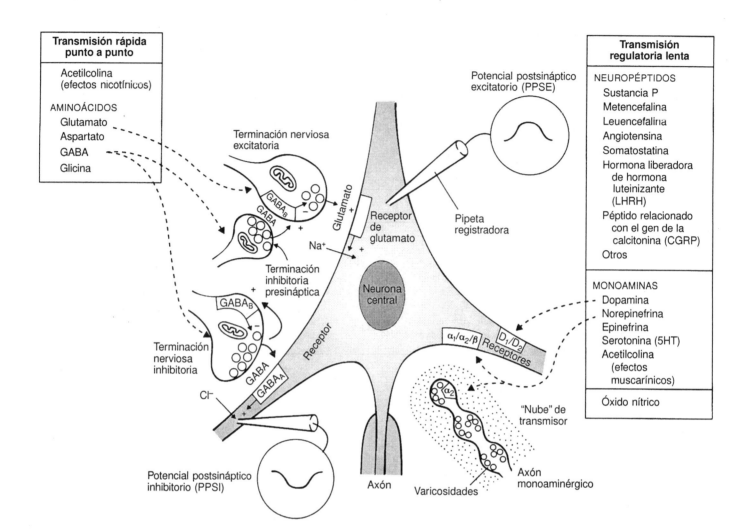

Transmisión rápida punto a punto

Acetilcolina (efectos nicotínicos)

AMINOÁCIDOS
Glutamato
Aspartato
GABA
Glicina

Transmisión regulatoria lenta

NEUROPÉPTIDOS
Sustancia P
Metencefalina
Leuencefalina
Angiotensina
Somatostatina
Hormona liberadora de hormona luteinizante (LHRH)
Péptido relacionado con el gen de la calcitonina (CGRP)
Otros

MONOAMINAS
Dopamina
Norepinefrina
Epinefrina
Serotonina (5HT)
Acetilcolina (efectos muscarínicos)

Óxido nítrico

Potencial postsináptico excitatorio (PPSE)

Terminación nerviosa excitatoria

Pipeta registradora

Receptor de glutamato

Terminación inhibitoria presináptica

Neurona central

Terminación nerviosa inhibitoria

Receptor

$\alpha_1/\alpha_2/\beta$ D_1/D_2 Receptores

"Nube" de transmisor

Potencial postsináptico inhibitorio (PPSI)

Axón

Varicosidades

Axón monoaminérgico

Los fármacos que actúan sobre el sistema nervioso central son más utilizados que ningún otro tipo de agentes. Además de sus usos terapéuticos, sustancias como la **cafeína**, el **alcohol** y la **nicotina** se emplean socialmente para proporcionar una sensación de bienestar. Las sustancias de acción central a menudo producen dependencia con el uso continuo (cap. 31) y muchas están sujetas a un estricto control legal.

Por lo general se ignoran los mecanismos por los cuales los fármacos centrales producen sus efectos terapéuticos, lo cual refleja nuestra escasa comprensión de las enfermedades neurológicas y psiquiátricas. El conocimiento de las sustancias transmisoras centrales es importante porque virtualmente todos los fármacos que actúan sobre el cerebro producen sus efectos al modificar la transmisión sináptica.

Los transmisores utilizados en los circuitos neuronales rápidos punto a punto son **aminoácidos** (izquierda), a excepción de unas pocas sinapsis colinérgicas con receptores nicotínicos. El **glutamato** es el principal transmisor excitatorio central. Despolariza las neuronas al provocar un aumento de la conductancia al Na⁺ en la membrana. El **ácido γ-aminobutírico (GABA)** es el principal transmisor inhibitorio, y quizás es liberado en un tercio de todas las sinapsis centrales. Hiperpolariza las neuronas al aumentar la conductancia de la membra-

na al Cl⁻ y estabiliza el potencial de membrana de reposo cerca del potencial de equilibrio del Cl⁻. La *glicina* es otro transmisor inhibitorio, principalmente en la médula espinal.

Además de la transmisión rápida punto a punto, el cerebro posee sistemas regulatorios más difusos que utilizan **monoaminas** como transmisores (derecha, abajo). Los cuerpos celulares de estos axones ramificados se proyectan a varias zonas del cerebro. La liberación del transmisor se produce de manera difusa desde varios puntos a lo largo de redes de terminales varicosos de neuronas **monoaminérgicas**, que afectan a una gran cantidad de células blanco. Las funciones de las vías monoaminérgicas centrales no son claras, pero están implicadas en muchas patologías, como la *enfermedad de Parkinson*, la *depresión*, la *migraña* y la *esquizofrenia*.

Se han descubierto más de 40 **péptidos** (derecha, arriba) en las neuronas centrales y en las terminaciones nerviosas. Las pruebas de su papel como sustancias transmisoras por lo general son muy incompletas. Constituyen otro grupo de transmisores regulatorios de acción difusa, pero por ahora se desconocen los papeles fisiológicos de la mayoría de ellos.

Hace poco tiempo se sugirió que el **óxido nítrico (NO)** podría actuar como transmisor en el cerebro.

Aminoácidos

El **ácido γ-aminobutírico** está presente en todas las áreas del sistema nervioso central, principalmente en las interneuronas inhibitorias locales. Inhibe rápidamente las neuronas centrales y la respuesta es mediada por los receptores $GABA_A$ postsinápticos, que son bloqueados por el fármaco convulsivante bicuculina. Algunos receptores GABA ($GABA_B$) no son bloqueados por la bicuculina, pero se activan selectivamente por la acción del **baclofeno** (*p*-clorofenil-GABA). Muchos receptores $GABA_B$ se localizan en las terminaciones nerviosas presinápticas y su activación produce una menor liberación del transmisor (p. ej., de glutamato y del GABA mismo). El baclofeno reduce la liberación de glutamato en la médula espinal y produce un efecto antiespástico, que es útil para controlar los espasmos musculares frecuentes en enfermedades como la esclerosis múltiple.

Después de ser liberado de las terminaciones nerviosas presinápticas, los transmisores aminoacídicos son inactivados por sistemas de recaptación.

Los fármacos que se cree que actúan modificando la transmisión sináptica gabaérgica incluyen las **benzodiazepinas**, los **barbitúricos** (cap. 24) y los anticonvulsivantes **vigabatrina** y quizás el **valproato** (cap. 25).

La **glicina** es un transmisor inhibitorio en las interneuronas de la médula espinal. Es antagonizada por la estricnina, y la toxina tetánica impide su liberación. Ambas sustancias producen convulsiones.

El **glutamato** excita virtualmente todas las neuronas centrales al activar varios tipos de receptores de aminoácidos excitatorios. Estos receptores (activados por ligando) se clasifican como receptores de kainato, AMPA* y NMDA*, según sean activados selectivamente o no por estos análogos del glutamato. También existe una familia de receptores metabotrópicos (acoplados a una proteína G). Se ha demostrado que los antagonistas del receptor NMDA (p. ej., el 2-aminofosfonovalerato) tienen actividad anticonvulsivante en muchos modelos experimentales de epilepsia en animales y es posible que resulten beneficiosos en los accidentes cerebrovasculares, ya que se piensa que por lo menos parte del daño neuronal se debe a una excesiva liberación de glutamato. La lamotrigina es un fármaco antiepiléptico (cap. 25) que se cree que actúa en parte al reducir la liberación presináptica de glutamato.

Monoaminas

La **acetilcolina** es principalmente excitatoria en el cerebro. Es el transmisor liberado de las terminaciones nerviosas de las motoneuronas en la unión neuromuscular y en las sinapsis de los axones colaterales con las células de Renshaw en la médula espinal. Los efectos excitatorios de la acetilcolina sobre las neuronas centrales por lo general son mediados por receptores muscarínicos y pueden involucrar la supresión de una conductancia al K^+ sensible al voltaje (corriente M). Esta inhibición aumenta la excitabilidad de la célula y facilita su respuesta a las influencias excitatorias tónicas.

Las neuronas colinérgicas son particularmente abundantes en los ganglios basales y parece que otras están relacionadas con las respuestas corticales en la vigilia y con la memoria. Los fármacos **atropinosímiles** pueden afectar la memoria, y la acción amnésica de la **hioscina** se emplea en la premedicación anestésica (cap. 23). También se utilizan por su acción en la *cinetosis* y en la *enfermedad de Parkinson* (cap. 26). La pérdida de las neuronas colinérgicas y de la memoria son

* AMPA, ácido α-amino-3-hidroxi-5-metil-4-isoxazolpropiónico; NMDA, N-metil-D-aspartato.

caracteres predominantes de la *enfermedad de Alzheimer*, una forma común de demencia senil para la cual no existe un tratamiento eficaz hasta el presente. El **donepezil** y la **rivastigmina** son anticolinesterásicos de beneficios moderados hasta en el 50% de los pacientes que padecen esta afección.

La **dopamina** por lo general inhibe las neuronas centrales al abrir los canales de K^+. Las vías dopaminérgicas se proyectan desde la sustancia negra en el mesencéfalo hasta los ganglios basales, y desde el *mesencéfalo* hasta la corteza límbica y otras estructuras límbicas. Una tercera vía (tuberoinfundibular) está relacionada con la regulación de la liberación de prolactina. La vía nigroestriatal está vinculada con la modulación del control del movimiento voluntario y su degeneración produce la *enfermedad de Parkinson*. La vía mesolímbica es "hiperactiva" en la *esquizofrenia*, aunque se ignora la causa. Los *agonistas* dopaminérgicos se utilizan en el tratamiento de la enfermedad de Parkinson (cap. 26), mientras que los *antagonistas* (neurolépticos) se usan en la esquizofrenia (cap. 27). La zona quimiorreceptora gatillo (ZQG) tiene receptores dopaminérgicos, y los antagonistas de la dopamina poseen efectos *antieméticos* (cap. 30).

La **norepinefrina** inhibe y excita las neuronas centrales al activar los receptores α_2 y α_1/β, respectivamente. Los cuerpos celulares que contienen norepinefrina se localizan en varios grupos de neuronas en el tronco cerebral. El mayor de estos núcleos es el *locus coeruleus* en la protuberancia, que se proyecta a todo el prosencéfalo dorsal, especialmente la corteza cerebral y el hipocampo. El hipotálamo también posee una alta densidad de fibras noradrenérgicas. La norepinefrina y la dopamina en las estructuras límbicas del prosencéfalo (en particular, el núcleo *accumbens*) pueden estar involucradas en un sistema de "recompensa" ascendente que ha sido implicado en la *dependencia a las drogas* (cap. 31). La alteración de la función noradrenérgica puede estar asociada con la *depresión* (cap. 28). En el bulbo raquídeo, la norepinefrina está relacionada con la regulación de la presión arterial (cap. 15).

La **serotonina** (5-hidroxitriptamina, 5HT) se localiza en los cuerpos celulares del *núcleo del rafe* del tronco cerebral, que se proyectan a muchas áreas del prosencéfalo y a las astas ventral y dorsal de la médula espinal. Esta última proyección descendente modula las aferencias del dolor (cap. 29). La 5HT puede estar vinculada, como la norepinefrina, con la *depresión*. En la ZQG se encuentran receptores $5HT_3$, y los antagonistas tienen efectos antieméticos. En los vasos sanguíneos craneanos hay receptores $5HT_{1D}$, y el agonista **sumatriptán** alivia la migraña al contraer los vasos que están anormalmente dilatados durante el ataque. La 5HT está relacionada con el control de la transmisión sensorial y los agonistas $5HT_2$ (p. ej., **LSD**) provocan alucinaciones (cap. 31).

La **histamina** es un transmisor relativamente menor en el cerebro, pero los antagonistas H_1 producen sedación y poseen acciones antieméticas (cap. 30).

Otros

Los **neuropéptidos** forman el grupo más numeroso de posibles transmisores centrales, pero se sabe poco aún sobre sus funciones. La sustancia P y las encefalinas participan en las vías del dolor (cap. 29).

Óxido nítrico (NO). La óxido nítrico-sintasa (NOS) está presente en aproximadamente el 1-2% de las neuronas de muchas áreas del cerebro, como la corteza cerebral, el hipocampo, el cuerpo estriado. Se demostró que el NO tiene numerosas acciones en el cerebro y se cree que ejerce un papel modulador. Afecta la liberación de otros transmisores y hay pruebas de que puede estar involucrado en la plasticidad sináptica, por ejemplo, la potenciación a largo plazo (LTP).

23. Anestésicos generales

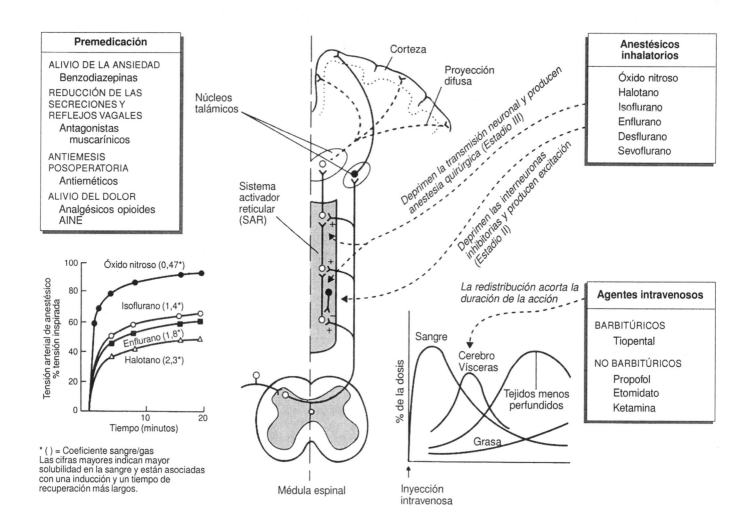

Premedicación

ALIVIO DE LA ANSIEDAD
  Benzodiazepinas
REDUCCIÓN DE LAS SECRECIONES Y REFLEJOS VAGALES
  Antagonistas muscarínicos
ANTIEMESIS POSOPERATORIA
  Antieméticos
ALIVIO DEL DOLOR
  Analgésicos opioides
  AINE

Anestésicos inhalatorios

Óxido nitroso
Halotano
Isoflurano
Enflurano
Desflurano
Sevoflurano

Corteza
Proyección difusa
Núcleos talámicos
Sistema activador reticular (SAR)

Deprimen la transmisión neuronal y producen anestesia quirúrgica (Estadio III)

Deprimen las interneuronas inhibitorias y producen excitación (Estadio II)

La redistribución acorta la duración de la acción

Agentes intravenosos

BARBITÚRICOS
  Tiopental
NO BARBITÚRICOS
  Propofol
  Etomidato
  Ketamina

Óxido nitroso (0,47*)
Isoflurano (1,4*)
Enflurano (1,8*)
Halotano (2,3*)

Tensión arterial de anestésico % tensión inspirada

Tiempo (minutos)

* ( ) = Coeficiente sangre/gas
Las cifras mayores indican mayor solubilidad en la sangre y están asociadas con una inducción y un tiempo de recuperación más largos.

Médula espinal

Sangre
Cerebro Vísceras
Tejidos menos perfundidos
Grasa

% de la dosis

Inyección intravenosa

La anestesia general es la ausencia de sensaciones asociada con una pérdida reversible de la conciencia. Numerosos agentes que van desde gases inertes a esteroides producen anestesia en los animales, pero solo unos pocos tienen uso clínico (derecha). Los anestésicos históricos incluyen el éter, el cloroformo, el ciclopropano, el cloruro de etilo y el tricloroetileno.

Los anestésicos deprimen todos los tejidos excitables, incluidos las neuronas centrales, el músculo cardíaco y el músculo liso y estriado. Sin embargo, estos tejidos tienen diferentes sensibilidades a los anestésicos, y las áreas del cerebro responsables de la conciencia (centro, ▨) se encuentran entre las más sensibles. Por lo tanto, es posible administrar agentes anestésicos en concentraciones que produzcan inconsciencia sin deprimir indebidamente los centros cardiovascular y respiratorio o el miocardio. Sin embargo, para la mayoría de los anestésicos, *el margen de seguridad es pequeño*.

La anestesia general habitualmente implica la administración de diferentes fármacos para:
• **premedicación** (izquierda, arriba),
• **inducción de la anestesia** (derecha, abajo) y
• **mantenimiento de la anestesia** (derecha, arriba).

La premedicación tiene dos objetivos principales:

1 la prevención de los efectos parasimpaticomiméticos de la anestesia (bradicardia, secreción bronquial), y

2 la reducción de la ansiedad y el dolor.

La premedicación a menudo se omite en las intervenciones menores. Si es necesario, se administran en la inducción los fármacos adecuados (p. ej., hioscina) por vía intravenosa.

La inducción se logra más comúnmente con una inyección intravenosa de **tiopental** o **propofol**. La inconsciencia sobreviene en segundos y se mantiene con la administración de un anestésico por inhalación. El **halotano** fue el primer anestésico volátil fluorado y fue ampliamente usado en el Reino Unido. No obstante, se asocia con una muy baja incidencia de hepatotoxicidad potencialmente fatal y se lo reemplazó en gran medida por nuevos agentes menos tóxicos, como el **desflurano** y el **isoflurano**. El **óxido nitroso** en concentraciones de hasta 70% en oxígeno es el agente anestésico más ampliamente utilizado. Se lo emplea junto con el oxígeno como gas transportador para los agentes volátiles, o junto con opioides (p. ej., *fentanilo*). El óxido nitroso produce sedación y analgesia, pero no es suficiente como agente único para mantener la anestesia.

Durante la inducción de la anestesia, con algunos agentes, especialmente el éter, se registran diferentes "estadios". Primero se produce analgesia (estadio I), seguida por una excitación (estadio II) causada por la inhibición de las neuronas reticulares inhibitorias (o—◄). A continuación sobreviene la anestesia quirúrgica (estadio III), cuya profundidad depende de la cantidad de fármaco que se haya administrado. Estos estadios no son evidentes con los anestésicos que se emplean en la actualidad.

Sistema activador reticular (SAR)

Es una vía polisináptica compleja en la formación reticular del tronco cerebral que se proyecta en forma difusa a la corteza. La actividad del SAR es responsable de mantener la conciencia y, debido a que es especialmente sensible a la acción depresora de los anestésicos, se cree que es su principal sitio de acción.

Mecanismo de acción de los anestésicos

Se ignora cómo producen los anestésicos sus efectos. El poder anestésico se correlaciona con la liposolubilidad y los anestésicos pueden disolverse en la bicapa lipídica de la membrana celular, lo cual expande la membrana y aumenta su fluidez. La alteración resultante de la membrana puede modificar los flujos iónicos (reducir el ingreso de sodio o aumentar el egreso de potasio) y producir anestesia. Un hallazgo compatible con esta idea es que la alta presión revierte la anestesia, presuntamente al "reordenar" la membrana celular. Otra posibilidad es que los anestésicos se fijen quizás al área hidrófoba de una proteína (p. ej., un canal iónico) e inhiban su funcionamiento normal.

Premedicación

Alivio de la ansiedad (cap. 24)

Los agentes más eficaces son las **benzodiazepinas** por vía oral, como el diazepam o el lorazepam.

Reducción de las secreciones y de los reflejos vagales

Los **antagonistas muscarínicos**, por lo general la **hioscina**, se utilizan para impedir la salivación y las secreciones bronquiales y, aún más importante, para proteger al corazón de las arritmias, en particular de la bradicardia producida por el halotano, el propofol, el suxametonio y la neostigmina. La hioscina también es antiemética y produce cierta amnesia.

Analgésicos

Los **analgésicos opioides**, como la morfina (cap. 29), rara vez se administran antes de una intervención quirúrgica a menos que el paciente sufra dolor. El **fentanilo** y fármacos derivados (p. ej., **alfentanilo**) se utilizan por vía intravenosa para complementar la anestesia con óxido nitroso. Estos opioides son muy liposolubles y actúan rápidamente. La duración de su acción es breve debido a la redistribución. Los **AINE** (p. ej., el **diclofenac**) pueden brindar una analgesia posoperatoria suficiente y no causan depresión respiratoria. Se los puede administrar por vía oral o por inyección.

Antiemesis posoperatoria

Es muy común que aparezcan náuseas y vómitos después de la anestesia. A menudo esto es atribuible a los opioides que se administran durante y después de la intervención quirúrgica. A veces se suministran fármacos antieméticos junto con la premedicación, pero son más eficaces si se los administra por vía intravenosa durante la anestesia. El antagonista de la dopamina **droperidol** se usa ampliamente con este fin y es eficaz contra la emesis inducida por los opioides.

Anestésicos intravenosos

Pueden utilizarse solos para intervenciones quirúrgicas breves, pero principalmente se emplean para inducir la anestesia.

Barbitúricos

El **tiopental** inyectado por vía intravenosa induce anestesia en menos de 30 segundos porque es un fármaco muy liposoluble y se disuelve con celeridad en el cerebro prontamente perfundido. La recuperación del tiopental es rápida debido a la redistribución en los tejidos menos irrigados (gráfico de la derecha). A continuación, el tiopental es metabolizado en el hígado. Dosis de tiopental apenas por encima de la "dosis de sueño" deprimen el miocardio y el centro respiratorio. En muy pocos casos puede aparecer anafilaxia.

No barbitúricos

Se han desarrollado muchos agentes con ventajas potenciales sobre los barbitúricos (p. ej., producen menos depresión miocárdica, tienen eliminación más rápida), pero pocos han gozado de aceptación durante mucho tiempo. El **propofol** (2,6-diisopropilfenol) presenta una rápida recuperación sin náuseas ni sensación de resaca, y por esta razón es ampliamente utilizado. Sin embargo, en ciertas ocasiones puede producir convulsiones y muy rara vez anafilaxia. La **ketamina** puede administrarse por inyección intramuscular o intravenosa. Es analgésica en dosis subanestésicas, pero a menudo produce alucinaciones. Se utiliza principalmente en la anestesia pediátrica.

Anestésicos inhalatorios

Captación y distribución (gráfico de la izquierda)

La velocidad a la cual se produce la inducción de la anestesia depende principalmente de la *solubilidad en la sangre* y de la *concentración inhalada* de gas. Cuando los agentes de baja solubilidad (óxido nitroso) se difunden desde los pulmones a la sangre arterial, se necesita una cantidad relativamente pequeña para saturar la sangre y, por lo tanto, la tensión arterial (y por ende la tensión en el cerebro) aumenta con rapidez. Los agentes más solubles (halotano) necesitan una solución mucho mayor de anestésico antes de que la tensión arterial de anestésico se acerque al nivel de la del gas inspirado, por lo que la inducción es más lenta. La recuperación de la anestesia también es más lenta cuanto mayor es la solubilidad del anestésico.

Agentes

El **óxido nitroso** no es suficientemente potente para ser utilizado como agente anestésico único, pero por lo general se lo emplea como gas no inflamable transportador de agentes volátiles, lo que permite reducir la concentración de estos en forma significativa. Es un buen analgésico, y se lo usa en una mezcla al 50% en oxígeno (Entonox) cuando se necesita analgesia (p. ej., en el parto o en accidentes de tránsito). El óxido nitroso tiene poco efecto sobre los sistemas cardiovascular y respiratorio.

El **halotano** es un agente potente, y, como el vapor no es irritante, la inducción es suave y placentera. Produce una hipotensión dependiente de la concentración, en gran medida por depresión miocárdica. El halotano con frecuencia provoca arritmias y, debido a que el miocardio se vuelve sensible a las catecolaminas, la infiltración de epinefrina puede producir paro cardíaco. Como la mayoría de los anestésicos volátiles, el halotano deprime el centro respiratorio. Más del 20% del halotano administrado es biotransformado por el hígado en metabolitos (p. ej., ácido trifluoroacético) que pueden causar hepatotoxicidad grave con una elevada mortalidad. Es más probable que se presente hepatotoxicidad después de exposiciones repetidas al halotano, las que deben evitarse.

El **enflurano** es similar en su acción al halotano. Sufre mucho menos metabolismo (2%) que el halotano y es improbable que produzca hepatotoxicidad. La desventaja del enflurano es que puede provocar actividad convulsivante y, en ocasiones, espasmos musculares.

El **isoflurano** tiene acciones similares a las del halotano, pero es menos cardiodepresor y no sensibiliza el corazón a la epinefrina. Produce hipotensión dependiente de la dosis al reducir la resistencia vascular sistémica. Solo se metaboliza el 0,2% de la dosis absorbida, por lo cual es muy improbable que produzca hepatotoxicidad.

El **desflurano** es semejante al isoflurano, pero menos potente. Como deben inhalarse concentraciones más elevadas, puede causar irritación de las vías respiratorias (tos, retención de la respiración). El desflurano tiene una baja solubilidad en la sangre (sangre:gas = 0,4), por lo que la recuperación es rápida.

El **sevoflurano** es más potente que el desflurano. También posee un bajo coeficiente sangre:gas (0,6), y la salida y la recuperación de la anestesia son rápidas. Esto puede requerir alivio temprano del dolor posoperatorio.

24. Ansiolíticos e hipnóticos

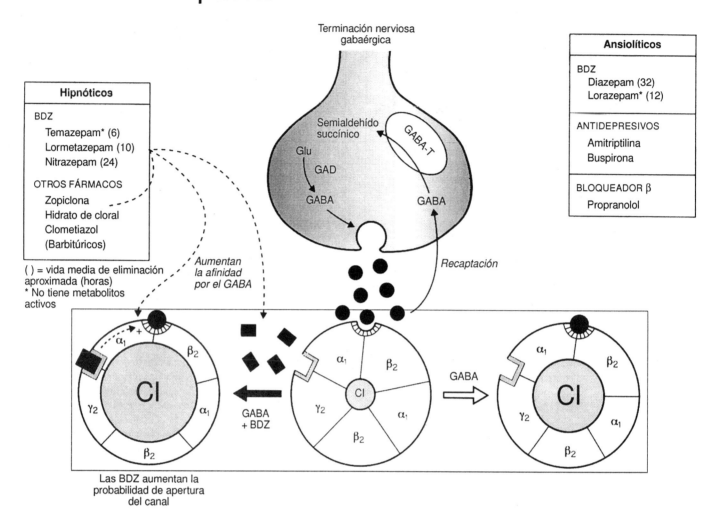

Hipnóticos

BDZ
- Temazepam* (6)
- Lormetazepam (10)
- Nitrazepam (24)

OTROS FÁRMACOS
- Zopiclona
- Hidrato de cloral
- Clometiazol
- (Barbitúricos)

( ) = vida media de eliminación aproximada (horas)
* No tiene metabolitos activos

Ansiolíticos

BDZ
- Diazepam (32)
- Lorazepam* (12)

ANTIDEPRESIVOS
- Amitriptilina
- Buspirona

BLOQUEADOR β
- Propranolol

Terminación nerviosa gabaérgica

Semialdehído succínico

GABA-T

Glu

GAD

GABA

GABA

Recaptación

Aumentan la afinidad por el GABA

Las BDZ aumentan la probabilidad de apertura del canal

GABA + BDZ

GABA

El tratamiento farmacológico de los *trastornos del sueño* (hipnóticos) y los *estados de ansiedad agudos* (ansiolíticos) está dominado por las **benzodiazepinas** (BDZ). En general, estos fármacos inducen sueño cuando se administran en dosis altas por la noche, y brindan sedación y reducen la ansiedad cuando se administran en dosis bajas divididas durante el día.

Las BDZ tienen efectos *ansiolíticos, hipnóticos, miorrelajantes y anticonvulsivantes* y acciones *amnésicas* (cap. 25), que se cree son causadas principalmente por el aumento de la *inhibición mediada por el GABA* en el sistema nervioso central. El GABA (●) liberado de las terminaciones nerviosas (arriba, centro, sombreado) se une a los **receptores GABA_A** (⌣), cuya activación eleva la conductancia al Cl⁻ de la neurona (abajo, derecha). El complejo GABA_A/canal de Cl⁻ también tiene un sitio receptor modulatorio para BDZ (⌣). La ocupación de los sitios BDZ por los agonistas de los receptores de BDZ (■) produce un cambio en la conformación del receptor GABA. Esto incrementa la afinidad de la unión del GABA y aumenta las acciones del GABA en la conductancia al Cl⁻ de la membrana neuronal (abajo, izquierda). Los **barbitúricos** actúan en otro sitio de unión y aumentan de manera similar la acción del GABA (sin ilustrar). En ausencia de GABA, las BDZ y bajas dosis de barbitúricos no afectan la conductancia al Cl⁻.

La popularidad de las BDZ surgió de su baja toxicidad aparente, pero ahora es notorio que el tratamiento crónico puede producir alteraciones cognitivas, tolerancia y **dependencia**. Por esta razón, las BDZ

deben utilizarse solamente durante 2-4 semanas para tratar casos de ansiedad grave o insomnio.

Muchos **antidepresivos** (p. ej., **amitriptilina**) también son ansiolíticos y no producen dependencia. La **buspirona** es un ansiolítico no sedante que actúa en las sinapsis 5HT. Los **bloqueadores β** pueden ser útiles en la ansiedad cuando predominan los síntomas autonómicos (p. ej., temblor, taquicardia, sudación).

Diferentes benzodiazepinas se comercializan como hipnóticos (izquierda, arriba) y ansiolíticos (derecha, arriba). La elección del fármaco se determina principalmente por la duración de la acción. Muchas BDZ se metabolizan en el hígado en **metabolitos activos**, que pueden tener una vida media de eliminación ($t_{1/2}$) más larga que la del fármaco original. Por ejemplo, el **diazepam** ($t_{1/2} \approx$ 20-80 horas) tiene un metabolito activo *N*-desmetilado que posee una vida media de eliminación de hasta 200 horas.

Las BDZ utilizadas como hipnóticos (izquierda, arriba) pueden dividirse en dos categorías: de acción prolongada y de acción corta. Generalmente se prefiere un fármaco de eliminación rápida (p. ej., **temazepam**) para evitar la sedación diurna. Un fármaco de acción más prolongada (p. ej., **nitrazepam**) puede ser el preferido cuando el despertar prematuro matinal es un problema y se necesita un efecto ansiolítico diurno. La **zopiclona** actúa sobre los receptores benzodiazepínicos, pero es una ciclopirrolona. Este fármaco más reciente tiene una duración de acción más breve, pero no demostró ventajas sobre el temazepam en lo que respecta a la dependencia.

Los **receptores del GABA** (cap. 22) del tipo GABA$_A$ intervienen en las acciones de los hipnóticos/ansiolíticos. El receptor GABA$_A$ pertenece a la superfamilia de canales iónicos operados por ligando (otros ejemplos son los receptores nicotínico, de glicina y 5HT$_3$). El receptor GABA$_A$ consta de cinco subunidades (figura inferior). Se han clonado variantes de cada una de estas subunidades (seis α, tres β, tres γ y una δ). Existen varias otras subunidades, pero al parecer la mayoría de los receptores GABA$_A$ comprenden dos subunidades α, dos β y una γ. Un tipo principal probablemente sea $2\alpha_1$, $2\beta_2$, γ_2, porque los mRNA que codifican estas subunidades se encuentran a menudo colocalizados en el cerebro. Experimentos electrofisiológicos en ovocitos de sapo que poseen varias combinaciones de subunidades de GABA$_A$ (producidas al inyectar sus mRNA en el ovocito) han revelado que los receptores formados a partir de las subunidades α y β responden al GABA (es decir, aumenta la conductancia al Cl$^-$), pero para que un receptor responda completamente a las BDZ es necesaria una subunidad γ_2. En los ratones, parece que la subunidad α_1 está involucrada particularmente en la acción sedante de las BDZ, porque una mutación puntual de esta subunidad (en la que la arginina reemplaza a la histidina en la posición 101) suprime aparentemente la acción sedante del diazepam sin afectar su acción ansiolítica. Esto implica que la acción ansiolítica de las BDZ comprende otros subtipos de subunidad α, pero todavía queda por demostrar si un fármaco que posea selectividad de subunidad y carezca de acción sedante reduce la ansiedad en los seres humanos.

Algunos fármacos que se unen al receptor de BDZ en realidad incrementan la ansiedad, por lo que reciben el nombre de **agonistas inversos**. En ausencia de ligando se cree que la mayoría de los receptores se encuentran en estado de reposo (cap. 2), pero los receptores de BDZ están activados de modo apreciable aun cuando no haya presente ningún ligando. Los agonistas inversos son ansiógenos porque hacen que los receptores de BDZ activados se conviertan al estado de reposo. Los antagonistas hacen lo mismo, y esto explica por qué los antagonistas de las BDZ (p. ej., *flumazenil*) a veces son ansiógenos y en muy raras ocasiones provocan convulsiones, sobre todo en epilépticos.

El **flumazenil** es un antagonista competitivo de las BDZ que tiene una corta duración de acción y que se administra por vía intravenosa. Se puede utilizar para revertir los efectos sedantes de las BDZ en la anestesia, la terapia intensiva, los procedimientos diagnósticos y en casos de sobredosis.

Receptor de barbitúricos

Los barbitúricos son mucho más depresores que las BDZ debido a que a dosis altas aumentan la conductancia al Cl$^-$ de manera directa y reducen la sensibilidad de la membrana postsináptica neuronal a los transmisores excitatorios.

Los barbitúricos fueron muy utilizados, pero ahora son obsoletos como hipnóticos y ansiolíticos debido a que generan rápidamente dependencia física y psicológica, inducen las enzimas microsómicas y las sobredosis relativamente pequeñas pueden ser fatales. Por el contrario, se han ingerido enormes sobredosis de BDZ sin que se presentaran efectos serios a largo plazo. Los barbitúricos (p. ej., **tiopental**, cap. 23) siguen siendo importantes en la anestesia y aún se los utiliza como anticonvulsivantes (p. ej., **fenobarbital**, cap. 25).

Benzodiazepinas

Son activas cuando se las administra por vía oral y, aunque la mayoría se metabolizan por oxidación en el hígado, no inducen los sistemas enzimáticos hepáticos. Son depresoras centrales, pero, a diferencia de otros hipnóticos y ansiolíticos, su efecto máximo cuando se las suministra por vía oral por lo general no produce una depresión respiratoria fatal, ni siquiera grave. Sin embargo, puede sobrevenir depresión respiratoria en pacientes con enfermedad broncopulmonar o cuando se las administra por vía intravenosa.

Los **efectos adversos** consisten en somnolencia, deterioro del estado de alerta, agitación y ataxia, especialmente en ancianos.

Dependencia. Puede aparecer un síndrome de abstinencia física en pacientes medicados con BDZ hasta por períodos breves. Los síntomas, que pueden persistir semanas o meses, incluyen ansiedad, insomnio, depresión, náuseas y alteraciones de la percepción.

Interacciones medicamentosas. Las BDZ tienen efectos sinérgicos o aditivos con otros depresores centrales, como el alcohol, los barbitúricos y los antihistamínicos.

Se utilizan **BDZ por vía intravenosa** (p. ej., **diazepam, lorazepam**) en el estado de mal epiléptico (cap. 25) y en muy pocas ocasiones en ataques de angustia (sin embargo, el **alprazolam** administrado por vía oral es probablemente más eficaz para esta última finalidad y es más inocuo). El **midazolam**, a diferencia de otras BDZ, forma sales hidrosolubles y se utiliza como sedante intravenoso durante procedimientos endoscópicos y odontológicos. Cuando se administran por vía intravenosa, las BDZ tienen una *acción amnésica notable*, y es posible que los pacientes no recuerden nada de los procedimientos desagradables sufridos. Las BDZ por vía intravenosa pueden causar depresión respiratoria que puede requerir ventilación asistida.

Antidepresivos

Los antidepresivos tricíclicos, como la **amitriptilina**, tienen efectos ansiolíticos. Se utilizan en pacientes con depresión y ansiedad y en aquellos que requieren un tratamiento ansiolítico a largo plazo y que desarrollarían dependencia a las BDZ. Los inhibidores de la monoaminooxidasa, como la **moclobemida**, pueden resultar especialmente útiles en casos de trastornos de ansiedad fóbica (cap. 28). Los inhibidores específicos de la recaptación de serotonina, como el **citalopram**, pueden ser eficaces en los trastornos de angustia (cap. 28).

Fármacos que actúan en los receptores serotoninérgicos (5HT)

Los cuerpos celulares 5HT se ubican en los núcleos del rafe del mesencéfalo y se proyectan a muchas áreas cerebrales, entre las cuales se encuentran aquellas que se cree que tienen importancia en la ansiedad (el hipocampo, la amígdala, la corteza frontal). En ratas, las lesiones de los núcleos del rafe producen efectos ansiolíticos, y las BDZ microinyectadas en el núcleo dorsal del rafe reducen el ritmo de descarga neuronal y producen un efecto ansiolítico. Estos experimentos indican que los antagonistas 5HT podrían ser fármacos ansiolíticos útiles. La **buspirona**, un agonista parcial 5HT$_{1A}$, tiene acciones ansiolíticas en los seres humanos, quizás al actuar como antagonista en los sitios 5HT$_{1A}$ postsinápticos en el hipocampo (donde hay poca reserva de receptores). La buspirona no es sedante y no produce dependencia. Desgraciadamente, su acción ansiolítica se manifiesta después de 2 semanas de administración y no están claras sus indicaciones.

El **hidrato de cloral** se convierte en el organismo en tricloroetanol, un eficaz hipnótico. Puede causar tolerancia y dependencia. El hidrato de cloral puede producir irritación gástrica, pero es menos probable que se acumule comparado con las BDZ.

El **clometiazol** no tiene ventajas sobre las BDZ de acción corta, excepto en los ancianos, en quienes puede producir menor efecto residual. Se administra por infusión intravenosa en casos de abstinencia alcohólica aguda y en el estado de mal epiléptico. El clometiazol produce dependencia y debe administrarse durante un período limitado.

25. Fármacos antiepilépticos

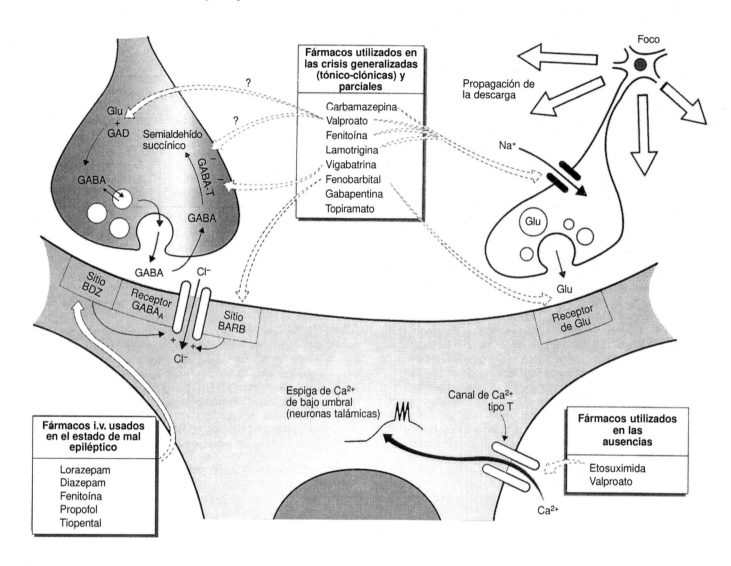

Fármacos utilizados en las crisis generalizadas (tónico-clónicas) y parciales

Carbamazepina
Valproato
Fenitoína
Lamotrigina
Vigabatrina
Fenobarbital
Gabapentina
Topiramato

Fármacos i.v. usados en el estado de mal epiléptico

Lorazepam
Diazepam
Fenitoína
Propofol
Tiopental

Fármacos utilizados en las ausencias

Etosuximida
Valproato

La epilepsia es una enfermedad crónica en la que los ataques son consecuencia de una descarga anormal de las neuronas cerebrales. Las crisis se clasifican empíricamente.

Las **crisis epilépticas parciales (focales)** se inician en un sitio específico del cerebro (derecha, arriba) y pueden limitarse a sacudidas clónicas de un miembro. Sin embargo, la descarga puede propagarse (⇨) y tornarse generalizada (**crisis generalizada secundaria**). Las **crisis generalizadas primarias** son aquellas en las que no hay indicios de un inicio localizado, al estar implicados ambos hemisferios desde el comienzo. Incluyen **ataques tónico-clónicos** (*gran mal*: períodos de rigidez tónica seguidos de convulsiones masivas del cuerpo) y **ausencias** (*pequeño mal*: alteraciones de la conciencia que por lo general duran menos de 10 segundos).

Los ataques tónico-clónicos y las crisis parciales se tratan principalmente por vía oral con **carbamazepina** (arriba, centro), **valproato** o **fenitoína**. Estos fármacos tienen una eficacia similar y un único agente puede controlar los accesos en el 70-80% de los pacientes con crisis tónico-clónicas, pero solo en el 30-40% de los que padecen crisis parciales. En estos pacientes en los que no se logra un control pleno, el agregado de **lamotrigina**, **topiramato**, **vigabatrina** o **gabapentina** puede reducir la incidencia de los ataques, pero solo el 7% de estos pacientes refractarios se ven totalmente libres de los accesos. El

fenobarbital, la primidona y el clonazepam son fármacos alternativos, pero más sedantes.

Las crisis de ausencia se tratan con **etosuximida** (abajo, derecha) o **valproato**. Las ausencias solo en ocasiones continúan durante la vida adulta, pero al menos el 10% de los niños desarrollarán más tarde crisis tónico-clónicas.

El **estado de mal epiléptico** se define por ataques continuos que duran por lo menos 30 minutos o por un estado en el que las crisis se continúan sin que se recupere por completo la conciencia. Es necesario aplicar un tratamiento urgente con **agentes intravenosos** (abajo, izquierda) hasta detenerlas, ya que si no se logra controlarlas producen agotamiento y daño cerebral. Se administra inicialmente **lorazepam** o diazepam, seguido de **fenitoína**, si es necesario. Si los accesos no se controlan con esta medicación, el paciente es anestesiado con **propofol** o **tiopental**.

Los fármacos antiepilépticos yugulan los ataques por mecanismos no siempre claros, pero que por lo general implican ya sea un aumento de la inhibición mediada por el GABA (benzodiazepinas, vigabatrina, fenobarbital, valproato) (izquierda) o una reducción de los flujos de Na^+ (fenitoína, carbamazepina, valproato, lamotrigina) (derecha). La etosuximida y el valproato pueden inhibir la corriente de Ca^{2+} generadora de espigas en las neuronas talámicas (abajo, derecha).

Causas de la epilepsia

En el 60-70% de los casos se ignora la etiología, pero el factor hereditario es importante. Daños cerebrales (p. ej.,, tumores, asfixia, infecciones o lesiones de la cabeza) pueden posteriormente producir epilepsia. Las convulsiones pueden ser precipitadas en los epilépticos por numerosos grupos de fármacos, tales como *fenotiazinas, antidepresivos tricíclicos* y muchos *antihistamínicos*.

Mecanismo de acción de los anticonvulsivantes

El agente más estudiado es la **fenitoína**, que en concentraciones terapéuticas no tiene efecto sobre la liberación del transmisor o sobre las respuestas neuronales al glutamato o al GABA. Su acción anticonvulsivante probablemente se deba a su capacidad para *impedir la actividad repetitiva de alta frecuencia*. El mecanismo de esta acción de la fenitoína no está claro, pero en experimentos de clampeo de voltaje se ha demostrado que aumenta la proporción de canales de Na^+ inactivados para cualquier potencial de membrana dado. La fenitoína se une preferentemente a los canales de Na^+ inactivados (cerrados), los estabiliza en su estado de inactivación e impide que retornen a su estado de reposo (cerrado) al cual deben reingresar antes de poder abrirse nuevamente (véase cap. 5). La despolarización repetitiva de alta frecuencia aumenta la proporción de canales de Na^+ en estado inactivado y, debido a que pueden ser bloqueados por la fenitoína, la corriente de Na^+ se reduce cada vez más hasta que finalmente resulta insuficiente para evocar un potencial de acción. A frecuencias normales, la fenitoína no afecta mayormente la transmisión neuronal debido a que hay una proporción mucho menor de canales de Na^+ en estado inactivado. La **carbamazepina**, la **lamotrigina**, el **valproato** y probablemente el **topiramato** ejercen acciones similares sobre los canales de Na^+ neuronales. Parece que el valproato también incrementa la inhibición central gabaérgica por mecanismos que pueden involucrar la estimulación de la actividad de la ácido glutámico-descarboxilasa o la inhibición de la actividad de la GABA-T. La **vigabatrina** es un inhibidor irreversible de la GABA-T, que aumenta los niveles cerebrales de GABA y la liberación central de GABA. Las benzodiazepinas (p. ej., **clonazepam**) y el **fenobarbital** también aumentan la inhibición central, pero por incremento de la acción del GABA liberado por las terminaciones sinápticas en el complejo receptor $GABA_A$-canal de Cl^- (cap. 24). El fenobarbital también puede reducir los efectos del glutamato en las sinapsis excitatorias.

Las crisis de ausencia implican una actividad neuronal oscilatoria entre el tálamo y la corteza cerebral. Esta oscilación involucra a los canales de Ca^{2+} (tipo T) en las neuronas talámicas, que producen espigas de umbral bajo y permiten que las células descarguen en forma explosiva. Pruebas recientes indican que los fármacos que controlan las ausencias (**etosuximida y valproato**) reducen esta corriente de Ca^{2+} y yugulan las oscilaciones talamocorticales, que son decisivas para generar crisis de ausencia.

Fármacos utilizados en las crisis parciales y en las crisis generalizadas tónico-clónicas (gran mal)

Se prefiere el tratamiento con un solo fármaco porque reduce los efectos adversos y las interacciones medicamentosas. Además, la mayoría de los pacientes no obtienen beneficios adicionales con los regímenes farmacológicos múltiples. La **carbamazepina** y el **valproato** son los fármacos de primera elección en la epilepsia porque causan relativamente pocos efectos adversos y parecen tener menos efectos lesivos sobre la función cognitiva y la conducta. Algunos anticonvulsivantes, especialmente la fenitoína, el fenobarbital y la carbamazepina, son potentes *inductores de las enzimas hepáticas* y estimulan el metabolismo de muchos fármacos, por ejemplo, los anticonceptivos orales, la warfarina, la teofilina.

La **carbamazepina** es metabolizada en el hígado a carbamazepina-10,11-epóxido, un metabolito activo que contribuye en parte tanto a su acción anticonvulsivante como a su neurotoxicidad. A diferencia de la fenitoína, se registra un incremento lineal de la concentración sérica con la dosis. Son comunes los efectos neurotóxicos leves (náuseas, vértigo, somnolencia, visión borrosa y ataxia), que a veces determinan el límite de la dosis. La agranulocitosis es una reacción idiosincrática poco frecuente a la carbamazepina.

La **fenitoína** es hidroxilada en el hígado por un sistema enzimático saturable. La velocidad de metabolización varía en gran medida de un paciente a otro, y la estabilización de la concentración sérica puede demorar hasta 20 días después de introducir cambios en la dosis. Por esta razón, la dosis se puede aumentar de forma gradual hasta que se prevengan los accesos o hasta que aparezcan signos de *alteraciones cerebelosas* (nistagmo, ataxia, movimientos involuntarios). La medición de los niveles séricos del fármaco es en extremo valiosa porque, una vez que las enzimas metabolizadoras se saturan, un pequeño incremento de la dosis puede producir niveles tóxicos en la sangre. Otros *efectos adversos* son hipertrofia de las encías, acné, grasitud cutánea, endurecimiento de los rasgos faciales e hirsutismo.

La **lamotrigina**, que puede usarse sola, parece tener propiedades similares a las de la fenitoína, pero menos efectos colaterales. Estos consisten en visión borrosa, vértigo y somnolencia. Pueden aparecer reacciones cutáneas serias, sobre todo en los niños.

El **fenobarbital** probablemente es tan eficaz como la carbamazepina y la fenitoína en el tratamiento de los ataques tónico-clónicos y las crisis parciales, pero es mucho más sedante. Con el uso prolongado se desarrolla tolerancia y la supresión brusca puede desencadenar un estado de mal epiléptico. Los efectos colaterales incluyen *síntomas cerebelosos* (p. ej., sedación, ataxia, nistagmo), modorra en los adultos e hipercinesia en los niños. La **primidona** es metabolizada a metabolitos activos anticonvulsivantes, uno de los cuales es el fenobarbital.

La **vigabatrina**, la **gabapentina** y el **topiramato** se administran como fármacos "adicionales" en pacientes en los que no se puede controlar la epilepsia de manera satisfactoria con otros agentes. La **vigabatrina** se usa menos porque reduce el campo visual hasta en un tercio de los pacientes. La gabapentina (y la carbamazepina) también se emplea para *aliviar el dolor neuropático lancinante y penetrante* que responde mal a los analgésicos convencionales.

Fármacos utilizados para tratar las ausencias (pequeño mal)

La **etosuximida** solo resulta eficaz en el tratamiento de las ausencias y en las crisis mioclónicas (movimientos convulsivos breves sin pérdida del conocimiento).

Fármacos eficaces en las crisis tónico-clónicas (gran mal) y en las ausencias (pequeño mal)

Valproato. Las ventajas del valproato residen en su relativa falta de efectos sedantes, su amplio espectro de actividad y la levedad de la mayoría de sus efectos adversos (náuseas, aumento de peso, tendencia al sangrado y pérdida temporal del cabello). La principal desventaja es que respuestas idiosincráticas ocasionales producen *toxicidad hepática grave o mortal*.

Benzodiazepinas. El **clonazepam** es un potente anticonvulsivante que resulta eficaz en las ausencias, en las crisis tónico-clónicas y en las crisis mioclónicas. Es muy sedante y presenta tolerancia con la administración oral prolongada.

57

26. Fármacos utilizados en la enfermedad de Parkinson

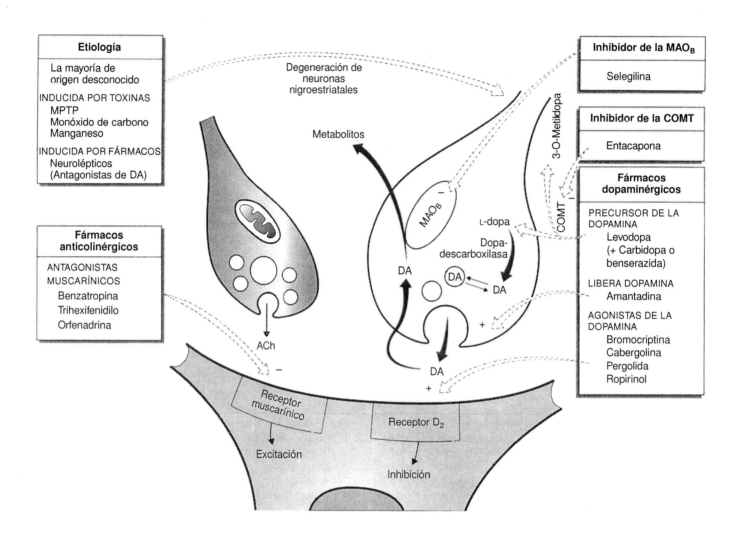

Etiología

La mayoría de origen desconocido

INDUCIDA POR TOXINAS
MPTP
Monóxido de carbono
Manganeso

INDUCIDA POR FÁRMACOS
Neurolépticos
(Antagonistas de DA)

Fármacos anticolinérgicos

ANTAGONISTAS MUSCARÍNICOS
Benzatropina
Trihexifenidilo
Orfenadrina

Degeneración de neuronas nigroestriatales

Metabolitos

Inhibidor de la MAO$_B$

Selegilina

Inhibidor de la COMT

Entacapona

Fármacos dopaminérgicos

PRECURSOR DE LA DOPAMINA
Levodopa
(+ Carbidopa o benserazida)

LIBERA DOPAMINA
Amantadina

AGONISTAS DE LA DOPAMINA
Bromocriptina
Cabergolina
Pergolida
Ropirinol

3-O-Metildopa

MAO$_B$

L-dopa

Dopa-descarboxilasa

DA   DA   DA

COMT

ACh

DA

Receptor muscarínico

Excitación

Receptor D$_2$

Inhibición

La enfermedad de Parkinson es una afección de los ganglios basales que se caracteriza por pobreza de movimientos, rigidez muscular y temblor. Es progresiva y lleva a una creciente incapacidad a menos que se administre un tratamiento eficaz.

A principios de la década de 1960, el análisis de cerebros de pacientes que habían fallecido con enfermedad de Parkinson reveló niveles muy bajos de **dopamina** (DA) en los **ganglios basales** (núcleo caudado, putamen, globo pálido). La enfermedad de Parkinson se convirtió entonces en la primera afección asociada con la alteración de un transmisor específico en el cerebro. La principal patología en la enfermedad de Parkinson es la degeneración extensa del **tracto nigroestriatal** dopaminérgico, pero la causa de tal degeneración por lo general se desconoce (arriba, izquierda). Los cuerpos celulares de este tracto se localizan en la sustancia negra mesencefálica, y al parecer los síntomas francos de la enfermedad se manifiestan solo cuando más del 80% de estas neuronas han degenerado. Cerca de un tercio de los pacientes con enfermedad de Parkinson finalmente desarrollan demencia.

No es posible implementar una terapia de reposición con dopamina misma en la enfermedad de Parkinson debido a que la dopamina no atraviesa la barrera hematoencefálica. Sin embargo, su precursor, la **levodopa** (L-dopa), penetra en el cerebro, donde es descarboxilada a dopamina (derecha). Cuando se suministra levodopa por vía oral, es metabolizada en gran medida fuera del cerebro, por lo cual se la administra junto con un *inhibidor de la descarboxilasa extracerebral* (**car-**

bidopa o **benserazida**). Esto permite disminuir en gran medida la dosis eficaz al reducir los metabolitos periféricos y atenúa los efectos adversos periféricos (*náuseas, hipotensión postural*). La levodopa administrada junto con un inhibidor de la descarboxilasa periférica es la piedra angular del tratamiento. Otros fármacos dopaminérgicos utilizados en la enfermedad de Parkinson (derecha, abajo) son los **agonistas dopaminérgicos** de acción directa y la **amantadina**, que produce liberación de dopamina. Algunos de los efectos colaterales periféricos de los fármacos dopaminérgicos se pueden reducir con **domperidona**, un antagonista de la dopamina que no penetra en el cerebro. La inhibición de la monoaminooxidasa B (MAO$_B$) con **selegilina** (derecha, arriba) potencia las acciones de la levodopa. La **entacapona** es un nuevo fármaco que inhibe la COMT y evita la conversión periférica de la levodopa en 3-O-metildopa (inactiva), de modo que aumenta la vida media plasmática de la levodopa e incrementa su acción.

Como las neuronas nigroestriatales degeneran progresivamente en la enfermedad de Parkinson, la liberación de dopamina (inhibitoria) declina y las interneuronas excitatorias colinérgicas del cuerpo estriado se vuelven relativamente "hiperactivas" (izquierda, ▨). Esta simple idea justifica el tratamiento con **agentes anticolinérgicos** (izquierda, abajo). Estos resultan más útiles para controlar el temblor porque por lo general es el rasgo característico con que se presenta la enfermedad de Parkinson. La suspensión de los fármacos antimuscarínicos puede empeorar los síntomas.

Etiología

Se ignoran las causas de la enfermedad de Parkinson y no se han descubierto neurotoxinas endógenas o ambientales. Sin embargo, la posibilidad de que tal sustancia química exista fue sugerida dramáticamente por el hallazgo en drogadictos californianos (que estaban tratando de elaborar petidina) de que la 1-metil-4-fenil-1,2,3,6-tetrahidropiridina (MPTP) causa degeneración del tracto nigroestriatal y enfermedad de Parkinson. La MPTP actúa de manera indirecta a través de un metabolito, la 1-metil-4-fenilpiridina (MPP^+), que se forma por la acción de la MAO_B. No se sabe con certeza cómo la MPP^+ destruye las células nerviosas dopaminérgicas, pero los radicales libres generados durante su formación por la MAO_B pueden envenenar las mitocondrias o dañar la membrana celular por peroxidación.

Los **fármacos antipsicóticos** (cap. 27) bloquean los receptores de dopamina y a menudo producen un síndrome semejante a la enfermedad de Parkinson.

Fármacos dopaminérgicos

La **levodopa** junto con un inhibidor selectivo de la descarboxilasa extracerebral es el tratamiento más eficaz para la mayoría de los pacientes con enfermedad de Parkinson.

Mecanismo de acción

La levodopa es el precursor inmediato de la dopamina y puede penetrar en el cerebro, donde se convierte en dopamina. No se conoce con exactitud el sitio de esta descarboxilación en el cerebro parkinsoniano, pero como la dopa-descarboxilasa no es limitante de la velocidad de conversión, puede haber suficiente enzima en los restantes terminales nerviosos dopaminérgicos. Otra posibilidad es que la conversión se produzca en las terminaciones noradrenérgicas o serotoninérgicas, porque la actividad de descarboxilasa en estas neuronas no es específica. En cualquier caso, la liberación de la dopamina repuesta en el cerebro por la terapia con levodopa debe de ser muy anormal, y es notable que la mayoría de los pacientes con enfermedad de Parkinson se beneficien, a veces de manera espectacular, con su administración.

Efectos adversos

Son frecuentes y por lo común derivan de la estimulación generalizada de los receptores de dopamina. Las *náuseas* y los *vómitos* se producen por la estimulación de la zona quimiorreceptora gatillo (ZQG) en el área postrema, que se encuentra fuera de la barrera hematoencefálica. Este efecto puede reducirse con la domperidona, un antagonista de la dopamina que actúa en la periferia. Los efectos colaterales psiquiátricos son el factor limitante más común en el tratamiento con levodopa e incluyen sueños vívidos, alucinaciones, estados psicóticos y confusión. Estos efectos se deben probablemente a la estimulación de los receptores de dopamina mesolímbicos o mesocorticales (como se verá en el capítulo que sigue, la hiperactividad en estos sistemas está asociada con la esquizofrenia). La hipotensión postural es común, pero a menudo asintomática. Las *discinesias* son un importante efecto adverso que, en los primeros estadios de la enfermedad de Parkinson, por lo común reflejan un exceso de medicación y responden a una simple reducción de la dosis (o a su fraccionamiento).

Problemas con el tratamiento a largo plazo

Después de 5 años de tratamiento, aproximadamente el 50% de los pacientes habrán sufrido un retroceso. En algunos hay una recurrencia gradual de la acinesia parkinsoniana. Una segunda forma de deterioro es el acortamiento de la duración de la acción de cada dosis de levodopa ("*deterioro de fin de dosis*"). Pueden aparecer discinesias variadas y, con el tiempo, muchos pacientes comienzan a experimentar oscilaciones cada vez más rápidas y acentuadas de la movilidad y de las discinesias: el efecto *on-off*. Estas fluctuaciones de la respuesta se relacionan con los picos y valles de los niveles plasmáticos de levodopa.

Agonistas dopaminérgicos

Comprenden derivados del cornezuelo del centeno, como la **bromocriptina**, y nuevos fármacos no emparentados con ellos, como el **ropirinol**. No presentan ventajas sobre la levodopa y sus efectos adversos son similares (náuseas, síntomas psiquiátricos, hipotensión postural). La mayoría de los pacientes se benefician inicialmente con la terapia con levodopa, pero existen diferentes puntos de vista acerca de si el desarrollo tardío de discinesias y efectos *on-off* impredecibles es provocado por la dosis acumulativa de levodopa o si meramente refleja la progresión de la enfermedad. Por esta razón, a los pacientes más jóvenes en particular a menudo suele administrárseles un agonista de la dopamina como tratamiento inicial (a veces junto con selegilina). Esta estrategia puede retrasar el desarrollo de discinesias, pero apenas un 30% de los pacientes muestran alguna respuesta benéfica a la monoterapia con agonistas de la dopamina.

Cuando los pacientes que reciben terapia con levodopa comienzan a mostrar deterioro, con frecuencia se añaden agonistas de la dopamina para atenuar y reducir los períodos *off*. En la enfermedad tardía, parece que la degeneración neuronal progresiva reduce la capacidad del cuerpo estriado para amortiguar las fluctuaciones de los niveles de levodopa, puesto que la estimulación dopaminérgica continua producida por la infusión intravenosa de levodopa o por la infusión subcutánea de apomorfina controla las discinesias. Lamentablemente, esta forma de tratamiento no suele ser práctica, pero la simple estrategia de combinar levodopa por vía oral con inyecciones únicas de apomorfina suministradas durante los períodos *off* ayuda a muchos pacientes parkinsonianos con enfermedad fluctuante avanzada a tener un día más estable.

Fármacos que promueven la liberación de dopamina

La **amantadina** tiene acciones bloqueadoras muscarínicas y probablemente aumente la liberación de dopamina. Posee modestos efectos antiparkinsonianos en unos pocos pacientes, pero desarrolla tolerancia con rapidez.

Inhibidores de la MAO_B y de la COMT

La **selegilina** inhibe selectivamente la MAO_B presente en el cerebro, enzima que tiene como sustrato a la dopamina, pero no a la norepinefrina ni la serotonina. Reduce el metabolismo de la dopamina en el cerebro y potencia las acciones de la levodopa, cuya dosis puede reducirse hasta en un tercio. Como la selegilina protege a los animales de los efectos de la MPTP, se abrigó la esperanza de que pudiera retrasar el avance de la enfermedad de Parkinson en los pacientes. Sin embargo, parece que la selegilina puede en realidad incrementar la mortalidad. La selegilina tiene una leve acción antiparkinsoniana cuando se administra sola y puede demorar la necesidad de levodopa. También se la emplea en la enfermedad tardía como adyuvante de la levodopa.

La **entacapona** inhibe la catecol-O-metiltransferasa (COMT). Retarda la eliminación de la levodopa y prolonga la duración de una dosis única. No tiene acción antiparkinsoniana si se administra sola, pero los primeros estudios sugieren que aumenta la acción de la levodopa y reduce el período *off* en la enfermedad tardía.

Agentes anticolinérgicos

Los **antagonistas muscarínicos** producen una modesta mejoría en los estadios iniciales de la enfermedad de Parkinson, pero la acinesia, que es responsable de la mayor parte de la discapacidad funcional, no responde tan bien. Además, es común que aparezcan efectos adversos, como boca seca, retención urinaria y constipación. Lo que es más grave, los efectos anticolinérgicos pueden afectar la memoria y la concentración y pueden precipitar un estado confusional orgánico con alucinaciones visuales, especialmente en pacientes ancianos o con demencia.

27. Fármacos antipsicóticos (neurolépticos)

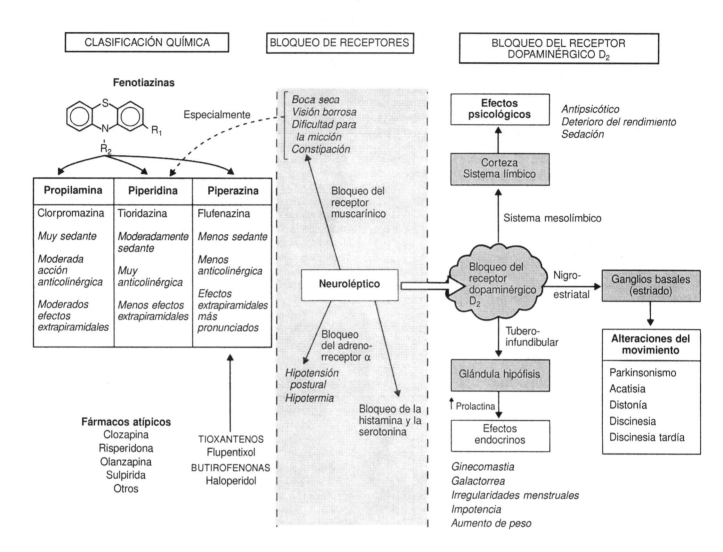

La esquizofrenia es un síndrome caracterizado por manifestaciones psicológicas específicas. Estas incluyen alucinaciones auditivas, delirios, alteraciones del pensamiento y perturbaciones conductuales. Pruebas recientes indican que la esquizofrenia es producida por anomalías del desarrollo que afectan el lóbulo temporal medial (circunvolución parahipocámpica, hipocampo y amígdala) y la corteza de los lóbulos temporal y frontal. La esquizofrenia puede ser una enfermedad de origen genético, pero también hay pruebas que implican episodios intrauterinos y complicaciones obstétricas. Los fármacos neurolépticos controlan muchos de los síntomas esquizofrénicos. Logran mayor efecto sobre los síntomas positivos, como las alucinaciones y los delirios. Los síntomas negativos, como el retraimiento social y la apatía emocional, son menos afectados por estos fármacos. Cerca del 30% de los pacientes manifiestan solo una leve mejoría y un 7% no muestran mejoría alguna, incluso con tratamiento prolongado. Los neurolépticos son todos **antagonistas de los receptores dopaminérgicos**, lo cual sugiere que la esquizofrenia está asociada con un aumento de la actividad de la *vía dopaminérgica mesolímbica* o *mesocortical* (derecha, arriba). De acuerdo con esta idea, la anfetamina (que produce la liberación de dopamina) puede generar un estado de psicosis en personas normales. Experimentos recientes con tomografía computarizada con emisión de fotones únicos (SPECT) mostraron que en los esquizofrénicos hay una mayor ocupación de los receptores D_2, lo que implica una mayor estimulación dopaminérgica.

Los fármacos neurolépticos tardan varias semanas en controlar los síntomas de la esquizofrenia y la mayoría de los pacientes necesitan terapia de mantenimiento durante muchos años. Son habituales las recidivas, aun en pacientes que reciben medicación de mantenimiento, y más de dos tercios de los pacientes sufren recaídas dentro del primer año si suspenden el tratamiento farmacológico. Por desgracia, los neurolépticos también bloquean los receptores dopaminérgicos en los ganglios basales y esto con frecuencia produce angustiantes y discapacitantes **alteraciones del movimiento** (efectos extrapiramidales, derecha). Tales efectos incluyen parkinsonismo, reacciones distónicas agudas (que pueden requerir tratamiento con fármacos anticolinérgicos), acatisia (agitación motora) y discinesia tardía (movimientos del tronco y orofaciales), que pueden ser irreversibles. Se ignora qué es lo que produce la discinesia tardía, pero, como puede empeorar si se suspende el fármaco, se ha sugerido que los receptores dopaminérgicos del cuerpo estriado se hipersensibilizan. Algunos **fármacos "atípicos"** (abajo, izquierda) se encuentran libres o relativamente libres de los efectos colaterales extrapiramidales si se administran en dosis bajas.

En la glándula hipófisis, la dopamina, que actúa sobre los receptores dopaminérgicos D_2, inhibe la liberación de prolactina. Este efecto es bloqueado por los neurolépticos y el aumento de la liberación de prolactina resultante a menudo produce **efectos colaterales endocrinos** (derecha, abajo).

Muchos neurolépticos tienen acciones bloqueadoras de los receptores muscarínicos y de los adrenorreceptores α y producen **efectos colaterales autonómicos** (centro), tales como hipotensión postural, boca seca y constipación. La potencia de cada fármaco para bloquear los receptores autonómicos, y en consecuencia sus efectos colaterales periféricos predominantes, depende de la **clase química** a la que pertenece (izquierda).

Receptores dopaminérgicos

Los receptores de dopamina se subdividieron originalmente en dos tipos (D_1 y D_2). Existen en la actualidad cinco receptores dopaminérgicos clonados que se clasifican dentro de estas dos clases. Los receptores tipo D_1 incluyen los D_1 y D_5, mientras que los de tipo D_2 incluyen los D_2, D_3 y D_4. Todos los receptores dopaminérgicos presentan los siete dominios transmembranosos que son característicos de los receptores acoplados a la proteína G y están vinculados con la estimulación (D_1) o la inhibición (D_2) de la adenilato-ciclasa.

Los **receptores dopaminérgicos tipo D_1** (subtipos D_1 y D_5) intervienen principalmente en la inhibición postsináptica. La mayoría de los fármacos neurolépticos bloquean los receptores D_1, pero su acción no se correlaciona con su actividad antipsicótica. En particular, las *butirofenonas* son neurolépticos potentes, pero antagonistas débiles de los receptores D_1.

Los **receptores dopaminérgicos tipo D_2** (subtipos D_2, D_3 y D_4) participan en la inhibición presináptica y postsináptica. El receptor D_2 es el subtipo predominante en el cerebro y está involucrado en la mayoría de las funciones conocidas de la dopamina. Los receptores D_2 se localizan en el sistema límbico, que está relacionado con los estados de ánimo y la estabilidad emocional, y también se hallan en los ganglios basales, donde intervienen en el control del movimiento. Hay muchos menos receptores D_3 y D_4 en el cerebro y se localizan principalmente en las áreas límbicas, donde podrían estar implicados en la cognición y las emociones.

Mecanismo de acción de los neurolépticos. La afinidad de los neurolépticos por el receptor D_2 se correlaciona estrechamente con su potencia antipsicótica, por lo cual se cree que el bloqueo de los receptores D_2 en el prosencéfalo subyace a sus acciones terapéuticas. Lamentablemente, el bloqueo de los receptores D_2 en los ganglios basales suele acarrear trastornos del movimiento. Algunos neurolépticos, además de bloquear los receptores D_2, son antagonistas de los receptores $5HT_2$, y algunos consideran que esto podría reducir de algún modo los trastornos del movimiento causados por el antagonismo D_2.

Clasificación química

Hay fármacos con una amplia variedad de estructuras que tienen actividad antipsicótica, pero todos poseen en común la facultad de bloquear los receptores dopaminérgicos.

Fenotiazinas

Las fenotiazinas se subdividen de acuerdo con el tipo de cadena lateral unida al átomo de N del anillo de fenotiazina.

1 Cadena lateral de propilamina. Las fenotiazinas con una cadena lateral alifática tienen una potencia relativamente baja y producen casi todos los efectos colaterales que se muestran en la figura. La **clorpromazina** fue la primera fenotiazina utilizada en la esquizofrenia y es de uso generalizado, aunque produce más efectos adversos que los fármacos más recientes. Es muy sedante y resulta particularmente útil para tratar pacientes violentos. Los efectos adversos incluyen reacciones de hipersensibilidad como agranulocitosis, anemia hemolítica, erupciones, ictericia colestática y fotosensibilidad.

2 Cadena lateral de piperidina. El principal fármaco de este grupo es la **tioridazina**. La ventaja de este agente es que relativamente rara vez se asocia con alteraciones del movimiento y no produce somnolencia residual problemática. La actividad anticolinérgica es notable y puede causar disfunciones sexuales, incluso eyaculación retró-grada. En raras ocasiones, dosis altas pueden provocar degeneración de la retina.

3 Cadena lateral de piperazina. Los fármacos de este grupo incluyen la **flufenazina**, la **perfenazina** y la **trifluoperazina**. Son menos sedantes y menos anticolinérgicos que la clorpromazina, pero es particularmente probable que produzcan alteraciones del movimiento, especialmente en ancianos, para los cuales se prefiere la tioridazina.

Otras clases de sustancias químicas

Butirofenonas. El **haloperidol** tiene poca acción anticolinérgica y es menos sedante e hipotensor que la clorpromazina. Sin embargo, conlleva una alta incidencia de alteraciones del movimiento.

Fármacos atípicos. Se denominan así porque se asocian con una menor incidencia de alteraciones del movimiento y son mejor tolerados que otros antipsicóticos.

Algunos consideran a la **clozapina** como el único fármaco neuroléptico atípico debido a que suele ser eficaz en pacientes refractarios a otros agentes neurolépticos. La clozapina se limita a este grupo de pacientes refractarios ya que causa neutropenia en cerca de un 3% y agranulocitosis potencialmente fatal en un 1% de los pacientes (es necesario realizar análisis de sangre con regularidad para controlar los glóbulos blancos). La clozapina puede resultar atípica debido a que en dosis clínicas eficaces bloquea los receptores D_4 (que se encuentran en las áreas límbicas) y produce relativamente poco efecto sobre los receptores D_2 del estriado. Sin embargo, un antagonista D_4 específico carece por completo de actividad antipsicótica. La clozapina bloquea muchos otros receptores (centro), entre ellos los receptores $5HT_2$ y los muscarínicos. Como los fármacos anticolinérgicos previenen las alteraciones del movimiento inducidas por los neurolépticos, es posible que el bloqueo de los receptores muscarínicos explique la acción atípica de la clozapina. Sin embargo, la **tioridazina**, que también tiene una gran afinidad por los receptores muscarínicos, puede producir efectos extrapiramidales con dosis altas. Otra posibilidad es que la acción atípica de la clozapina se deba a su potente bloqueo de los receptores $5HT_2$. Esta idea es respaldada por un ensayo clínico inicial en el que la ritanserina (un antagonista $5HT_2$) redujo aparentemente los trastornos del movimiento causados por los neurolépticos clásicos.

La **risperidona** es un fármaco más reciente, no sedante y sin acciones anticolinérgicas ni bloqueadoras α. Bloquea los receptores $5HT_2$, pero es un antagonista más potente que la clozapina de los receptores D_2. En dosis bajas, no produce efectos extrapiramidales, aunque esta ventaja se pierde con dosis altas.

La **sulpirida** es un bloqueador D_2 muy específico que se usa ampliamente debido a su escaso riesgo de efectos extrapiramidales y porque, a pesar de ser bastante sedante, puede ser bien tolerada. Se ha sugerido que la sulpirida tiene mayor afinidad por los receptores D_2 mesolímbicos que por los receptores D_2 del estriado.

Preparados de depósito

Los pacientes esquizofrénicos están siendo "reintegrados a la comunidad" cada vez más. Esto ha llevado al mayor uso de inyecciones de depósito de acción prolongada para la terapia de mantenimiento. Las inyecciones oleosas de los derivados decanoato de **flupentixol**, **haloperidol** y **flufenazina** pueden administrarse a intervalos de 2-4 semanas, pero estos preparados aumentan la incidencia de alteraciones del movimiento.

28. Fármacos utilizados en los trastornos afectivos: antidepresivos

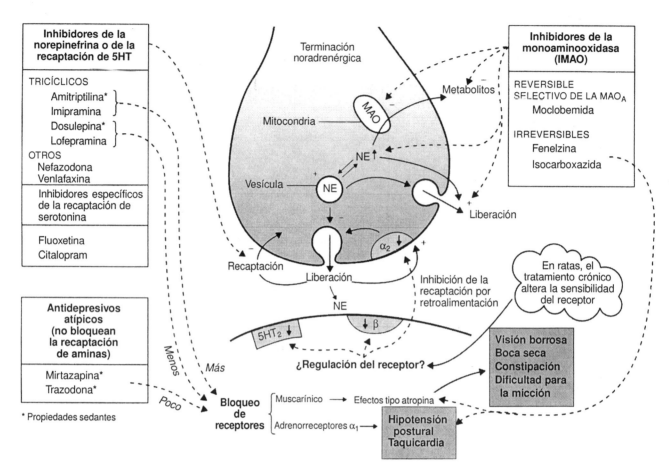

Inhibidores de la norepinefrina o de la recaptación de 5HT

TRICÍCLICOS
- Amitriptilina*
- Imipramina
- Dosulepina*
- Lofepramina

OTROS
- Nefazodona
- Venlafaxina

Inhibidores específicos de la recaptación de serotonina
- Fluoxetina
- Citalopram

Antidepresivos atípicos (no bloquean la recaptación de aminas)
- Mirtazapina*
- Trazodona*

Propiedades sedantes

Inhibidores de la monoaminooxidasa (IMAO)

REVERSIBLE SELECTIVO DE LA MAO_A
- Moclobemida

IRREVERSIBLES
- Fenelzina
- Isocarboxazida

Terminación noradrenérgica

Metabolitos

MAO

Mitocondria

NE

Vesícula — NE

Liberación

Recaptación

Liberación

NE

Inhibición de la recaptación por retroalimentación

α_2

$5HT_2$

β

En ratas, el tratamiento crónico altera la sensibilidad del receptor

¿Regulación del receptor?

Menos

Más

Poco

Bloqueo de receptores
- Muscarínico → Efectos tipo atropina
- Adrenorreceptores α_1

Visión borrosa
Boca seca
Constipación
Dificultad para la micción

Hipotensión postural
Taquicardia

Los trastornos afectivos se caracterizan por perturbaciones anímicas asociadas con alteraciones de la conducta, la energía, el apetito, el sueño y el peso. Los extremos van desde la excitación intensa y la elación (**manía**) hasta los **estados depresivos** graves. En la depresión, que es mucho más común que la manía, una persona adquiere un estado de tristeza e infelicidad persistente. La depresión es común y, aunque puede llevar a las personas al suicidio, en general el pronóstico es bueno.

La mayoría de los fármacos utilizados en el tratamiento de la depresión inhiben la recaptación de la norepinefrina (NE) o de la serotonina (5HT) (izquierda, arriba). Los tricíclicos son los fármacos de más larga data con probada eficacia, pero a menudo son sedantes y tienen efectos colaterales autonómicos (▨) que pueden limitar su uso. Los tricíclicos son los más peligrosos en casos de sobredosis, principalmente porque son cardiotóxicos, aunque también son habituales las convulsiones. Los **inhibidores selectivos de la recaptación de serotonina** (ISRS) son fármacos más recientes que tienen un amplio margen de seguridad y un espectro diferente de efectos colaterales (principalmente gastrointestinales). Los **inhibidores de la monoaminooxidasa** (IMAO, derecha, arriba) han sido utilizados con menos frecuencia que otros antidepresivos debido a que presentan peligrosas interacciones con algunos alimentos y fármacos. Sin embargo, la introducción reciente de inhibidores reversibles de la monoaminooxidasa tipo A (IRMA o RIMA) (derecha, arriba) ha determinado cierto aumento del uso de este tipo de fármacos. Algunos **antidepresivos "atípicos"** no son IMAO y no inhiben la captación de aminas (izquierda, abajo).

Todos los antidepresivos pueden provocar convulsiones y ningún fármaco en particular es inocuo para los pacientes epilépticos depresivos. Una notable característica del tratamiento farmacológico antide-

presivo es que el beneficio no se manifiesta hasta después de 2-3 semanas. Se desconoce la causa de esto, pero es posible que esté relacionada con cambios graduales de la sensibilidad de los adrenorreceptores o de los receptores 5HT centrales (▨). Cerca del 70% de los pacientes responden satisfactoriamente al tratamiento con fármacos antidepresivos, pero en casos de depresión grave o refractaria puede ser necesario agregar terapia electroconvulsiva (TEC). En pacientes que no responden a un único fármaco o a la TEC, algunos médicos combinan tricíclicos con IMAO o litio, pero pueden presentarse interacciones peligrosas con estas combinaciones. Después de obtener respuesta, los fármacos antidepresivos deben administrarse en forma continua durante 4-6 meses porque esto reduce la incidencia de recidivas. La suspensión abrupta de la medicación antidepresiva, especialmente con IMAO, puede producir náuseas, vómitos, angustia, ansiedad y agitación motora.

Se desconocen la causa de la depresión y los mecanismos de acción de los antidepresivos. La **teoría de las monoaminas** se basó en la idea de que la depresión resulta de una disminución de la actividad de los sistemas noradrenérgico o serotoninérgico centrales. Hay varios problemas con esta teoría, pero no ha sido reemplazada por otra mejor. Hace poco tiempo, el interés se ha centrado en el **mecanismo de acción** de los antidepresivos.

En la *manía* y en los *trastornos afectivos bipolares* (en los que la manía alterna con depresión), el **litio** tiene una acción estabilizante del ánimo. Las sales de litio poseen un bajo cociente entre la dosis terapéutica y la tóxica y son habituales los efectos adversos. La **carbamazepina** y el **valproato** también tienen propiedades estabilizantes del ánimo y pueden utilizarse en pacientes que no responden al litio o que presentan intolerancia a él.

Teoría monoaminérgica de la depresión

La *reserpina*, que agota la norepinefrina y la serotonina cerebrales, a menudo produce depresión. Por el contrario, los *tricíclicos* y los agentes emparentados bloquean la recaptación de norepinefrina o serotonina, y los IMAO aumentan su concentración en el cerebro. Ambas acciones aumentan la cantidad de norepinefrina o serotonina disponible en el espacio sináptico. Estos efectos farmacológicos indican que la depresión puede estar asociada con una caída de la función serotoninérgica o noradrenérgica en el cerebro, pero ha resultado difícil hallar los defectos esperados en los sistemas noradrenérgico y serotoninérgico en pacientes depresivos. Hay varios problemas con la teoría monoaminérgica de la depresión. En particular, es difícil entender por qué los fármacos tricíclicos bloquean rápidamente la captación de serotonina/norepinefrina, pero se requieren varias semanas de administración para lograr un efecto antidepresivo. Además, algunos fármacos son antidepresivos pero no afectan la captación de aminas (p. ej., la trazodona), mientras que la cocaína bloquea la captación pero no es un antidepresivo.

Mecanismo de acción de los antidepresivos

Se sabe poco sobre los mecanismos implicados en la acción antidepresiva. Se piensa que los ISRS producen un incremento de la serotonina extracelular que activa inicialmente autorreceptores, acción que inhibe ulteriormente la liberación de serotonina y reduce su nivel extracelular a los valores previos. Sin embargo, con el tratamiento crónico los autorreceptores inhibitorios se desensibilizan y se produce entonces un aumento sostenido de la liberación de serotonina en el prosencéfalo que da lugar a los efectos terapéuticos. Los fármacos que inhiben la captación de norepinefrina probablemente actúen de modo indirecto, ya sea al estimular las neuronas serotoninérgicas (que reciben una aferencia noradrenérgica excitatoria) o al desensibilizar los receptores α_2 presinápticos inhibitorios en el prosencéfalo. Además de los adrenorreceptores α_2, la administración crónica de antidepresivos a roedores también disminuye gradualmente la sensibilidad de los receptores $5HT_2$ y β_1 adrenérgicos centrales, pero el significado de estos cambios se desconoce. Tampoco se sabe si los cambios de la sensibilidad de los receptores están involucrados en la acción antidepresiva de los fármacos en los seres humanos, pero el tratamiento antidepresivo crónico ha demostrado disminuir la sensibilidad a la clonidina (un agonista de los adrenorreceptores α_2).

Fármacos que inhiben la captación de aminas

El término **"tricíclico"** se refiere a compuestos basados en las estructuras anulares de la dibenzazepina (p. ej., la **imipramina**) y del dibenzocicloheptadieno (p. ej., la **amitriptilina**). Ningún fármaco tricíclico en particular tiene una actividad antidepresiva superior a la de los otros, y el fármaco de elección se determina por sus efectos colaterales más aceptables o deseables. Así, fármacos con acciones sedantes como la **amitriptilina** y la **dosulepina** son más apropiados para pacientes agitados y ansiosos, y, si se los administra a la hora de acostarse, también ejercerán un efecto hipnótico. Los antidepresivos tricíclicos tienen una estructura semejante a la de las fenotiazinas y similar acción bloqueadora de los *receptores colinérgicos muscarínicos,* de los *adrenorreceptores α* y de los *receptores de histamina*. Estas acciones con frecuencia producen sequedad bucal, visión borrosa, constipación, retención urinaria, taquicardia e hipotensión postural. En casos de sobredosis, la actividad anticolinérgica de los tricíclicos y su acción similar a la de la quinidina sobre el corazón pueden producir arritmias y muerte súbita. *Están contraindicados en pacientes con enfermedad cardíaca.*

Los ISRS no tienen efectos colaterales autonómicos problemáticos ni estimulan el apetito como los tricíclicos, pero poseen otros efectos, como náuseas, vómitos, diarrea y constipación. También pueden causar disfunción sexual. Ahora se aceptan en forma generalizada los ISRS como fármacos de primera elección, en especial en pacientes con problemas cardiovasculares o en aquellos en que debe evitarse la sedación o que no pueden tolerar los efectos anticolinérgicos de los tricíclicos. La **venlafaxina** y la **nefazodona** son fármacos nuevos que inhiben la recaptación de norepinefrina y de 5HT, pero que carecen de las acciones bloqueadoras de los receptores propias de los tricíclicos. Sus efectos adversos son similares a los de los ISRS, pero la nefazodona rara vez causa disfunción sexual.

Antidepresivos atípicos

Estos fármacos tienen poca o nula actividad sobre la captación de aminas. Por lo general producen menos efectos colaterales autonómicos y, como son menos cardiotóxicos, son menos peligrosos en caso de sobredosis. La **mirtazapina** y la **trazodona** son antidepresivos sedantes. La mirtazapina tiene una actividad bloqueadora del adrenorreceptor α_2 y, al bloquear los autorreceptores α_2 inhibitorios en las terminaciones nerviosas noradrenérgicas centrales, puede aumentar la cantidad de norepinefrina en el espacio sináptico.

Inhibidores de la monoaminooxidasa

Los IMAO más antiguos (p. ej., la **fenelzina**) son inhibidores irreversibles no selectivos de la monoaminooxidasa y parecen ser más útiles en la depresión atípica y en los estados de ansiedad fóbica. Su utilidad se ve limitada por sus efectos adversos (hipotensión postural, vértigo, efectos anticolinérgicos y daño hepático) y por sus interacciones con las aminas simpaticomiméticas (p. ej., *efedrina*, a menudo presente en preparados antitusivos y descongestivos) o con alimentos que contienen *tiramina* (p. ej., queso, embutidos, bebidas alcohólicas), que pueden producir hipertensión grave. La tiramina ingerida es metabolizada habitualmente por la monoaminooxidasa en la pared intestinal y el hígado, pero cuando la enzima es inhibida, la tiramina llega a la circulación y produce la liberación de norepinefrina de las terminaciones nerviosas simpáticas (acción simpaticomimética indirecta). Los IMAO no son específicos y reducen el metabolismo de los barbitúricos, los analgésicos opioides y el alcohol. La petidina es especialmente peligrosa en pacientes medicados con IMAO ya que causa, por un mecanismo desconocido, hiperpirexia, hipotensión y coma. La **moclobemida** es un inhibidor reversible que inhibe de manera selectiva la monoaminooxidasa A (cf. selegilina, cap. 26). Es bien tolerada y sus efectos colaterales principales consisten en vértigo, insomnio y náuseas. La moclobemida interactúa con los mismos fármacos que otros IMAO, pero, como es reversible, los efectos de la interacción disminuyen con rapidez cuando se la suspende. La moclobemida es un fármaco de segunda línea utilizado en la depresión después de los tricíclicos y los ISRS.

Litio

El **litio** se utiliza para la profilaxis de la enfermedad *maniacodepresiva*. También se lo emplea en el tratamiento de la manía aguda, pero como el efecto antimaníaco puede demorar varios días en manifestarse, habitualmente se prefiere un fármaco antipsicótico para pacientes con trastornos agudos. El litio se utiliza como **antidepresivo** en combinación con tricíclicos en pacientes refractarios. Se absorbe rápidamente en el intestino. Las dosis terapéutica y tóxica son similares, por lo que las concentraciones séricas de litio deben medirse con regularidad (margen terapéutico 0,4-1,0 mmol/l). Los efectos adversos comprenden náuseas, vómitos, anorexia, diarrea, temblor de manos, polidipsia y poliuria (algunos pacientes desarrollan diabetes insípida nefrógena), hipotiroidismo y aumento de peso. Los signos de *intoxicación con litio* consisten en somnolencia, ataxia y confusión, y con niveles plasmáticos superiores a 2-3 mmol/l pueden sobrevenir convulsiones potencialmente fatales y coma.

Mecanismo de acción. Se desconoce, pero probablemente implique interacciones con los sistemas de segundos mensajeros. En particular, el litio en concentraciones inferiores a 1 mmol/l bloquea la vía del fosfatidilinositol (PI) en el punto donde el inositol-1-fosfato es hidrolizado a inositol. Esto produce depleción del PIP_2 de la membrana (véase cap. 1) y puede reducir las acciones de los transmisores que actúan sobre los receptores que utilizan inositol-trisfosfato/diacilglicerol (IP_3/DG) como segundos mensajeros.

29. Analgésicos opioides

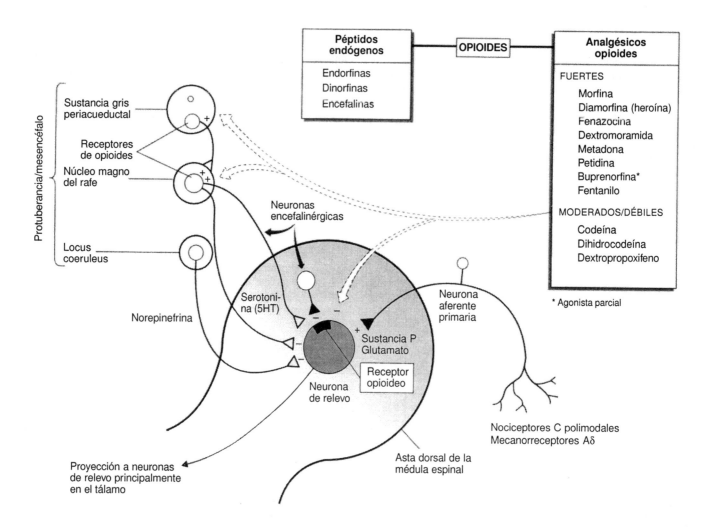

Los receptores del dolor (abajo, derecha), cuando son estimulados por estímulos nocivos, comienzan a disparar sobre las fibras aferentes primarias que hacen sinapsis en las láminas I y II del asta dorsal de la médula espinal. Las neuronas de relevo (⬤) en el asta dorsal transmiten la información dolorosa a la corteza sensorial a través de las neuronas talámicas. Poco se sabe sobre las sustancias transmisoras utilizadas en las vías ascendentes del dolor, pero algunas fibras aferentes primarias liberan péptidos (p. ej., sustancia P, péptido relacionado con el gen de la calcitonina) (sombreado).

La actividad de las neuronas de relevo del asta dorsal es modulada por varias *aferencias inhibitorias*. Estas incluyen interneuronas locales que liberan **péptidos opioides** (principalmente dinorfina) y fibras descendentes *encefalinérgicas*, *noradrenérgicas* y *serotoninérgicas*, que se originan en el tronco cerebral (arriba, izquierda) y que son ellas mismas activadas por los *péptidos opioides*. De ese modo, la liberación de péptidos opioides tanto en el tronco cerebral como en la médula espinal puede *reducir* la actividad de las neuronas de relevo del asta dorsal y producir analgesia. Los efectos de los péptidos opioides son mediados por **receptores de opioides** específicos.

Los analgésicos opioides (derecha) remedan a los péptidos opioides endógenos al producir una prolongada activación de los receptores opioideos (generalmente receptores μ). Esto causa analgesia, depresión respiratoria, euforia y sedación. El dolor actúa como antagonista de la depresión respiratoria, lo que puede representar un problema cuando se lo suprime, por ejemplo, con un anestésico local. Los opioides a menudo provocan náuseas y vómitos y puede ser necesario administrar antieméticos. Los efectos sobre los plexos nerviosos del intestino, que también poseen péptidos opioides y sus receptores, entrañan constipación, por lo que suele ser preciso administrar laxantes (cap. 13). El tratamiento continuo con analgésicos opioides genera **tolerancia** y **dependencia** en adictos. Empero, en pacientes terminales, el constante aumento de la dosis de morfina no es automático y, cuando se produce, es más probable que se deba al progresivo aumento del dolor que a la tolerancia. De modo similar, en el contexto clínico, la dependencia carece de importancia. Por desgracia, la excesiva precaución con el uso de analgésicos opioides a menudo trae aparejado un control innecesariamente insuficiente del dolor en los pacientes.

Algunos analgésicos, como la **codeína** y la **dihidrocodeína**, son menos potentes que la morfina y no pueden administrarse en dosis equianalgésicas debido a que se presentan efectos adversos. Como consecuencia de esta restricción en la dosis, es menos probable que en la práctica produzcan depresión respiratoria y dependencia. Son útiles para controlar el dolor leve a moderado.

La **naloxona** es un antagonista específico de los receptores de opioides y revierte la depresión respiratoria causada por los agentes del tipo de la morfina. También precipita un síndrome de abstinencia cuando se ha desarrollado dependencia. Puede bloquear parcialmente la analgesia por electroacupuntura, la analgesia inducida por estimulación nerviosa transcutánea y los efectos placebo, lo cual sugiere la participación de péptidos opioides endógenos.

Los **opioides** se definen como compuestos cuyos efectos son antagonizados por la naloxona. Hay tres familias de **péptidos opioides**, que derivan de grandes moléculas precursoras, codificadas por genes separados. La *proopiomelanocortina* (POMC) da lugar al péptido opioide β-endorfina y a un número de otros péptidos no opioides, que incluyen la hormona adrenocorticotrófica (ACTH). La *proencefalina* da lugar a la leuencefalina y a la metencefalina. La *prodinorfina* da origen a varios péptidos opioides que contienen leuencefalina en su terminal amino (p. ej., dinorfina A). Los péptidos derivados de estas tres moléculas precursoras muestran una distribución anatómica diferente en el sistema nervioso central y una afinidad variable por los distintos tipos de receptores opioideos. No está clara la función precisa de estos péptidos opioides en el cerebro ni en otros lugares.

Los **receptores de opioides** se distribuyen ampliamente en todo el sistema nervioso central y han sido clasificados en tres tipos principales. Los receptores μ se concentran principalmente en las áreas cerebrales que se relacionan con la nocicepción y son los receptores con los cuales interactúan la mayoría de los analgésicos opioides para producir analgesia. Los receptores δ y κ manifiestan selectividad por las encefalinas y las dinorfinas, respectivamente. La activación de los receptores κ también produce analgesia, pero, a diferencia de los agonistas μ (p. ej., la morfina), que producen euforia, los agonistas κ (p. ej., **pentazocina, nalbufina**) se asocian con disforia. Algunos analgésicos opioides (p. ej., *pentazocina*) producen efectos estimulantes y psicotomiméticos al actuar sobre los receptores σ. (La fenciclidina, un fármaco psicotomimético, se fija a estos receptores.) Como estos efectos no son bloqueados por la naloxona, los receptores σ no son receptores de opioides. Los péptidos opioides tienen acciones inhibitorias en las sinapsis del sistema nervioso central y el intestino. La activación de los receptores μ y δ produce hiperpolarización de las neuronas al activar los canales de K^+ por un proceso en el que participa una proteína G. La activación de los receptores κ inhibe los canales de Ca^{2+} de la membrana.

Analgésicos opioides fuertes

Se utilizan particularmente en el tratamiento del dolor difuso, sin localización precisa (visceral). El dolor somático está bien definido y puede aliviarse con un analgésico opioide débil o con un antiinflamatorio no esteroideo (AINE) (cap. 32). La **morfina por vía parenteral** es de uso generalizado para el tratamiento del dolor intenso, y la **morfina por vía oral** es el fármaco de elección en la atención de los pacientes terminales.

La **morfina** y otros analgésicos opioides producen una variedad de efectos centrales que incluyen analgesia, euforia, sedación, depresión respiratoria, depresión del centro vasomotor (que causa hipotensión postural), miosis debida a la estimulación del núcleo del III par (excepto la petidina, que tiene una débil actividad atropinosímil) y náuseas y vómitos debidos a la estimulación de la zona quimiorreceptora gatillo. También producen supresión de la tos, pero esto no se relaciona con su actividad opioide. Pueden presentarse efectos periféricos tales como constipación, espasmo biliar y constricción del esfínter de Oddi. La morfina puede producir liberación de histamina con vasodilatación y prurito. Se metaboliza en el hígado por conjugación con el ácido glucurónico a la forma morfina-3-glucurónido, que es inactiva, y morfina-6-glucurónido, que es un analgésico más potente que la morfina misma, especialmente cuando se administra por vía intratecal.

Sobreviene *tolerancia* (es decir, una menor respuesta) a muchos de los efectos de los analgésicos opioides con la administración continua. La miosis y la constipación son efectos para los que se desarrolla poca tolerancia.

La *dependencia* tanto física como psicológica de los analgésicos opioides se desarrolla gradualmente, y la repentina suspensión del tratamiento precipita un síndrome de abstinencia (cap. 31).

La **diamorfina** (heroína, diacetilmorfina) es más liposoluble que la morfina y por lo tanto tiene un comienzo de acción más rápido cuando se administra por inyección. Los mayores niveles pico producen más sedación que los causados por la morfina. Es cada vez más frecuente el uso de pequeñas dosis epidurales de diamorfina para controlar el dolor intenso.

La **fenazocina** es un fármaco muy potente que se usa en el dolor intenso.

La **dextromoramida** posee una acción de breve duración (2-4 horas) y puede administrarse por vía oral o sublingual antes de realizar un procedimiento doloroso.

El **fentanilo** (cap. 23) puede administrarse por vía transdérmica en pacientes con dolor estabilizado crónico, en especial si los opioides orales causan náuseas o vómitos intratables. Los parches no son apropiados para tratar el dolor agudo.

La **metadona** tiene una acción de larga duración y es menos sedante que la morfina. Se la utiliza por vía oral para el tratamiento de mantenimiento de adictos a la heroína o a la morfina, en quienes evita el "viaje" de los fármacos intravenosos (véase también cap. 31).

La **petidina** tiene un rápido comienzo de acción, pero la corta duración de esta (3 horas) la hace inapropiada para el control del dolor prolongado. Se metaboliza en el hígado y en altas dosis puede acumularse un metabolito tóxico (norpetidina) que provoca convulsiones. La petidina interactúa seriamente con los IMAO (cap. 28) y produce delirio, hiperpirexia y convulsiones o depresión respiratoria.

La **buprenorfina** es un agonista parcial de los receptores μ. Tiene un comienzo de acción lento, pero es un analgésico eficaz cuando se administra por vía sublingual. La duración de su acción es mucho más larga (6-8 horas) que la de la morfina, pero puede producir vómitos prolongados. La depresión respiratoria es rara, pero, si se presenta, es difícil de revertir con naloxona debido a que la buprenorfina se disocia muy lentamente de los receptores.

Analgésicos opioides débiles

Los analgésicos opioides débiles se utilizan en el dolor "leve a moderado". Pueden producir dependencia y están sujetos al abuso. Sin embargo, son menos atractivos para los adictos porque no ofrecen un buen "viaje".

La **codeína** (metilmorfina) se absorbe bien por vía oral, pero tiene una muy baja afinidad por los receptores de opioides. Cerca del 10% del fármaco es desmetilado en el hígado a morfina, la cual es responsable de los efectos analgésicos de la codeína. Los efectos colaterales (constipación, vómitos, sedación) limitan la dosis posible a niveles que producen menos analgesia que la morfina. La codeína también se emplea como agente antitusivo y antidiarreico.

El **dextropropoxifeno** tiene aproximadamente la mitad de la potencia de la codeína, pero acciones similares en dosis equianalgésicas. A menudo se lo administra en combinaciones fijas con aspirina o paracetamol (p. ej., **coproxamol**), pero hay pocas pruebas de que tales combinaciones sean más eficaces que los AINE solos. Las combinaciones con paracetamol son peligrosas en casos de sobredosis porque el dextropropoxifeno produce depresión respiratoria, mientras que el paracetamol es hepatotóxico.

30. Fármacos utilizados en las náuseas y el vértigo (antieméticos)

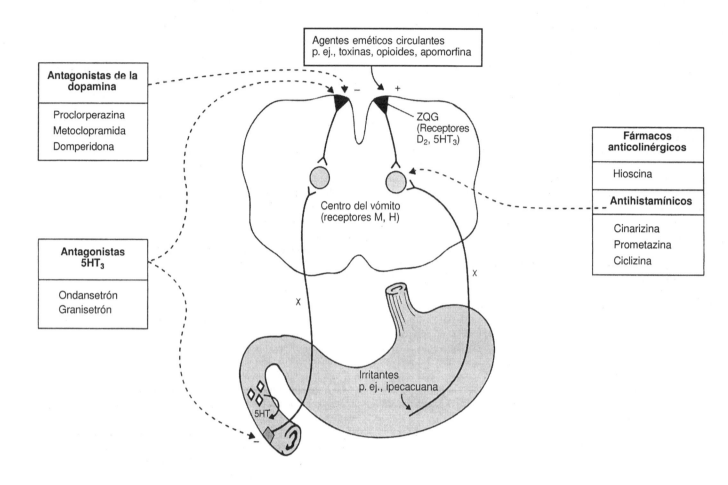

Las náuseas y los vómitos tienen muchas causas, entre ellas, fármacos (p. ej., agentes citotóxicos, opioides, anestésicos, digoxina), la enfermedad vestibular, el movimiento provocado (p. ej., el mal de mar), la migraña y el embarazo. Es mucho más fácil prevenir el vómito que detenerlo una vez iniciado. Por lo tanto, en lo posible, los antieméticos deben administrarse mucho antes de que se produzca el estímulo emético. Los antieméticos no deben administrarse antes de tener un diagnóstico claro, debido a que pueden postergar la identificación de la causa subyacente.

La emesis es coordinada por el **centro del vómito** en el bulbo raquídeo (◯) (parte superior de la figura). Una importante fuente de estimulación del centro del vómito es la **zona quimiorreceptora gatillo (ZQG)** (▼) en el área postrema. Como la ZQG no está protegida por la barrera hematoencefálica (forma parte del sistema circunventricular), puede ser estimulada por toxinas o fármacos circulantes (arriba). La ZQG posee abundantes receptores de dopamina (D_2), lo que explica por qué los fármacos dopaminérgicos usados en el tratamiento de la enfermedad de Parkinson a menudo producen náuseas y vómitos. Por otra parte, los **antagonistas de los receptores dopaminérgicos** son **antieméticos** (izquierda, arriba) y se utilizan para reducir las náuseas y los vómitos asociados con la administración de fármacos emetógenos (p. ej., muchos agentes antineoplásicos citotóxicos).

La ZQG también posee receptores $5HT_3$, y los **antagonistas $5HT_3$** (p. ej., ondansetrón, izquierda) son antieméticos eficaces. Como tienen menos efectos indeseables, se están utilizando cada vez más para prevenir o reducir las náuseas y los vómitos asociados con la quimioterapia anticancerosa y la anestesia general. En algunos casos no se sabe con certeza cómo producen sus efectos antieméticos los antagonistas $5HT_3$. Existe una alta concentración de receptores $5HT_3$ en la ZQG, pero también puede ser importante una acción periférica. Muchos fármacos citotóxicos (y la radiación X) determinan la liberación de 5HT de las células enterocromafines (◇) en el intestino, y esto activa los receptores $5HT_3$ en las fibras sensoriales vagales (◈) (parte inferior de la figura). La estimulación de las fibras sensoriales del estómago por sustancias irritantes (p. ej., ipecacuana, toxinas bacterianas) produce náuseas y vómitos "reflejos".

Los antagonistas de la dopamina y los antagonistas $5HT_3$ resultan ineficaces para reducir las náuseas y los vómitos producidos por la **cinetosis**. Los **fármacos anticolinérgicos** o los **antihistamínicos** (derecha), que actúan directamente sobre el centro del vómito, pueden ser eficaces, aunque son comunes los efectos colaterales. El vértigo y los vómitos asociados con la **enfermedad vestibular** se tratan con **antihistamínicos** (p. ej., prometazina, cinarizina), **fenotiazinas** o **betahistina**.

El **centro del vómito** se encuentra en la formación reticular lateral del bulbo raquídeo a nivel de los núcleos olivares. Recibe aferencias de:

1 *La corteza límbica*. Se presume que estas aferencias son responsables de las náuseas asociadas con los olores e imágenes desagradables. Las aferencias corticales también participan en el reflejo del vómito condicionado que puede presentarse cuando los pacientes ven o huelen los fármacos citotóxicos que están por recibir.

2 *La ZQG*.

3 *El núcleo del tracto solitario*. Estas aferencias completan el arco del reflejo nauseoso (es decir, el reflejo producido al introducir los dedos en la boca).

4 *La médula espinal* (fibras espinorreticulares). Intervienen en las náuseas que acompañan a las lesiones físicas.

5 *El sistema vestibular*. Estas aferencias participan en las náuseas y los vómitos asociados con la enfermedad vestibular y la cinetosis.

No se conocen en detalle los transmisores involucrados en las vías que se relacionan con la emesis. Sin embargo, la ZQG es rica en receptores dopaminérgicos D_2 y en receptores $5HT_3$. Las sinapsis colinérgicas e histaminérgicas participan en la transmisión desde el aparato vestibular hasta el centro del vómito.

El centro del vómito se proyecta al nervio vago y a las motoneuronas espinales que inervan los músculos abdominales. Es responsable de coordinar los complejos sucesos que subyacen a la emesis. La peristalsis invertida transfiere los contenidos del intestino superior al estómago. La glotis se cierra, se contiene la respiración, el esófago y el esfínter gástrico se relajan y, finalmente, los músculos abdominales se contraen y despiden el contenido del estómago.

Vómitos inducidos por fármacos

Los fármacos citotóxicos varían en su potencial emético, pero algunos, como el cisplatino, producen vómitos intensos en la mayoría de los pacientes. La acción emética de estos fármacos parece estar relacionada con la ZQG, y los antagonistas dopaminérgicos con frecuencia resultan antieméticos eficaces. La **proclorperazina** es una fenotiazina que ha sido ampliamente utilizada como tal. Es menos sedante que la clorpromazina, pero puede producir reacciones distónicas graves (como todos los neurolépticos, cap. 27). La **metoclopramida** es un antagonista D_2, pero también ejerce una acción procinética en el intestino y aumenta la absorción de muchos fármacos (cap. 13). Esto puede ser una ventaja, por ejemplo, en la migraña, ya que se incrementa la absorción de los analgésicos. Los efectos adversos son por lo general leves, pero pueden aparecer reacciones distónicas graves (más comunes en los jóvenes y las mujeres). La **domperidona** es similar a la metoclopramida, pero no atraviesa la barrera hematoencefálica y rara vez produce sedación o efectos extrapiramidales. Los antagonistas $5HT_3$, por ejemplo, el **ondansetrón**, carecen de los efectos adversos de los antagonistas de la dopamina, pero pueden producir constipación y dolor de cabeza. Se ha demostrado en ensayos clínicos que los vómitos graves producidos por fármacos citotóxicos de alto poder emético se controlan mejor con combinaciones de antieméticos por vía intravenosa, por ejemplo, **metoclopramida** y **dexametasona**. La combinación de **ondansetrón y dexametasona** evita la emesis producida por el cisplatino en la mayoría de los pacientes. Se desconoce por qué la dexametasona actúa como antiemético.

Cinetosis

La cinetosis es muy común e incluye el mal de mar, el mal de la altura, etc. Se caracteriza por palidez, sudor frío, náuseas y vómitos. Los síntomas y signos se manifiestan de manera gradual, aunque finalmente terminan en el vómito o las náuseas, después de lo cual suele sobrevenir una mejoría temporaria del malestar. La exposición continua al movimiento provocado (p. ej., en un barco) lleva a una adaptación protectora cada vez mayor, y después de 4 días los síntomas desaparecen en la mayoría de las personas. Se cree que la cinetosis es una respuesta a la información sensorial contradictoria (p. ej., las sensaciones oculares y las provenientes del sistema vestibular no concuerdan). Poco se sabe sobre los mecanismos neurológicos relacionados con la cinetosis, pero no se presenta después de una laberintectomía o la ablación del cerebelo vestibular.

Los procedimientos que reducen el conflicto visual/vestibular pueden resultar de ayuda. Por ejemplo, evitar los movimientos de la cabeza; si una persona se halla en la cubierta de un barco, debe fijar su vista en el horizonte, pero si se encuentra dentro de una cabina es mejor cerrar los ojos. La **hioscina** es uno de los agentes más eficaces para reducir la incidencia de la cinetosis. Es un antagonista de los receptores muscarínicos y con frecuencia produce somnolencia, boca seca y visión borrosa. La **cinarizina** es un antihistamínico. Tiene una eficacia similar a la de la hioscina, pero produce menos efectos colaterales. Debe administrarse 2 horas antes de exponerse a la estimulación provocadora.

Enfermedad vestibular

El laberinto genera información aferente constante hacia el tronco cerebral. Cualquier proceso patológico que altere el equilibrio de su *tono* puede producir mareos (de cualquier grado desde la sensación de cabeza vacía hasta la imposibilidad de caminar o permanecer de pie). El síntoma principal es el *vértigo*, que es una falsa sensación de movimiento rotatorio, asociada con hiperactividad simpática, náuseas y vómitos.

Laberintitis aguda

La laberintitis aguda con frecuencia se presenta de manera abrupta bajo la forma de un vértigo acompañado de náuseas y vómitos. A menudo se la considera un síndrome viral o posviral. La **enfermedad de Menière** es consecuencia de un aumento de la presión en el laberinto membranoso. El paciente sufre varios ataques de vértigo grave asociado con náuseas, vómitos, sordera y tinnitus, seguidos de largos períodos de remisión. Entre los ataques, la sordera y el tinnitus persisten y empeoran en forma gradual. Los antieméticos que se utilizan en la enfermedad del laberinto incluyen **antihistamínicos** (**cinarizina, ciclizina**) y **fenotiazinas** (**prometazina, proclorperazina**). La **betahistina** es un fármaco que se emplea específicamente en la enfermedad de Menière debido a que se supone que reduce la presión endolinfática.

Embarazo

Los antieméticos solo deberían utilizarse para los vómitos intratables debido a que pueden entrañar riesgo para el feto (aunque no se lo ha definido con precisión). Algunos datos limitados sugieren que la **prometazina** es inocua.

31. Abuso y dependencia de drogas

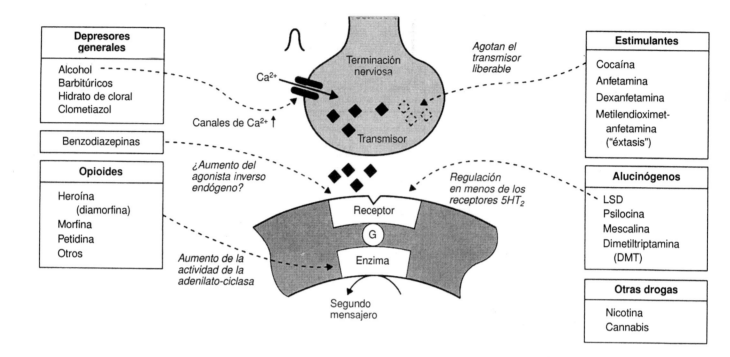

La relación entre las sustancias que actúan sobre la mente y la sociedad tiene una coexistencia problemática y cambiante. Por ejemplo, en la actualidad existe gran preocupación popular por el uso ilícito de los opioides, pero en el siglo XIX el láudano, una solución alcohólica de opio, era una medicación de uso común y de fácil acceso en el hogar. La sociedad ahora solo acepta el **alcohol** y la **nicotina** (el tabaco) como drogas psicoactivas legales, aunque su abuso es responsable de una considerable morbilidad y mortalidad. El tabaquismo es por lejos la drogodependencia más común en el Reino Unido y produce 120.000 muertes por año en Gran Bretaña; es la principal causa de muerte prematura evitable.

La expresión **abuso de drogas** se aplica a cualquier consumo de drogas que dañe o amenace con dañar la salud física o mental de un individuo o de otros individuos, o que sea ilegal. Por tanto, el abuso de drogas incluye el *alcohol* y la *nicotina* y la sobreprescripción deletérea de fármacos (p. ej., **benzodiazepinas, estimulantes**), así como el más obvio consumo de drogas ilícitas.

Drogodependencia es un término que se emplea cuando una persona tiene compulsión por consumir una droga para experimentar sus efectos psíquicos y a veces para evitar el malestar de los síntomas de abstinencia.

La probabilidad de que el abuso conduzca a dependencia depende de varios factores, tales como el *tipo de droga*, la *vía de administración*, el *esquema de consumo de la droga* y el *individuo*. Los sistemas de administración rápida (inyección intravenosa, inhalación de cocaína o heroína) aumentan el potencial de dependencia. Las inyecciones intravenosas encierran peligros concomitantes de infección (sida, hepatitis, septicemia, etc.).

La drogodependencia a menudo se asocia con **tolerancia**, un fenómeno que puede aparecer con la administración crónica de una droga. Se caracteriza por la necesidad de aumentar progresivamente la dosis para producir su efecto original. La tolerancia puede deberse en parte a un mayor metabolismo de la droga (tolerancia farmacocinética), pero se genera principalmente por cambios neuroadaptativos del cerebro.

No existe una clara comprensión de los mecanismos que subyacen a la dependencia y la tolerancia a las drogas. En general, la administración crónica induce cambios homeostáticos adaptativos en el cerebro que operan oponiéndose a la acción de la droga. La abstinencia produce un rebote de la excitabilidad central. Por consiguiente, la suspensión de los depresores (p. ej., alcohol, barbitúricos) puede derivar en convulsiones, mientras que la suspensión de drogas excitantes (p. ej., anfetaminas) puede producir depresión.

Se han descrito muchos cambios neuroadaptativos en el cerebro después de la administración crónica de una droga. Comprenden aumento de los canales de Ca^{2+} (arriba, izquierda), depleción del transmisor (arriba, derecha), regulación en menos del receptor (al medio, derecha), cambios de los segundos mensajeros (abajo, izquierda) y síntesis de un agonista inverso (al medio, izquierda).

Se desconocen los circuitos cerebrales que están involucrados en la dependencia a las drogas. Sin embargo, las pruebas experimentales realizadas en animales demuestran que un circuito importante es la vía dopaminérgica del área tegmental ventral que se proyecta al núcleo *accumbens* y a la corteza prefrontal. Con el uso de técnicas de microdiálisis, que permiten medir la liberación de transmisor en áreas del cerebro definidas, se ha demostrado que muchas drogas que generan dependencia (p. ej., estimulantes, opioides, nicotina, alcohol) aumentan la liberación de dopamina en el núcleo *accumbens* o en la corteza frontal. Algunas (p. ej., cocaína, anfetamina) actúan sobre las terminaciones nerviosas, mientras que los opioides incrementan la liberación de dopamina al inhibir aferencias gabaérgicas sobre las neuronas dopaminérgicas. Los animales se autoadministran cocaína y opioides en el núcleo *accumbens*, y el "placer" que esto les causa refuerza la autoadministración. Un sistema de recompensa similar podría estar involucrado en la dependencia a las drogas en los seres humanos. Existen algunos indicios, a partir de experimentos con tomografía de emisión de positrones (PET), de que el abuso de drogas podría estar asociado con una disminución de los receptores dopaminérgicos D_2 en el cerebro.

Estimulantes centrales

Las drogas del **tipo de la anfetamina** administradas por vía oral reducen el apetito, brindan una sensación de mayor energía y bienestar y mejoran el rendimiento físico. También tienen efectos periféricos simpaticomiméticos (p. ej., hipertensión, taquicardia) y generan insomnio. Estas drogas producen liberación de dopamina y norepinefrina de las terminaciones nerviosas, pero sus efectos sobre el comportamiento son causados principalmente por la liberación de dopamina. La **cocaína** bloquea la recaptación de dopamina en las terminaciones nerviosas y tiene efectos muy similares a los de la anfetamina. El clorhidrato de cocaína habitualmente se "aspira" por la nariz, pero la base libre ("crack"), que es más volátil, se puede fumar, por lo cual se absorbe con mayor rapidez a través de los pulmones y produce una repentina y breve sensación de euforia ("estado orgásmico"). Un estado orgásmico similar se logra con anfetaminas por vía intravenosa, y los adictos no pueden diferenciarlas. *Los estimulantes son muy adictivos* y psicotóxicos. La administración reiterada puede producir un estado similar al de un ataque agudo de esquizofrenia.

La **metilendioximetanfetamina (MDMA, "éxtasis")** tiene propiedades mixtas estimulantes y alucinógenas; esta última acción quizá se deba a la liberación de 5HT. La MDMA es de abuso generalizado como droga "recreativa", pero en ocasiones produjo hipertermia aguda fatal. Existen indicios crecientes de que el uso a largo plazo de MDMA destruye las terminaciones nerviosas 5HT y aumenta el riesgo de trastornos psiquiátricos.

Opioides

La **diamorfina (heroína)** y otros opioides tienen un alto potencial de abuso y dependencia debido a las intensas sensaciones de euforia que producen cuando se los inyecta por vía intravenosa. La tolerancia se desarrolla con rapidez en los adictos y la abrupta suspensión de los opioides provoca una necesidad urgente de consumir la droga, junto con un síndrome de abstinencia que se caracteriza por bostezos, sudación, piel de gallina, temblor, irritabilidad, anorexia, náuseas y vómitos. La sustitución por drogas de mayor duración de acción por vía oral (**metadona** o **buprenorfina**) reduce los perjuicios de la adicción a la heroína (p. ej., infección, criminalidad) y puede servir como etapa de desintoxicación al disminuir gradualmente la dosis. El método de desintoxicación no sustitutivo usual es la administración de **lofexidina**, un agonista α_2 de acción central que puede suprimir algunos componentes del síndrome de abstinencia, en especial las náuseas, los vómitos y la diarrea. La **naltrexona**, un antagonista de los opioides activo por vía oral, impide la acción eufórica de estos y es suministrada diariamente a ex adictos con el objeto de prevenir las reincidencias.

Se desconocen los mecanismos que subyacen a la dependencia y la tolerancia a los opioides. La administración crónica no afecta los receptores de opioides, pero pueden ser importantes los cambios en los segundos mensajeros; por ejemplo, en el *locus coeruleus*, la activación de los receptores μ inhibe la actividad de la adenilato-ciclasa, pero con la administración crónica de los opioides la actividad de la enzima aumenta. La suspensión de los opioides inhibitorios produce una excesiva generación de cAMP que quizá contribuya al rebote (aumento) de la excitabilidad neuronal.

Alucinógenos (psicodélicos)

La **dietilamida del ácido lisérgico (LSD)** y sus derivados inducen estados límite de percepción alterada, experiencias vívidas e inusuales y sensaciones de éxtasis. En ocasiones, el LSD produce efectos indeseados, como angustia, delirios atemorizantes y alucinaciones. Por lo general, el "mal viaje" se desvanece, pero a veces retorna despues (recurrencia espontánea o *flashback*).

Los *sistemas serotoninérgicos* pueden ser importantes en las acciones del LSD, el cual inhibe la descarga de las neuronas que contienen 5HT en los *núcleos del rafe*, probablemente al estimular los autorreceptores $5HT_2$ inhibitorios en esas células. El LSD y sus derivados generan tolerancia, la que se asocia con regulación en menos de los receptores $5HT_2$. Empero, no se presenta síndrome de abstinencia.

Cannabis *(marihuana, hachís)*. El principal componente del cannabis es el Δ'-tetrahidrocannabinol (THC). El cannabis tiene tanto acciones alucinógenas como depresivas. Produce sensación de euforia, relajación y bienestar. No es peligrosamente adictivo, pero pueden desarrollarse por lo menos grados leves de dependencia. El cannabis puede producir agudos efectos psicotóxicos que en algunos aspectos se parecen a los de un "mal viaje" con LSD.

Depresores generales

Las **benzodiazepinas** son drogas de muy fácil acceso, y el **temazepam** es una sustancia de abuso popular, sobre todo en los adictos a los opiáceos, que lo usan para sobrellevar la abstinencia.

El **alcohol** tiene efectos similares a los de los anestésicos generales. Inhibe la entrada presináptica de Ca^{2+} (y por lo tanto la liberación del transmisor) y potencia la inhibición mediada por el GABA. Se desarrolla una considerable tolerancia al alcohol, pero no hay un conocimiento cabal de los mecanismos implicados. Los canales de Ca^{2+} presinápticos pueden aumentar su número, de modo que cuando se suspende la ingesta de alcohol, la liberación del transmisor es anormalmente alta y esto puede contribuir al síndrome de abstinencia.

El hábito crónico de beber en exceso lleva a la dependencia física. En el Reino Unido se internan aproximadamente 14.800 pacientes por año en hospitales psiquiátricos a causa de la dependencia y la psicosis alcohólica; el daño cerebral y la enfermedad hepática que lleva a la cirrosis también son habituales.

Los síntomas físicos de abstinencia en los seres humanos van desde la *"resaca"* a *accesos epilépticos* y episodios de *delirium tremens*, en que el sujeto está agitado y confundido y puede tener graves alucinaciones. En la abstinencia alcohólica puede ser necesario administrar **diazepam** o, rara vez, **clometiazol**, para prevenir las convulsiones. La **clonidina** puede resultar útil, pero no protege contra los accesos. El mantenimiento de la abstinencia puede verse reforzado con la administración diaria de **acamprosato** (mecanismo desconocido) o **disulfiram**, fármaco que torna muy displacentero el consumo de alcohol porque provoca la acumulación de acetaldehído.

Tabaco

El tabaco (la nicotina) es una droga muy adictiva, responsable de más daños a la salud en el Reino Unido que todas las demás drogas combinadas (incluido el alcohol). La nicotina aumenta el estado de alerta, disminuye la irritabilidad y reduce el tono del músculo esquelético (debido a que estimula las células de Renshaw). También se desarrolla tolerancia a ciertos efectos de la nicotina, en especial, a las náuseas y vómitos que se observan en sujetos no tolerantes. La *toxicidad del tabaco* se debe a muchas sustancias químicas que se encuenran en el humo, algunas de las cuales son conocidos carcinógenos. Serias enfermedades asociadas con el tabaquismo crónico son el cáncer de pulmón, la cardiopatía coronaria y la enfermedad vascular periférica. Fumar durante el embarazo reduce de manera significativa el peso del recién nacido y aumenta la mortalidad perinatal.

La *suspensión del hábito* puede producir un síndrome (que persiste por 2 a 3 semanas) consistente en "deseo incontenible" de fumar, irritabilidad, hambre y, a menudo, aumento de peso. Estos síntomas pueden reducirse con el asesoramiento asociado con **terapia de reemplazo de la nicotina (TRN)** (p. ej., goma de mascar, aerosoles nasales y parches dérmicos) o con **anfebutamona** (bupropión), fármaco originalmente desarrollado como antidepresivo. Al cabo de un año, 20-30% de los pacientes que reciben TRN o anfebutamona no fuman, contra solo el 10% de los testigos que reciben un placebo.

32. Antiinflamatorios no esteroideos (AINE)

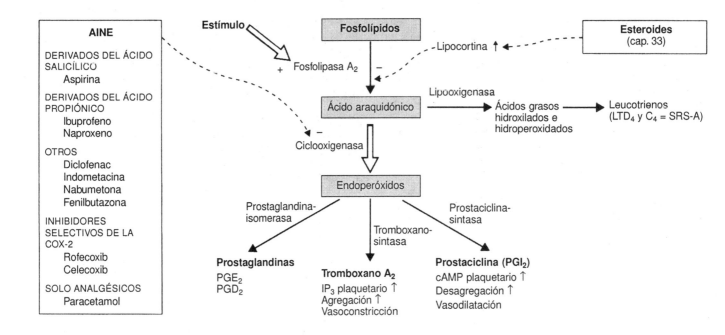

Estos fármacos tienen acción *analgésica, antipirética* y, en dosis más elevadas, *antiinflamatoria*. Se utilizan en forma amplia, y en el Reino Unido casi una cuarta parte de los pacientes que consultan a su médico general sufre de algún tipo de dolor "reumático". A estos pacientes con frecuencia se les prescriben AINE, y otros millones de comprimidos de **aspirina**, **paracetamol** e **ibuprofeno** se compran sin prescripción médica para la automedicación de dolores de cabeza, de muelas, varias dolencias musculoesqueléticas, etc. No son eficaces para el tratamiento del dolor visceral (p. ej., infarto de miocardio, cólico renal, abdomen agudo), que requieren analgésicos opioides. Sin embargo, los AINE son efectivos en ciertos tipos de dolor grave (p. ej., el cáncer óseo). La aspirina tiene una importante actividad antiplaquetaria (cap. 19).

Los AINE constituyen un grupo de sustancias de estructura química variada (izquierda), pero todos tienen la facultad de **inhibir la ciclooxigenasa** (COX, ⇨), y la inhibición resultante de la síntesis de prostaglandinas es en gran medida responsable de sus efectos terapéuticos. Desgraciadamente, la inhibición de la síntesis de prostaglandinas en la mucosa gástrica con frecuencia produce *trastornos gastrointestinales* (dispepsia, náuseas y gastritis). Efectos adversos más serios son la hemorragia y la perforación gastrointestinales. La COX está presente en el tejido como una isoforma constitutiva (COX-1), pero en los sitios de inflamación las citocinas estimulan la inducción de una segunda isoforma (COX-2). La inhibición de la COX-2 es probablemente responsable de las acciones antiinflamatorias de los AINE, en tanto que la inhibición de la COX-1 sería responsable de su toxicidad gastrointestinal. La mayoría de los AINE de uso habitual presentan en cierto modo selectividad por la COX-1, pero en fecha reciente se lanzaron al mercado inhibidores selectivos de la COX-2. El **celecoxib** y el **rofecoxib** son inhibidores selectivos de la COX-2 que poseen eficacia similar a la de los inhibidores no selectivos de la COX, pero la incidencia de perforación, obstrucción y sangrado gástricos se reduce por lo menos a la mitad. No obstante, estos nuevos fármacos no

brindan cardioprotección porque no afectan la agregación plaquetaria.

La **aspirina** (ácido acetilsalicílico) es el AINE que se ha mantenido vigente por más tiempo y es un eficaz analgésico, con una duración de acción de aproximadamente 4 horas. Se absorbe bien por vía oral. Como es un ácido débil (pK_a = 3,5), el pH ácido del estómago mantiene una fracción importante de la aspirina en forma no ionizada y por lo tanto promueve su absorción en el estómago, aunque la mayor cantidad se absorbe en la amplia superficie del tramo superior del intestino delgado. La aspirina absorbida es hidrolizada por esterasas en la sangre y los tejidos a salicilato (que es activo) y ácido acético. La mayor parte del salicilato se convierte en el hígado en conjugados hidrosolubles que se excretan rápidamente por el riñón. La alcalinización de la orina ioniza el salicilato y, como esto reduce su reabsorción tubular, aumenta la excreción.

La aspirina se usa ampliamente para el tratamiento de las enfermedades inflamatorias articulares, pero hasta un 50% de los pacientes no tolera los efectos adversos (náuseas, vómitos, dolor epigástrico, tinnitus) provocados por las altas dosis de aspirina soluble necesarias para lograr un efecto antiinflamatorio. Por esta razón, por lo general se prefieren nuevos AINE para tratar los síntomas de la enfermedad inflamatoria articular (dolor, rigidez y tumefacción). Todos los AINE parecen tener similar eficacia. Empero, hay una considerable variación de la respuesta de un paciente a otro, por lo que es imposible saber qué fármaco resultará eficaz en un individuo en particular, aunque el 60% de los pacientes responderá a cualquier agente. Como los derivados del ácido propiónico (p. ej., **ibuprofeno, naproxeno**) se asocian con menos efectos adversos serios, a menudo se ensaya primero con ellos.

El **paracetamol** no posee una acción antiinflamatoria significativa, pero es de uso habitual como analgésico leve cuando el dolor no tiene un componente inflamatorio. Se absorbe bien por vía oral y no produce irritación gástrica. Presenta la desventaja de que, en casos de sobredosis, puede desarrollar hepatotoxicidad seria (caps. 4 y 44).

Mecanismos de acción

Acción analgésica. La acción analgésica de los AINE se ejerce tanto a nivel central como periférico, pero predominan las acciones periféricas. Su acción analgésica suele estar asociada con su acción antiinflamatoria y es resultado de la inhibición de la síntesis de prostaglandinas en los tejidos inflamados. Las prostaglandinas producen poco dolor por sí mismas, pero potencian el dolor originado por otros mediadores de la inflamación (p. ej., histamina, bradicinina).

Acción antiinflamatoria. El papel de las prostaglandinas en la inflamación estriba en producir vasodilatación y aumentar la permeabilidad vascular. Sin embargo, la inhibición de la síntesis de prostaglandinas por los AINE atenúa la inflamación en vez de abolirla, pues estos fármacos no inhiben otros mediadores de la inflamación. No obstante, las acciones antiinflamatorias relativamente modestas de los AINE brindan a la mayoría de los pacientes que sufren de artritis reumatoidea cierto alivio del dolor, la rigidez y la tumefacción, aunque no alteran el curso de la enfermedad.

Acción antipirética. Los AINE no reducen la temperatura corporal normal ni las elevadas temperaturas del golpe de calor, que se deben a disfunción hipotalámica. Durante el estado febril se libera un pirógeno endógeno (la interleucina 1) de los leucocitos, que actúa directamente sobre el centro termorregulador del hipotálamo para elevar la temperatura corporal. El efecto se asocia con un aumento de las prostaglandinas cerebrales (que son pirógenas). La aspirina previene los efectos de aumento de la temperatura que produce la interleucina 1 al impedir que se eleve el nivel de prostaglandinas en el cerebro.

Mecanismo de acción sobre la ciclooxigenasa. Los AINE inhiben la COX por varios mecanismos. La **aspirina** acetila un residuo serina de la forma constitutiva de la enzima y produce una inhibición irreversible. Esto es consecuencia del obstáculo estérico que impide al sustrato acceder al sitio activo de la oxigenasa. Por el contrario, otros AINE (incluido el salicilato) son inhibidores competitivos reversibles de la COX. El **paracetamol** actúa al menos en parte reduciendo el tono de peróxido citoplasmático; los peróxidos son necesarios para activar la hemoenzima a su forma ferrilo. En áreas de inflamación aguda, el paracetamol no es muy eficaz porque los neutrófilos y los monocitos producen altos niveles de H_2O_2 y lipoperóxidos, que superan las acciones del fármaco. Sin embargo, el paracetamol es un analgésico eficaz en aquellas afecciones en que la infiltración leucocitaria es escasa o nula.

Efectos adversos. Los efectos adversos de los AINE son comunes en parte debido a que los fármacos pueden administrarse en altas dosis durante mucho tiempo y en parte debido a que son de uso general en ancianos, más susceptibles a sus efectos colaterales.

Tracto gastrointestinal. Las lesiones de la mucosa del tracto gastrointestinal parecen ser principalmente consecuencia de la inhibición de la síntesis de prostaglandinas más que de la acción erosiva directa de estos fármacos. Las prostaglandinas (PGE_2 y PGI_2) inhiben la secreción ácida gástrica, aumentan el flujo sanguíneo a través de la mucosa gástrica y tienen una acción citoprotectora (la PGE_2 y algunos análogos inducen la cicatrización de la úlcera péptica). Al inhibir la formación de prostaglandinas, los AINE pueden provocar ulceración al producir isquemia de la mucosa y al alterar la barrera de moco protectora, lo que expone la mucosa a los efectos lesivos del ácido. El **misoprostol** es un derivado de la PGE_1 eficaz para prevenir la toxicidad gastrointestinal de los AINE. Su principal indicación es en pacientes con antecedente de úlcera péptica cuya necesidad de AINE es tal que no pueden suspenderlos.

Nefrotoxicidad. Las prostaglandinas PGE_2 y PGI_2 son potentes vasodilatadores sintetizados en la médula renal y los glomérulos, res-
pectivamente, y participan en el control del flujo sanguíneo renal y la excreción de sales y agua. La inhibición de la síntesis de prostaglandinas renales puede producir retención de sodio, menor flujo sanguíneo renal e insuficiencia renal, especialmente en pacientes con afecciones asociadas con la liberación de catecolaminas vasoconstrictoras y de angiotensina II (p. ej., insuficiencia cardíaca congestiva, cirrosis). Además, los AINE pueden producir nefritis intersticial e hipercaliemia. El abuso prolongado de analgésicos durante un período de años se asocia con necrosis papilar e insuficiencia renal crónica.

Otros efectos adversos incluyen broncospasmo, especialmente en pacientes asmáticos, erupciones cutáneas y otras alergias.

Otros AINE

Los ácidos propiónicos, como el **ibuprofeno**, el **fenbufeno** y el **naproxeno**, son ampliamente considerados fármacos de primera elección para el tratamiento de la enfermedad inflamatoria articular, ya que presentan la menor incidencia de efectos colaterales. Sin embargo, los inhibidores selectivos de la COX-2 **celecoxib** y **rofecoxib** tienen la toxicidad más baja y muchos creen que son los fármacos de elección en la enfermedad inflamatoria articular.

La **indometacina** es uno de los agentes más eficaces, aunque tiene una incidencia más elevada de efectos adversos como ulceración, hemorragia gástrica, dolor de cabeza y vértigo. También puede producir discrasias sanguíneas.

Oxicamos. El **piroxicam** tiene una prolongada vida media y solo requiere una única dosis diaria. Puede estar asociado con una incidencia particularmente elevada de hemorragia gastrointestinal en los ancianos.

Pirazolonas. La **fenilbutazona** es un agente antiinflamatorio extremadamente potente, pero tiene una seria toxicidad. Se limita al uso hospitalario para paliar el dolor intratable causado por la artritis inflamatoria, como la espondilitis anquilosante, porque a veces produce anemia aplásica fatal. La **azapropazona** no provoca supresión de la médula ósea, pero es el AINE asociado con la mayor incidencia de efectos adversos. Se limita al tratamiento de pacientes en quienes han fracasado otros fármacos.

Gota

La gota se caracteriza por el depósito de cristales de urato de sodio en las articulaciones, lo que produce artritis dolorosa. Los **ataques agudos** se tratan con **indometacina**, **naproxeno** u otros AINE, pero *no con aspirina*, porque en dosis bajas eleva los niveles de urato plasmático al inhibir la secreción de ácido úrico en los túbulos renales. La **colchicina** es eficaz en la gota. Se une a la tubulina en los leucocitos e impide su polimerización en microtúbulos. Esto inhibe la actividad fagocitaria y la migración de los leucocitos a las áreas de depósito de ácido úrico y, por lo tanto, reduce las respuestas inflamatorias. Sin embargo, la colchicina provoca náuseas, vómitos, diarrea y dolor abdominal.

Tratamiento profiláctico de la gota

El **alopurinol** reduce los niveles de urato plasmático al inhibir la xantinooxidasa, enzima responsable de la síntesis de urato. Es útil en pacientes con ataques de gota recurrentes.

Los fármacos **uricosúricos**, como la **sulfinpirazona** y el **probenecid**, inhiben la reabsorción tubular renal de ácido úrico y aumentan su excreción. Debe beberse mucha agua para evitar la cristalización del urato en la orina. Estos fármacos son menos eficaces y más tóxicos que el alopurinol. Por lo general se utilizan en pacientes que no pueden tolerar el alopurinol.

33. Corticosteroides

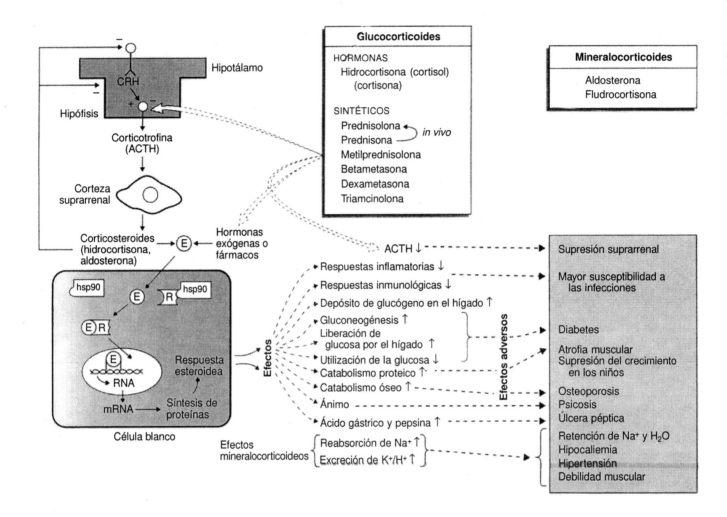

La corteza suprarrenal libera varias hormonas esteroideas a la circulación. Por sus acciones se dividen en dos clases:

1 Mineralocorticoides, principalmente la **aldosterona** en los seres humanos, que retienen sales y son sintetizados en las células de la zona glomerulosa.

2 Glucocorticoides, principalmente el **cortisol** (hidrocortisona) en los seres humanos, que afectan el metabolismo de los hidratos de carbono y de las proteínas, aunque también tienen una significativa actividad mineralocorticoidea. Se sintetizan en las células de la zona fasciculada y la zona reticular.

La liberación de cortisol es controlada por un mecanismo de retroalimentación negativa en el que participan el hipotálamo y la hipófisis anterior (parte superior de la figura, ▨). Los bajos niveles plasmáticos de cortisol producen liberación de corticotrofina (hormona adrenocorticotrófica, ACTH), que estimula la liberación y la síntesis de cortisol al activar la adenilato-ciclasa. El AMP cíclico activa luego la proteína-cinasa A, que fosforila y aumenta la actividad de la colesteriléster-hidrolasa, el paso limitante de la velocidad de síntesis de esteroides. La liberación de aldosterona es afectada por la ACTH, aunque son más importantes otros factores (p. ej., el sistema renina-angiotensina, el potasio plasmático).

Los esteroides son ejemplos de hormonas **activas sobre los genes** Se difunden dentro de las células (parte inferior de la figura, Ⓔ), donde se unen a los receptores citoplasmáticos de glucocorticoides (ⓇⒻ). En ausencia de cortisol, el receptor es inactivado por una proteína de estrés térmico (hsp90). El cortisol promueve el "desenganche" de la hsp90, y el receptor activado (ⒺⓇ) ingresa en el núcleo, donde estimula (o inhibe) la síntesis de proteínas, las que entonces producen las acciones características de la hormona (centro, abajo).

Las **hormonas** esteroideas (**hidrocortisona** o **cortisona**) se administran junto con un mineralocorticoide sintético, por lo general **fludrocortisona** (arriba, derecha), como terapia de reposición en pacientes con insuficiencia suprarrenal (p. ej., en la enfermedad de Addison). Para la mayoría de los usos terapéuticos, los **glucocorticoides sintéticos** (arriba, centro) han reemplazado a las hormonas naturales, principalmente debido a que tienen poca o nula actividad de retención salina.

Los **glucocorticoides** (con frecuencia la **prednisolona**) se utilizan para suprimir la inflamación, la alergia y las respuestas inmunitarias. La terapia antiinflamatoria se emplea en muchas dolencias (p. ej., artritis reumatoidea, colitis ulcerosa, asma bronquial, afecciones inflamatorias graves de los ojos y de la piel). La supresión del sistema inmunitario es valiosa para prevenir el rechazo después de un trasplante de tejidos. Los corticosteroides también se utilizan para suprimir la linfopoyesis en pacientes que padecen ciertas leucemias o linfomas.

Los esteroides pueden producir notables mejorías en ciertas enfermedades, pero las altas dosis y el uso prolongado pueden provocar **efectos adversos graves** (derecha, ▨). Estos por lo general se pueden predecir sobre la base de las acciones conocidas de los fármacos.

La **hormona liberadora de corticotrofina (CRH)** es un polipéptido de 41 aminoácidos cuya acción es reforzada por la arginina-vasopresina (ADH). Se produce en el hipotálamo y llega a la adenohipófisis por el sistema portal hipotalamohipofisario, donde estimula la liberación de corticotrofina.

La **corticotrofina (ACTH)** es procesada a partir de un precursor de alto peso molecular, la proopiomelanocortina (POMC), que se encuentra en las células corticotrofas de la adenohipófisis; su acción principal es estimular la síntesis y la liberación de *cortisol* (hidrocortisona). La POMC también contiene las secuencias de la β-*lipotropina* (β-LPH) y β-*endorfina,* que son liberadas al torrente sanguíneo en forma conjunta. Se cree que la corticotrofina también sensibiliza la zona glomerulosa a otros estímulos, que producen liberación de aldosterona (es decir, bajo Na⁺ plasmático, alto K⁺ plasmático, angiotensina II).

Glucocorticoides

Mecanismos de acción. El cortisol (y los glucocorticoides sintéticos) se difunde dentro de las células blanco y se une al receptor citoplasmático de glucocorticoides que pertenece a la superfamilia de los receptores esteroideos, tiroideos (cap. 35) y retinoideos. El complejo glucocorticoide-receptor activado ingresa en el núcleo y se fija a elementos de respuesta a los esteroides en las moléculas de DNA blanco. Esto induce la síntesis de mRNA específico o bien reprime los genes al inhibir factores de transcripción, por ejemplo, NFκB. Para la mayoría de los usos clínicos se utilizan los glucocorticoides sintéticos debido a que tienen mayor afinidad por el receptor, no se inactivan tan rápidamente y tienen poca o nula actividad de retención salina.

La **hidrocortisona** se utiliza: i) por vía oral para terapias de reposición; ii) por vía intravenosa en el shock y en el estado de mal asmático, y iii) como tópico (p. ej., en ungüentos para el eccema, en enemas para la colitis ulcerosa).

La **prednisolona** es el fármaco más difundido que se administra por vía oral en enfermedades inflamatorias y alérgicas.

La **betametasona** y la **dexametasona** son muy potentes y no retienen sal. Esto las vuelve especialmente útiles para terapias con altas dosis en situaciones en que la retención de agua es una desventaja, como por ejemplo en el edema cerebral.

El **dipropionato de beclometasona** y la **budesonida** no atraviesan fácilmente las membranas y son más activos en administración tópica que por vía oral. Se emplean en el asma (en aerosoles) y en forma tópica para tratar el eccema grave a fin de brindar una acción antiinflamatoria local con mínimos efectos sistémicos.

La **triamcinolona** se utiliza en el asma grave y por inyección intraarticular para la inflamación local de las articulaciones.

Efectos

Los **glucocorticoides** influyen sobre la mayoría de las células del organismo.

Efectos metabólicos. Los glucocorticoides son esenciales para la vida y su acción más importante estriba en facilitar la conversión de las proteínas en glucógeno. Los glucocorticoides inhiben la síntesis de proteínas y estimulan el catabolismo de estas en aminoácidos. Se estimula la gluconeogénesis, el depósito de glucógeno y la liberación de glucosa del hígado, pero se inhibe la captación periférica de glucosa. Durante el ayuno, los glucocorticoides son esenciales para prevenir la hipoglucemia (potencialmente fatal).

Efectos antiinflamatorios e inmunosupresores. Los corticosteroides tienen profundos efectos antiinflamatorios y se utilizan en gran medida con este fin. Suprimen todas las fases de la respuesta inflamatoria, incluidos la tumefacción, el rubor y el dolor tempranos y las alteraciones proliferativas tardías que se observan en la inflamación crónica. La inflamación se suprime por varios mecanismos. Las células inmunocompetentes circulantes y los macrófagos disminuyen y se

inhibe la formación de mediadores proinflamatorios, como las prostaglandinas, los leucotrienos y el factor de activación plaquetaria (PAF). Los esteroides producen estos últimos efectos al estimular la síntesis en los leucocitos de una proteína (la "lipocortina") que inhibe la fosfolipasa A₂. Esta enzima, localizada en la membrana celular, se activa en las células dañadas y es responsable de la formación de ácido araquidónico, precursor de muchos mediadores inflamatorios (cap. 32). Los corticosteroides también suprimen los genes que codifican la fosfolipasa A₂, la COX-2 y el receptor de IL-2. Estos genes son activados normalmente por el NFκB, pero los esteroides inducen la síntesis de IκB, que se une al NFκB y lo inhibe al impedir su entrada en el núcleo.

Los glucocorticoides deprimen la función monocito/macrofágica y reducen los linfocitos circulantes derivados del timo (células T), en especial los linfocitos T₄ cooperadores. Se inhibe la liberación de interleucinas IL-1 e IL-2 (necesarias para activar y estimular la proliferación linfocitaria). El transporte de linfocitos al sitio de estimulación antigénica y la producción de anticuerpos también se inhiben.

Efectos adversos

Los glucocorticoides producen muchos efectos adversos, especialmente con las altas dosis necesarias para su acción antiinflamatoria. (Efectos similares se observan con el exceso de corticosteroides secretados en el síndrome de Cushing.)

Efectos metabólicos. En dosis altas los glucocorticoides producen rápidamente un rostro pletórico, redondeado (cara de luna llena), y la grasa se redistribuye de las extremidades al tronco y la cara. Se desarrollan estrías y hay tendencia a la formación de hematomas. El metabolismo alterado de los carbohidratos lleva a la hiperglucemia y en ocasiones a la diabetes. La pérdida de proteínas de los músculos esqueléticos genera atrofia y debilidad. Esto no puede solucionarse con las proteínas de la dieta debido a que se encuentra inhibida la síntesis proteica. Un aumento del catabolismo óseo puede llevar a la osteoporosis. Los **bisfosfonatos** (p. ej., **etidronato, alendronato**) se unen a los cristales de hidroxiapatita y reducen la resorción ósea. Pueden usarse para la prevención y el tratamiento de la osteoporosis inducida por los corticosteroides y para tratar la osteoporosis en mujeres posmenopáusicas (cap. 34).

Retención de líquidos, hipocaliemia e hipertensión pueden aparecer con compuestos que tienen una importante actividad mineralocorticoidea. Por lo tanto, la hidrocortisona (y la cortisona) por lo general se utilizan solo para la terapia de reposición en la insuficiencia suprarrenal.

Supresión suprarrenal. La terapia esteroidea suprime la secreción de corticotrofina y finalmente lleva a la atrofia suprarrenal. Una vez suspendido el tratamiento puede tomar de 6-12 meses recuperar el funcionamiento suprarrenal normal. Como se suprime la respuesta del paciente al estrés, deben administrarse esteroides adicionales en momentos de estrés importante (p. ej., intervenciones quirúrgicas, infecciones). La terapia con esteroides debe suspenderse en forma muy gradual, debido a que la suspensión brusca produce insuficiencia suprarrenal.

Infecciones. Hay una mayor susceptibilidad a las infecciones, las que pueden pasar desapercibidas debido a que los indicadores naturales de la infección se encuentran inhibidos.

Otras complicaciones consisten en psicosis, catarata, glaucoma, úlcera péptica y reactivación de infecciones incipientes (p. ej., tuberculosis).

Mineralocorticoides

La **fludrocortisona** se administra junto con la hidrocortisona en casos de insuficiencia suprarrenal (p. ej., enfermedad de Addison o después de la adrenalectomía) debido a que este último fármaco no posee suficiente actividad de retención salina.

34. Hormonas sexuales y fármacos relacionados

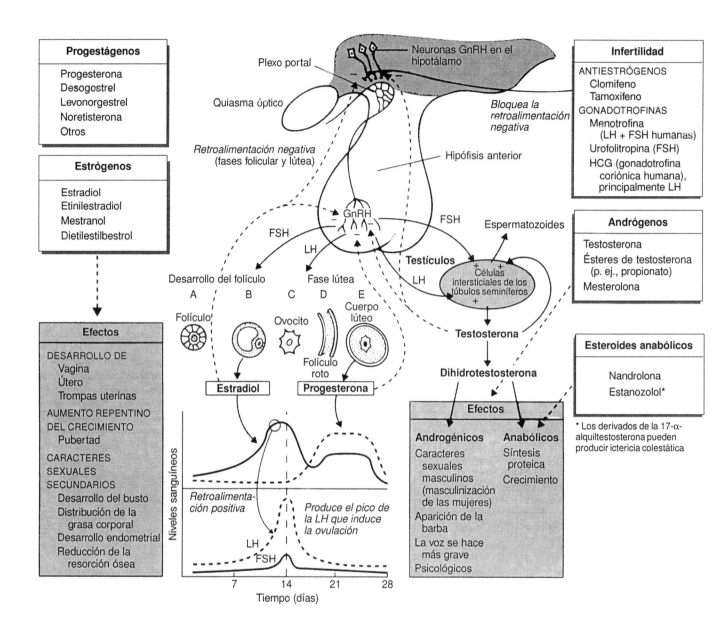

Progestágenos

Progesterona
Desogostrel
Levonorgestrel
Noretisterona
Otros

Estrógenos

Estradiol
Etinilestradiol
Mestranol
Dietilestilbestrol

Efectos

DESARROLLO DE
Vagina
Útero
Trompas uterinas

AUMENTO REPENTINO
DEL CRECIMIENTO
Pubertad

CARACTERES
SEXUALES
SECUNDARIOS
Desarrollo del busto
Distribución de la
grasa corporal
Desarrollo endometrial
Reducción de la
resorción ósea

Plexo portal

Neuronas GnRH en el hipotálamo

Quiasma óptico

Bloquea la retroalimentación negativa

Retroalimentación negativa (fases folicular y lútea)

Hipófisis anterior

GnRH

FSH

LH

Espermatozoides

Testículos

LH

Células intersticiales de los túbulos seminíferos

Desarrollo del folículo

Fase lútea

A   B   C   D   E

Folículo

Ovocito

Cuerpo lúteo

Folículo roto

Estradiol

Progesterona

Testosterona

Dihidrotestosterona

Infertilidad

ANTIESTRÓGENOS
Clomifeno
Tamoxifeno
GONADOTROFINAS
Menotrofina
(LH + FSH humanas)
Urofolitropina (FSH)
HCG (gonadotrofina coriónica humana), principalmente LH

Andrógenos

Testosterona
Ésteres de testosterona
(p. ej., propionato)
Mesterolona

Esteroides anabólicos

Nandrolona
Estanozolol*

* Los derivados de la 17-α-alquiltestosterona pueden producir ictericia colestática

Efectos

Androgénicos

Caracteres sexuales masculinos (masculinización de las mujeres)
Aparición de la barba
La voz se hace más grave
Psicológicos

Anabólicos

Síntesis proteica
Crecimiento

Niveles sanguíneos

Retroalimentación positiva

Produce el pico de la LH que induce la ovulación

LH

FSH

7   14   21   28

Tiempo (días)

Los ovarios y los testículos, además de producir gametos, también segregan hormonas (sobre todo **estrógenos** y **andrógenos**, respectivamente). La secreción de estrógenos (en especial **estradiol**) y andrógenos (principalmente **testosterona**) necesita gonadotrofinas (hormona luteinizante [LH] y hormona foliculoestimulante [FSH]), que son hormonas liberadas por la hipófisis anterior (centro, arriba). La liberación de LH y FSH a su vez es controlada por el hipotálamo (arriba, ▨), que libera pulsos de hormona liberadora de gonadotrofinas (GnRH).

En los **testículos** (derecha, ◯), los espermatozoides son producidos en los túbulos seminíferos por un proceso que requiere tanto FSH como **testosterona**, esta última hormona sintetizada en las células intersticiales en respuesta a la LH. La testosterona genera los cambios que tienen lugar en el varón normal en la pubertad (abajo, derecha, sombreado). Los **andrógenos** (derecha, medio) se utilizan principalmente para terapias de reposición en varones castrados o en aquellos que sufren hipogonadismo debido a una enfermedad hipofisaria o testicular. La testosterona es inactivada rápidamente en el hígado después de su administración por vía oral, pero los andrógenos sintéticos

(p. ej., la **mesterolona**) son activos por esa vía. Los **esteroides anabólicos** (derecha, abajo) tienen una actividad androgénica relativamente pobre y se utilizan para intentar incrementar la síntesis de proteínas después de la cirugía mayor y en enfermedades debilitantes crónicas. Los principales efectos adversos de los andrógenos y, en menor medida, de los esteroides anabólicos son la masculinización en las mujeres y en los prepúberes y la supresión de la FSH y la LH.

En el **ovario**, la FSH (y la LH) estimulan el desarrollo folicular (centro, izquierda, A-B) y la síntesis de **estradiol** por las células de la granulosa del folículo. En la etapa folicular temprana, el bajo nivel de estradiol en sangre (gráfico superior) ejerce un efecto de retroalimentación negativa sobre la FSH, lo cual asegura que solo madure el folículo dominante. En la mitad del ciclo, los niveles de estradiol son altos y esto tiene un efecto de retroalimentación positiva sobre la secreción de LH, lo cual lleva al "pico" de LH (gráfico inferior) que produce la ovulación. Estos efectos retroalimentadores del estradiol se ejercen sobre el hipotálamo (cambiando la cantidad de GnRH segregada) y la glándula hipófisis (alterando su respuesta a la GnRH). El folículo roto (D) se convierte en cuerpo lúteo (E), que segrega estrógeno y progesterona (gráfico superior) hasta que finaliza el ciclo. Durante la fase folicular del ciclo, el estrógeno estimula la proliferación endometrial. En la fase lútea, la mayor liberación de progesterona estimula la maduración y el desarrollo glandular del endometrio, que luego se desprende durante la menstruación.

Los **estrógenos** (izquierda, medio) tienen muchos efectos (izquierda, abajo, sombreado). Se utilizan en terapias de reposición (TRH) en el hipogonadismo primario y en las mujeres posmenopáusicas para prevenir los sofocos, la vaginitis atrófica y la osteoporosis. También se utilizan en varios trastornos menstruales (p. ej., dismenorrea espasmódica), y en combinación con progestágenos, como anticonceptivos. Los **progestágenos** (izquierda, arriba) se emplean principalmente como anticonceptivos hormonales. Las hormonas sexuales y sus antagonistas se usan en el tratamiento de ciertos tipos de cáncer (cap. 43).

La **GnRH (gonadorrelina)** es un decapéptido que estimula la liberación de FSH y LH de la hipófisis anterior. Las infusiones pulsátiles de GnRH se utilizan en el tratamiento del hipogonadismo hipotalámico.

La **LH** y la **FSH** son hormonas glicoproteicas producidas por la hipófisis anterior. Regulan la función gonadal.

Infertilidad

En las mujeres anovulatorias puede superarse la infertilidad siempre que el ovario sea capaz de producir óvulos maduros y los esteroides apropiados.

El **clomifeno** y el **tamoxifeno** son antiestrógenos. Actúan inhibiendo la retroalimentación inhibitoria que ejercen los estrógenos en el hipotálamo y de este modo aumentan la liberación de FSH y LH.

Las **gonadotrofinas** se utilizan en las mujeres que carecen de función hipofisaria adecuada o que no responden a la terapia con clomifeno. El tratamiento comienza con inyecciones diarias de **menotrofina** (igual cantidad de LH y FSH) o **urofolitropina** (FSH), seguidas de una o dos grandes dosis de **gonadotrofina coriónica** (principalmente LH) para inducir la ovulación. Se producen nacimientos múltiples en un 20-30% de los embarazos después del tratamiento. En los varones se administran a veces ambas gonadotrofinas para estimular la espermatogénesis y la liberación de andrógenos.

Testosterona

El andrógeno más importante en los seres humanos es la testosterona. Aproximadamente el 2% de la testosterona plasmática se encuentra libre y se convierte en dihidrotestosterona en la piel, la próstata, las vesículas seminales y el epidídimo. La deficiencia de andrógeno por lo general se trata con inyecciones intramusculares de depósito de propionato de testosterona.

Efectos. En la pubertad, los andrógenos producen el desarrollo de los caracteres sexuales secundarios en el varón. En el varón adulto, las dosis altas suprimen la liberación de gonadotrofinas y generan cierta atrofia del tejido intersticial y de los túbulos testiculares. En las mujeres, los andrógenos producen cambios, muchos de los cuales son similares a los vistos en la pubertad en el varón.

Estrógenos

El **estradiol** es el principal estrógeno liberado por el ovario humano. Los estrógenos sintéticos son más eficaces cuando se los administra por vía oral.

Efectos adversos (véase Anticonceptivos orales). La administración continua de estrógenos durante un tiempo prolongado puede producir hiperplasia endometrial anormal e irregularidades menstruales y se asocia con una mayor incidencia de carcinoma endometrial. Cuando se administra un progestágeno con el estrógeno, hay una menor incidencia de cáncer de ovario o de endometrio. Por lo tanto, las mujeres que reciben TRH deben tomar un progestágeno a menos que se les haya practicado una histerectomía.

Progestágenos

Los progestágenos se utilizan como anticonceptivos hormonales y para producir supresión ovárica a largo plazo con otros fines (p. ej., en la dismenorrea, la endometriosis, el hirsutismo y los trastornos menstruales) cuando los estrógenos están contraindicados.

Anticonceptivos orales

Las **píldoras combinadas** contienen un estrógeno, por lo general etinilestradiol, y un progestágeno. Se toman durante 20-21 días y se suspenden los 6-7 días siguientes para dar lugar a la menstruación.

Las **píldoras de progestágeno solo** contienen una baja dosis de progestágeno y se toman en forma continua.

Los fármacos que inducen enzimas, como el fenobarbital, la carbamazepina, la fenitoína y especialmente la rifampicina, pueden hacer que la anticoncepción fracase.

Mecanismo de acción. Las píldoras combinadas actúan por retroalimentación inhibitoria sobre el hipotálamo para suprimir la secreción de GnRH y, por consiguiente, de la gonadotrofina plasmática, y bloquear así la ovulación. Estos fármacos también vuelven al endometrio refractario a la implantación, alteran la motilidad de las trompas de Falopio y modifican la composición del moco cervical. Estos últimos efectos también son producidos por las píldoras de progestágeno solo y parecen ser la base de sus acciones anticonceptivas, ya que únicamente bloquean la ovulación en un 25% de las mujeres. A menudo, la menstruación cesa al principio con los progestágenos, pero por lo general se reanuda con la administración prolongada. Sin embargo, la duración y la extensión del sangrado son muy variables.

Efectos adversos. Se presentan efectos adversos que *no ponen en riesgo la vida* tanto con las píldoras combinadas como con los progestágenos, consistentes en sangrados intermenstruales, aumento de peso, cambios de la libido, dolor de mamas, dolor de cabeza y náuseas. Las píldoras combinadas también pueden causar hirsutismo, infecciones vaginales por hongos levaduriformes y depresión. Cerca del 20-30% de las mujeres experimentan alguno de estos efectos y un 10-15% dejan de tomar la píldora debido a ellos. La incidencia general de efectos adversos es baja con las píldoras de progestágeno solo, pero los principales problemas de estos fármacos son el sangrado intermenstrual profuso y las menstruaciones irregulares.

Los *efectos colaterales serios* son raros. Estriban en ictericia colestática y una incidencia levemente mayor de enfermedad tromboembólica, atribuible aparentemente a los estrógenos. Las píldoras combinadas que contienen gestodeno y desogestrel se asocian con una mayor incidencia de tromboembolismo. Sin embargo, el riesgo absoluto de tromboembolismo es muy pequeño (alrededor de 25 incidentes cada 10.000 mujeres por año). El antecedente de tromboembolia, tabaquismo, hipertensión y diabetes aumenta el riesgo tromboembólico de los anticonceptivos orales.

Anticoncepción de urgencia. Puede lograrse la anticoncepción hasta 3 días después de una relación sexual sin protección tomando dos dosis de levonorgestrel separadas por un intervalo de 12 horas.

Interrupción terapéutica del embarazo. La progesterona ayuda a la nidación endometrial del óvulo fertilizado y se ha descubierto que el antagonista de la progesterona **mifepristona** es muy eficaz para interrumpir el embarazo inicial (hasta los 63 días de la gestación) cuando se lo utiliza con un agente de maduración cervical prostaglandínico (p. ej., óvulos de gemeprost). Los principales efectos adversos son dolor y sangrado.

35. Tiroides y fármacos antitiroideos

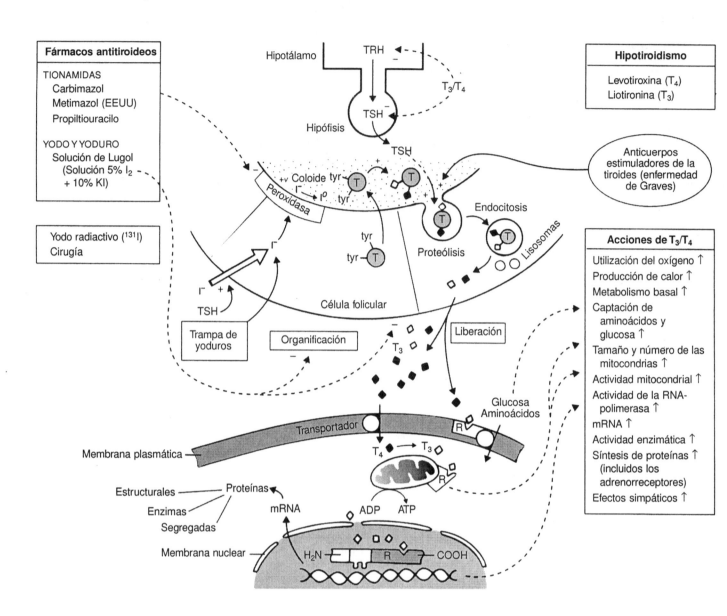

La glándula tiroides segrega dos hormonas yodadas llamadas **tri-yodotironina (T_3)** y **tiroxina** (**levotiroxina**, tetrayodotironina, T_4), responsables del óptimo crecimiento, desarrollo, funcionamieno y conservación de los tejidos del organismo. Otra hormona, la **calcitonina**, es producida por las células parafoliculares y participa en la regulación del metabolismo del calcio.

La síntesis de T_3 y T_4 requiere **yodo**, que normalmente se ingiere (como yoduro) con la dieta. Una bomba activa, dependiente de la *tiro-trofina* (⟹), concentra el **yoduro** (I^-) en las células foliculares (centro de la figura), donde en el borde apical es oxidado rápidamente por la peroxidasa a **yodo** (I^o), más reactivo. El yodo reacciona con los residuos tirosina presentes en la tiroglobulina (Ⓣ) ("proceso de organificación"), y se forman unidades de T_3 (◇) y T_4 (◆). La tiroglobulina que contiene estas yodotironinas es almacenada en los folículos como coloide (▢).

La liberación de T_3 y T_4 es controlada por un sistema de retroalimentación negativa (parte superior de la figura). Cuando los niveles de T_3 y T_4 circulantes caen, se libera **tirotrofina (TSH)** de la glándula hipófisis anterior que estimula el transporte de coloide (por endocitosis) dentro de las células foliculares. A continuación, las gotitas de coloide se fusionan con lisosomas y las enzimas proteolíticas degradan la tiroglobulina y liberan T_3 (◇) y T_4 (◆) a la circulación. Ambas hormonas tiroideas actúan sobre **receptores (R)** en la membrana plasmática y sobre receptores intracelulares (parte inferior de la figura) para producir una variedad de acciones (derecha).

Cerca del 2% de la población padece de hiperfunción o hipofunción tiroidea que, junto con la diabetes mellitus (2-3% de la población), son las enfermedades endocrinas más comunes. En la **enfermedad de Graves**, el hipertiroidismo es producido por un anticuerpo IgG que genera una prolongada activación de los receptores de TSH y causa una excesiva secreción de T_3 y T_4. La actividad tiroidea puede reducirse con fármacos que disminuyen la síntesis de la hormona (izquierda) o con la destrucción de la glándula mediante radiación (usando ^{131}I) o cirugía. El hipertiroidismo a menudo produce un aumento de los efectos simpáticos, que pueden bloquearse con antagonistas de los adrenorreceptores β (p. ej., propranolol). La enfermedad de Graves con frecuencia se asocia con oftalmopatía, a veces difícil de controlar, la que puede ser una enfermedad autoinmune organoespecífica diferente.

La **hormona liberadora de tirotrofina (TRH)** es un tripéptido sintetizado en el hipotálamo y transportado por los capilares del sistema venoso portal hipofisario a la glándula hipófisis, donde estimula la síntesis y la liberación de TSH.

La **tirotrofina (TSH)** es una hormona glicoproteica liberada por la glándula hipófisis (adenohipófisis). Activa receptores en las células foliculares e incrementa el cAMP, que estimula la síntesis y liberación de hormonas de la glándula tiroides. En el hipotiroidismo o, rara vez, en casos de deficiencia de yodo, niveles anormalmente altos de TSH producen un aumento del tamaño de la glándula tiroides (bocio).

T_3 y T_4. La triyodotironina y la tiroxina (tetrayodotironina) ingresan en la circulación, donde son transportadas en gran parte unidas a proteínas plasmáticas (99,5 y 99,95%, respectivamente). La tiroides solamente contribuye con cerca del 20% de la T_3 que circula libre; el resto es producido por la *conversión periférica* de T_4 en T_3. La T_4 también puede ser desyodada a T_3 reversa (rT_3) inactiva, de acuerdo con las necesidades de los tejidos. La T_4 parece ser principalmente una prohormona de T_3.

Acciones. No se tiene una comprensión acabada de los mecanismos de acción de las hormonas tiroideas, pero se cree que en ellos participan sitios de unión (receptores) de alta afinidad localizados en la *membrana plasmática*, las *mitocondrias* y el *núcleo*. Estas interacciones hormona-receptor producen varios efectos que incluyen un aumento de la síntesis de proteínas y del metabolismo energético. La mayoría de los **receptores** son intracelulares. Los receptores nucleares de T_3 (así como de esteroides y de vitamina D) son codificados por una superfamilia de genes vinculados con los *cis*-oncogenes. La T_3/T_4 libre ingresa en la célula por un mecanismo que involucra un transportador y la mayor parte de la T_4 se convierte en T_3 (o rT_3), la cual se fija al extremo C terminal del receptor e induce un cambio de conformación en su sitio de fijación al DNA. Esto le permite al receptor activado interactuar con un elemento regulador de respuesta a la hormona tiroidea en las moléculas de DNA blanco. En consecuencia, se estimula o reprime la transcripción génica y la síntesis de proteínas.

Hipertiroidismo (tirotoxicosis)

Está aumentada la tasa del metabolismo basal, lo que produce intolerancia al calor, arritmias y aumento del apetito. La piel se vuelve húmeda y caliente. Se observa un mayor nerviosismo e hipercinesia. La hiperactividad simpática produce taquicardia, sudación y temblor. Pueden presentarse angina de pecho e insuficiencia cardíaca por gasto elevado. Se retraen los párpados superiores, lo que otorga un aspecto de ojos saltones.

Tradicionalmente, los pacientes jóvenes han sido tratados con fármacos antitiroideos, y si la afección recurría se realizaba una tiroidectomía subtotal. A los pacientes mayores de 40 años se les administraba una terapia con yodo radiactivo. Hoy día, a los pacientes jóvenes se los puede tratar con ^{131}I y carbimazol por largo plazo.

Fármacos antitiroideos

Las **tionamidas** poseen un grupo tiocarbamida (S=C–N) que es esencial para su actividad. Impiden la síntesis de hormonas tiroideas al inhibir de manera competitiva las reacciones catalizadas por la peroxidasa necesarias para la organificación del yodo. También bloquean el acoplamiento de la yodotirosina, especialmente la formación de di-

El hipotiroidismo primario (**mixedema**) probablemente sea consecuencia en la mayoría de los casos de una respuesta inmunitaria mediada por células y dirigida contra las células foliculares tiroideas. La **levotiroxina** es el fármaco de elección para la terapia de reposición (derecha, arriba).

yodotironina. Las tionamidas pueden ser inmunosupresoras, pero este punto es motivo de controversia. Todos los fármacos antitiroideos se administran por vía oral y se acumulan en la glándula tiroides. El inicio de su acción se demora hasta que se agotan las hormonas preformadas, un proceso que puede tardar 3-4 semanas.

El **carbimazol** se convierte rápidamente en metimazol *in vivo*. El objetivo es volver al paciente eutiroideo y entonces darle una dosis reducida de mantenimiento. A veces es posible cesar el tratamiento después de 1-2 años. Los efectos colaterales consisten en erupciones y, raras veces, agranulocitosis (se debe advertir a los pacientes que deben informar sobre sus dolores de garganta).

El **propiltiouracilo** por lo general se reserva para pacientes que no toleran el carbimazol. Se asocia con una mayor incidencia de agranulocitosis (0,4%) que el carbimazol (0,1%). Además de inhibir la síntesis hormonal, el propiltiouracilo inhibe la desyodación periférica de T_4 y quizá tenga una acción inmunosupresora.

Los **yoduros** ejercen varias acciones sobre la tiroides no del todo bien comprendidas. Inhiben la organificación y la liberación de hormona. Además, el yoduro reduce el tamaño y la vascularización de la glándula hiperplásica, efectos útiles para preparar al paciente antes de una tiroidectomía. En dosis "farmacológicas", el principal efecto de los yoduros estriba en inhibir la liberación de hormona (posiblemente al inhibir la proteólisis de la tiroglobulina) y, como se reducen los síntomas tirotóxicos con relativa rapidez (2-7 días), el yodo es valioso para el tratamiento de la **crisis tirotóxica ("tormenta tiroidea"**, una exacerbación aguda potencialmente fatal de todos los síntomas de tirotoxicosis). El yodo no puede utilizarse en tratamientos a largo plazo del hipertiroidismo debido a que su acción antitiroidea tiende a disminuir.

El **propranolol** o el **atenolol** pueden reducir la frecuencia cardíaca y otras manifestaciones simpáticas del hipertiroidismo y brindan un alivio parcial de los síntomas hasta lograr un control total con el carbimazol. Son útiles en la preparación preoperatoria de pacientes que han de ser tiroidectomizados. El propranolol también es útil administrado con hidrocortisona, yodo y carbimazol en la "tormenta tiroidea".

Hipotiroidismo

El cansancio y el letargo son los síntomas más comunes. Otros efectos incluyen depresión de la tasa del metabolismo basal, del apetito y del gasto cardíaco. La piel se torna seca. La falta de hormona tiroidea a edad temprana produce retardo mental irreversible y enanismo (cretinismo), y para prevenirlo se controla a todos los recién nacidos y se aplica terapia de reposición desde el nacimiento.

Terapia de reposición

La **levotiroxina** administrada por vía oral es el tratamiento de elección. La T_4 sintética es la sal sódica de la levotiroxina (L-tiroxina). Sus efectos se demoran hasta que estén ocupados los sitios de unión de las proteínas plasmáticas y de los tejidos. El tratamiento se puede evaluar monitoreando los niveles plasmáticos de TSH, que se normalizan cuando se alcanza la dosis óptima.

La **liotironina** es la sal sódica de la T_3 y, debido a que se fija menos a las proteínas, actúa con mayor rapidez que la T_4. Se usa principalmente en el coma hipotiroideo, en el que se administra (junto con hidrocortisona) por vía intravenosa.

36. Agentes antidiabéticos

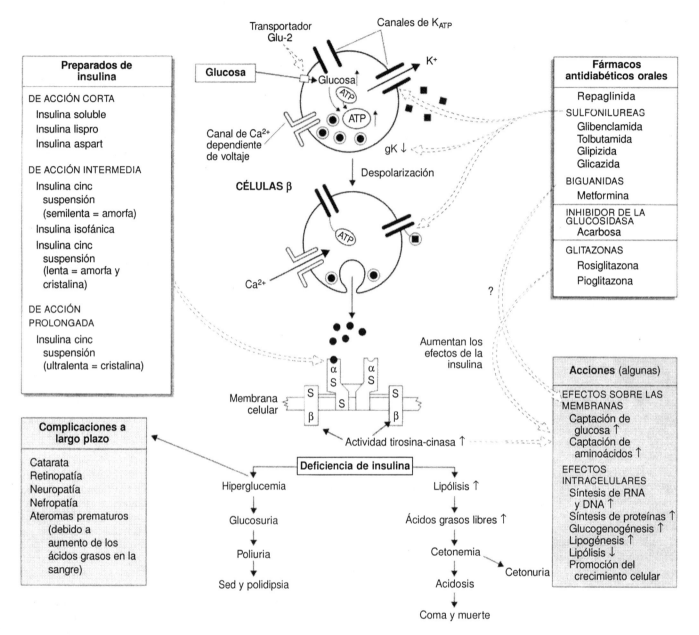

Preparados de insulina

DE ACCIÓN CORTA
- Insulina soluble
- Insulina lispro
- Insulina aspart

DE ACCIÓN INTERMEDIA
- Insulina cinc suspensión (semilenta = amorfa)
- Insulina isofánica
- Insulina cinc suspensión (lenta = amorfa y cristalina)

DE ACCIÓN PROLONGADA
- Insulina cinc suspensión (ultralenta = cristalina)

Complicaciones a largo plazo
- Catarata
- Retinopatía
- Neuropatía
- Nefropatía
- Ateromas prematuros (debido a aumento de los ácidos grasos en la sangre)

Transportador Glu-2

Canales de K_{ATP}

Glucosa

K^+

Glucosa

ATP

ATP

Canal de Ca^{2+} dependiente de voltaje

$gK \downarrow$

CÉLULAS β

Despolarización

ATP

Ca^{2+}

Membrana celular

α S — α S
S — S
S β — S β

Aumentan los efectos de la insulina

Actividad tirosina-cinasa ↑

Deficiencia de insulina

Hiperglucemia → Glucosuria → Poliuria → Sed y polidipsia

Lipólisis ↑ → Ácidos grasos libres ↑ → Cetonemia → Acidosis → Coma y muerte

Cetonuria

Fármacos antidiabéticos orales

- Repaglinida
- SULFONILUREAS
  - Glibenclamida
  - Tolbutamida
  - Glipizida
  - Glicazida
- BIGUANIDAS
  - Metformina
- INHIBIDOR DE LA GLUCOSIDASA
  - Acarbosa
- GLITAZONAS
  - Rosiglitazona
  - Pioglitazona

?

Acciones (algunas)

EFECTOS SOBRE LAS MEMBRANAS
- Captación de glucosa ↑
- Captación de aminoácidos ↑

EFECTOS INTRACELULARES
- Síntesis de RNA y DNA ↑
- Síntesis de proteínas ↑
- Glucogenogénesis ↑
- Lipogénesis ↑
- Lipólisis ↓
- Promoción del crecimiento celular

La **insulina** es una hormona segregada por las células β de los islotes de Langerhans del páncreas (arriba). Varios estímulos **liberan** insulina (●) de los gránulos de almacenamiento (◐) en las células β, pero el más potente de ellos es el incremento de la glucosa plasmática (hiperglucemia). La insulina se une a **receptores** específicos en las membranas celulares (centro de la figura), lo que da inicio a una serie de acciones (abajo, derecha, sombreado), que comprenden aumento de la captación de glucosa por los músculos, el hígado y el tejido adiposo.

En la **diabetes mellitus** hay una ausencia relativa o total de insulina, que produce una menor captación de glucosa por los tejidos sensibles a ella y que acarrea serias consecuencias (centro, abajo). La lipólisis y la proteólisis muscular producen pérdida de peso y debilidad. Se elevan los niveles de ácidos grasos libres y de glicerol. El exceso de acetil-CoA producido en el hígado se convierte en *ácido acetoacético*, que se reduce a *ácido β-hidroxibutírico* o se descarboxila a *acetona*. Estos "cuerpos cetónicos" se acumulan en la sangre y provocan acidosis (cetoacidosis). Cerca del 25% de los pacientes diabéticos sufren

una acentuada deficiencia de insulina. Esta **diabetes tipo I** o **insulinodependiente** se asocia con antígenos HLA y con la destrucción inmunológica selectiva de las células β. En estos pacientes es común la *cetosis* y se requiere administrar insulina. Se utilizan varios **preparados de insulina** (izquierda, arriba) con diferentes **regímenes**. Hay pruebas de que el control metabólico temprano de la enfermedad puede prevenir o demorar la aparición de las complicaciones diabéticas (izquierda, abajo, sombreado). En la **diabetes tipo II** o **no insulinodependiente**, la etiología se ignora, pero hay un fuerte componente genético. Se presenta resistencia a la insulina circulante, que, sin embargo, protege al paciente contra la cetosis. Hay una reducción del número de receptores insulínicos y esto a veces se asocia con obesidad. La pérdida de peso (con dieta y ejercicio) reduce la "resistencia" a la insulina y controla aproximadamente a un tercio de los pacientes con diabetes tipo II. Otro tercio de estos diabéticos son controlados con **fármacos antidiabéticos orales** (derecha, arriba). Las **sulfonilureas** (■) y la **repaglinida** cierran los canales de K_{ATP} (centro, arriba) y producen la despolarización de las células β, lo cual aumenta la liberación de insulina. La **acarbosa** demora la absorción de la glucosa después de las comidas. Las **glitazonas** mejoran la sensibilidad a la insulina. Los diabéticos tipo II que no se controlan con la dieta y con los fármacos antidiabéticos orales necesitan inyecciones de insulina. Estos tienden a ser los pacientes más delgados que carecen de la primera fase de la respuesta insulínica.

Insulina

La **insulina** es un polipéptido de 51 aminoácidos dispuestos en dos cadenas (A y B) ligadas por puentes disulfuro. Un precursor, denominado proinsulina, es hidrolizado en los gránulos de almacenamiento para formar insulina y un péptido C residual. Los gránulos almacenan insulina en forma de cristales que contienen cinc e insulina.

Liberación de insulina. La glucosa es el estímulo más potente para la liberación de insulina por las células β de los islotes. Hay una secreción basal continua que aumenta en los momentos de la alimentación. Las células β poseen canales de K^+ que son regulados por el ATP intracelular (canales K_{ATP}). Cuando los niveles sanguíneos de glucosa aumentan, ingresa más glucosa en las células β y su metabolismo produce un aumento del ATP intracelular, lo cual cierra los canales K_{ATP}. La despolarización de las células β resultante inicia un ingreso de iones Ca^{2+} a través de canales de Ca^{2+} sensibles al voltaje, y esto desencadena la liberación de insulina.

Receptores de insulina. Los receptores de insulina son glicoproteínas que atraviesan la membrana que constan de dos subunidades α y dos β ligadas de modo covalente por uniones disulfuro. Después que la insulina se fija a la subunidad α, el complejo insulina-receptor entra en las células, donde la insulina es destruida por enzimas lisosómicas. La internalización del complejo insulina-receptor subyace a la *regulación en menos* de los receptores que es producida por los altos niveles de insulina (p. ej., en personas obesas). La unión de la insulina a los receptores activa la tirosina-cinasa de la subunidad β e inicia una compleja cadena de reacciones que llevan a los efectos de la hormona.

Preparados de insulina

La mayoría de los diabéticos del Reino Unido se tratan ahora con insulina humana. La insulina se administra por inyección subcutánea y su velocidad de *absorción* puede prolongarse *aumentando el tamaño de las partículas* (los cristales son más lentos que las partículas amorfas) o *formando complejos de insulina con cinc o protamina.*

Insulinas de acción corta. La **insulina soluble** es una simple solución de insulina. (Inicio de la acción: 30 minutos, pico de actividad: 2-4 horas, duración: hasta 8 horas.) Puede administrarse por vía intravenosa en urgencias hiperglucémicas, pero sus efectos duran solo 30 minutos por esta vía. La **insulina lispro** y la **insulina aspart** son análogos de la insulina que tienen una acción de comienzo más rápido y más corta que la de la insulina soluble.

Insulinas de acción intermedia y prolongada. Estas insulinas poseen una acción que dura entre 16 y 35 horas. La **semilenta** es una suspensión de insulina cinc amorfa. La **lenta** es una mezcla de insulina cinc amorfa (30%) y cristales de insulina cinc (70%); estos últimos prolongan la duración de la preparación.

La **insulina isofánica** (NPH) es un complejo de protamina e insulina. La mezcla es tal que no queda ningún sitio de unión libre en la protamina. Después de la inyección, las enzimas proteolíticas degradan la protamina, y la insulina se absorbe. La duración de la NPH es similar a la de la lenta (unas 20 horas).

Las **mezclas fijas bifásicas** contienen varias proporciones de insulina soluble e isofánica (p. ej., 30% soluble y 70% isofánica). El componente soluble brinda una acción de rápido comienzo y la insulina isofánica prolonga su duración.

La **ultralenta** es una suspensión de cristales de insulina cinc poco solubles que tiene una acción que dura hasta 35 horas. La larga duración de la ultralenta puede llevar a la acumulación de insulina y a una hipoglucemia peligrosa.

Efectos adversos

La *hipoglucemia* debida a una sobredosis de insulina o a una inadecuada ingesta calórica es la complicación más seria y más habitual del tratamiento con insulina. Cuando es grave, sobrevienen coma y la muerte si el paciente no es tratado con glucosa (por vía intravenosa si está inconsciente).

Anticuerpos antiinsulínicos. Todas las insulinas son en cierto grado inmunógenas (la más inmunógena es la bovina), pero la resistencia inmunológica a la insulina es rara.

Es común la *lipohipertrofia* con todos los preparados de insulina, pero las reacciones alérgicas locales en el sitio de la inyección son muy poco frecuentes en la actualidad.

Regímenes de insulina

La mayoría de los pacientes diabéticos tipo I adoptan un régimen que involucra una insulina de acción corta mezclada con una insulina de acción intermedia inyectada por vía subcutánea dos veces por día, antes del desayuno y de la cena. Regímenes de control intensivo más activos, ideados para producir estados cercanos a la normoglucemia, reducen las complicaciones de la diabetes (izquierda, sombreado). Uno de estos regímenes consiste en una inyección de insulina de acción intermedia, para proveer un nivel basal de insulina, e insulina soluble tres veces al días antes de las comidas.

Fármacos antidiabéticos orales

Las **sulfonilureas** están indicadas en pacientes (especialmente aquellos que se encuentran cerca de su peso ideal) que no pueden controlar la hiperglucemia con la dieta, pero en un 30% de los casos no se logra el control con estos fármacos. Estos agentes estimulan la liberación de insulina de los islotes pancreáticos, por lo cual el paciente debe tener *células β parcialmente funcionales* para poder utilizarlos. La **glipizida** y la **glicazida** tienen vidas medias relativamente cortas y suelen ensayarse primero. La **glibenclamida** posee una acción de duración más larga y puede administrarse una vez por día. Sin embargo, entraña más probabilidades de hipoglucemia y debiera evitarse en pacientes con mayor riesgo de hipoglucemia (p. ej., los ancianos). Estos pueden tratarse de manera más segura con **tolbutamida**, cuya acción es la de más breve duración.

Efectos adversos

Se presentan trastornos gastrointestinales y erupciones cutáneas, pero en pocas ocasiones. Los fármacos de acción prolongada pueden inducir hipoglucemia y coma hipoglucémico, *especialmente en los ancianos.* Las sulfonilureas están contraindicadas en la hiperglucemia grave (especialmente en la cetótica), la cirugía y las enfermedades mayores, en que debe administrarse insulina.

La **repaglinida** es un derivado benzamídico que tiene una acción de rápido comienzo y breve duración. Se administra al inicio de la comida para proporcionar un pico de liberación de insulina durante la digestión con escaso riesgo de hipoglucemia interprandial.

Biguanidas. La **metformina** actúa a nivel periférico para incrementar la captación de glucosa por un mecanismo desconocido. Como no aumenta la liberación de insulina, rara vez produce hipoglucemia. Los efectos adversos incluyen náuseas, vómitos, diarrea y, en ocasiones, acidosis láctica fatal.

La **acarbosa** inhibe las α-glicosidasas intestinales y retarda la digestión del almidón y la sacarosa. Se ingiere con las comidas y reduce el aumento posprandial de la glucosa en la sangre. Su principal efecto adverso es la flatulencia.

Glitazonas (tiazolidindionas). Estos nuevos fármacos aumentan la sensibilidad a la insulina al unirse al receptor PPAR-γ nuclear y, por desrepresión, incrementan la transcripción de ciertos genes sensibles a la insulina. Se administran en combinación con metformina o sulfonilureas. Las glitazonas no presentan ventajas demostradas sobre las terapias más antiguas y su inocuidad a largo plazo se desconoce.

37. Fármacos antibacterianos que inhiben la síntesis de ácidos nucleicos: sulfonamidas, trimetoprima, quinolonas y nitroimidazoles

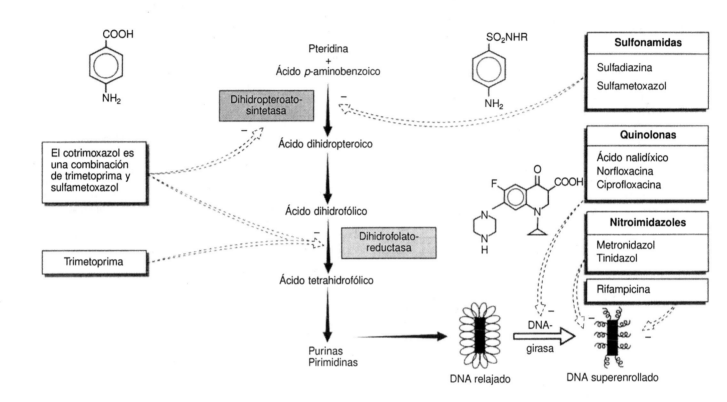

Las sulfonamidas fueron los primeros fármacos que resultaron eficaces para el tratamiento de las infecciones sistémicas. Sin embargo, hoy tienen poca importancia debido al desarrollo de agentes más efectivos y menos tóxicos. Además, muchos microorganismos han desarrollado **resistencia** a las sulfonamidas. Su principal uso como fármaco único es en el tratamiento de las infecciones urinarias producidas por microorganismos grampositivos o gramnegativos sensibles.*

Hay muchas sulfonamidas, por lo que solo se da un par de ejemplos junto con su estructura general (arriba, derecha). Su estructura es análoga a la del ácido *p*-aminobenzoico (arriba, izquierda), que es esencial para la síntesis del ácido fólico en las bacterias. La **toxicidad selectiva** de las sulfonamidas depende del hecho de que las células de los mamíferos utilizan el folato provisto por la dieta, pero las bacterias susceptibles carecen de esta capacidad y deben sintetizarlo. Las sulfonamidas inhiben de manera competitiva la enzima dihidropteroato-sintetasa (▨) e impiden la producción del folato necesario para la síntesis de DNA. Las sulfonamidas son agentes bacteriostáticos. Sus efectos colaterales más serios son erupciones cutáneas (comunes), insuficiencia renal y discrasias sanguíneas.

La **trimetoprima** (izquierda, abajo) actúa en las mismas vías metabólicas que las sulfonamidas, pero es un inhibidor de la dihidrofolato-reductasa (▨). Tiene una toxicidad selectiva debido a que su afinidad por la enzima bacteriana es 50.000 veces mayor que su afinidad

por la enzima humana. La trimetoprima es de uso habitual en infecciones del tracto urinario. Una combinación de trimetoprima con sulfametoxazol (**cotrimoxazol**) (izquierda) puede producir una acción sinérgica y aumentar la actividad contra ciertas bacterias. El cotrimoxazol se utiliza principalmente en el tratamiento de las infecciones respiratorias.

Las **quinolonas** (derecha, medio) inhiben la DNA-girasa, una enzima que comprime el DNA bacteriano en superhélices (⟹). Para acomodar el DNA de doble cadena comparativamente largo en la célula bacteriana, este se dispone en asas (DNA relajado; abajo, derecha) que luego se acortan por superenrollamiento. Las quinolonas son bactericidas porque inhiben el sellado de las cadenas de DNA abiertas en el proceso de superenrollamiento. Las células eucarióticas no contienen DNA-girasa. La **ciprofloxacina** es un agente antibacteriano de amplio espectro. Importantes propiedades de las quinolonas son su buena penetración en los tejidos y las células (como con las penicilinas), su eficacia por vía oral y su relativamente baja toxicidad.

Los **5-nitroimidazoles**, como por ejemplo el **metronidazol** (derecha, abajo), tienen un espectro muy amplio y son activos contra las bacterias anaerobias y algunos protozoos (cap. 42). El fármaco se difunde dentro del microorganismo, donde el grupo nitro se reduce. Durante este proceso de reducción se forman intermediarios químicamente reactivos que inhiben la síntesis de DNA o lo dañan y alteran su función.

La **rifampicina** impide la transcripción del RNA en muchas bacterias al inhibir la RNA-polimerasa dependiente de DNA (derecha, abajo). Se desarrolla con rapidez resistencia a la rifampicina, pero esta, combinada con otros agentes, es importante en el tratamiento de la tuberculosis (cap. 39).

---

* Las bacterias se clasifican según su forma (los cocos son esféricos, los bacilos tiene forma de bastón), y muchas de ellas según permanezcan teñidas con violeta de metilo después del lavado con acetona (grampositivas: teñidas, gramnegativas, pierden la tinción). La retención del violeta de metilo refleja importantes diferencias en la pared celular bacteriana.

Toxicidad selectiva

El uso de sustancias químicas para atacar y erradicar los parásitos, las bacterias, los virus o las células cancerosas del cuerpo se llama quimioterapia. Depende de los fármacos el hecho de que tengan toxicidad selectiva, es decir, que sean tóxicos para las células del parásito, pero no (demasiado) para el huésped humano. Las bacterias presentan muchas diferencias bioquímicas con respecto a las células humanas, y algunos fármacos antibacterianos son llamativamente atóxicos para los seres humanos. Por el contrario, debido a que las células cancerosas son muy parecidas a las normales, la mayoría de los fármacos anticancerosos tienen poca toxicidad selectiva y, en consecuencia, producen serios efectos adversos (cap. 43).

Los **agentes bacteriostáticos** inhiben el crecimiento bacteriano, mientras que los **agentes bactericidas** matan al microorganismo. Por lo general, la diferencia no reviste importancia clínica ya que los mecanismos de defensa del huésped están implicados en la eliminación final de los patógenos bacterianos. Una excepción es el tratamiento de las infecciones en pacientes inmunocomprometidos (aquellos que padecen sida o que reciben corticosteroides, fármacos oncológicos o inmunosupresores), en quienes debe utilizarse un agente bactericida.

La **resistencia** a los fármacos antimicrobianos se puede adquirir o ser innata. En el último caso, toda una especie bacteriana puede ser resistente al fármaco antes de su lanzamiento al mercado. Por ejemplo, *Pseudomonas aeruginosa* siempre fue resistente a la **flucloxacilina**. La **resistencia adquirida** es clínicamente más seria; en este caso, bacterias que alguna vez fueron sensibles al fármaco se vuelven resistentes a él. Los mecanismos responsables de la resistencia a los fármacos antimicrobianos son fundamentalmente los siguientes:

1 Enzimas inactivadoras que destruyen el fármaco. Por ejemplo, las β-lactamasas producidas por muchos estafilococos inactivan la mayoría de las penicilinas y muchas cefalosporinas.

2 Menor acumulación del fármaco. La resistencia a las tetraciclinas se presenta cuando la membrana celular bacteriana se vuelve impermeable al fármaco o cuando aumenta su egreso.

3 Alteración de los sitios de unión. Los aminoglucósidos y la eritromicina se fijan a los ribosomas bacterianos e inhiben la síntesis proteica. En microorganismos resistentes, los sitios de unión del fármaco pueden modificarse de modo que pierden su afinidad por él.

4 Desarrollo de vías metabólicas alternativas. Las bacterias se pueden volver resistentes a las sulfonamidas y a la trimetoprima debido a que producen dihidropteroato-sintetasa y dihidrofolato-reductasa modificadas, respectivamente, que tienen poca o nula afinidad por los fármacos.

Las poblaciones bacterianas resistentes a los antibióticos se pueden desarrollar de muchas maneras:

1 Selección. Dentro de una población hay algunas bacterias con resistencia adquirida. El fármaco elimina entonces los microorganismos sensibles y proliferan las formas resistentes.

2 Resistencia transferida. En este caso, el gen que codifica el mecanismo de resistencia es transferido de un microorganismo a otro. Los genes de resistencia al antibiótico pueden ser transportados en **plásmidos**, que son pequeñas piezas extracromosómicas de DNA que se replican de manera autónoma dentro de la bacteria. Los plásmidos (y por ende la resistencia al antibiótico) pueden transferirse de un microorganismo a otro por *conjugación* (formación de un tubo entre los microorganismos). Muchas bacterias gramnegativas y algunas grampositivas pueden conjugarse. En la *transducción*, el DNA del plásmido es englobado en un virus bacteriano (bacteriófago) y transferido a otro microorganismo de la misma especie. Este es un método relativamente ineficaz de transferencia, pero es clínicamente importante en la

transferencia de genes de resistencia entre cepas de estafilococos y estreptococos.

Sulfonamidas

La **sulfadiazina** se absorbe bien por vía oral. Las sulfonamidas se utilizaban para tratar infecciones "simples" del tracto urinario, pero muchas cepas de *Escherichia coli*** son resistentes a ellas y ahora se dispone de fármacos mucho menos tóxicos. La sulfadiazina combinada con pirimetamina se usa en infecciones por *Toxoplasma gondii*.

Efectos adversos

Los efectos colaterales más frecuentes son las reacciones alérgicas tales como erupciones cutáneas (morbiliformes o de tipo urticariano), a veces con fiebre. Mucho menos comunes son las reacciones más serias, como, por ejemplo, el síndrome de Stevens-Johnson, que es una forma de eritema multiforme con un alto índice de mortalidad. En raros casos pueden presentarse diversas discrasias sanguíneas, como agranulocitosis, anemia aplásica y anemia hemolítica (especialmente en pacientes con deficiencia de glucosa-6-fosfato-deshidrogenasa).

La **trimetoprima** se absorbe bien por vía oral y es eficaz en la mayoría de los pacientes con infecciones simples del tracto urinario inferior. A veces se la utiliza para tratar infecciones del tracto respiratorio, pero su acción es relativamente pobre contra *Streptococcus pneumoniae* y *Streptococcus pyogenes*.

Cotrimoxazol (trimetoprima combinada con **sulfametoxazol).** Como los efectos colaterales del cotrimoxazol son en gran medida los mismos que los de las sulfonamidas, su uso se halla en la actualidad mayormente limitado al tratamiento de pacientes con neumonía por *Pneumocystis carinii*, *nocardiasis* y *toxoplasmosis*.

Quinolonas

El **ácido nalidíxico** fue la primera quinolona que demostró poseer actividad antibacteriana, pero no alcanza niveles antibacterianos sistémicos y ha sido utilizada solamente para tratar infecciones del tracto urinario. La **ciprofloxacina** tiene un sustituyente 6-fluorado que le confiere una potencia antibacteriana mucho mayor contra los microorganismos grampositivos y especialmente contra los gramnegativos, entre ellos *E. coli*, *Pseudomonas aeruginosa*, *Salmonella* y *Campylobacter*. Hasta ahora, la resistencia no es habitual. La ciprofloxacina se absorbe bien por vía oral y se puede administrar por vía intravenosa. Se elimina, en gran medida sin alteraciones, por el riñón. No son frecuentes los efectos colaterales, pero puede haber náuseas, vómitos, erupciones, vértigo y dolor de cabeza. Pueden aparecer convulsiones debido a que las quinolonas son antagonistas del GABA. La **norfloxacina** no tiene actividad sistémica. Se concentra en la orina y es un fármaco de segunda elección en las infecciones del tracto urinario.

5-Nitroimidazoles

El **metronidazol** se absorbe bien por vía oral y se puede administrar por vía intravenosa. Es activo contra la mayoría de las bacterias anaerobias, incluidas las especies de *Bacteroides*. El metronidazol es el fármaco de elección en ciertas infecciones por protozoos, esto es, *Entamoeba histolytica*, *Giardia lamblia*, *Trichomonas vaginalis* (cap. 42). Los efectos colaterales incluyen trastornos gastrointestinales. El **tinidazol** tiene acciones similares a las del metronidazol, pero posee una acción más duradera. Es útil en la giardiasis cuando no se toleran las altas dosis de metronidazol.

---

* *Escherichia coli* es un bacilo gramnegativo y es la causa más común de infecciones del tracto urinario.

38. Fármacos antibacterianos que inhiben la síntesis de la pared celular: penicilinas, cefalosporinas y vancomicina

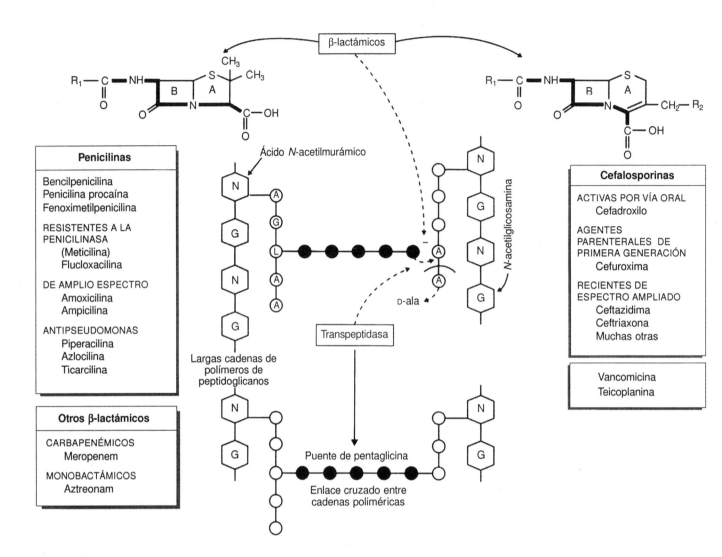

Penicilinas

Bencilpenicilina
Penicilina procaína
Fenoximetilpenicilina

RESISTENTES A LA
PENICILINASA
    (Meticilina)
    Flucloxacilina

DE AMPLIO ESPECTRO
    Amoxicilina
    Ampicilina

ANTIPSEUDOMONAS
    Piperacilina
    Azlocilina
    Ticarcilina

Otros β-lactámicos

CARBAPENÉMICOS
    Meropenem

MONOBACTÁMICOS
    Aztreonam

β-lactámicos

Ácido N-acetilmurámico

N-acetiglicosamina

D-ala

Transpeptidasa

Largas cadenas de
polímeros de
peptidoglicanos

Puente de pentaglicina

Enlace cruzado entre
cadenas poliméricas

Cefalosporinas

ACTIVAS POR VÍA ORAL
    Cefadroxilo

AGENTES
PARENTERALES DE
PRIMERA GENERACIÓN
    Cefuroxima

RECIENTES DE
ESPECTRO AMPLIADO
    Ceftazidima
    Ceftriaxona
    Muchas otras

Vancomicina
Teicoplanina

Las estructuras de las penicilinas (arriba, izquierda) y las cefalosporinas (arriba, derecha) comparten la misma característica: el tener un anillo β-lactámico (B) cuya integridad es esencial para su actividad antimicrobiana. La modificación de los grupos R_1 y R_2 dio como resultado muchos antibióticos semisintéticos, algunos de los cuales son acidorresistentes (y activos por vía oral), tienen un amplio espectro de acción antimicrobiana o son resistentes a las β-lactamasas bacterianas. Se han desarrollado otros β-lactámicos que son resistentes a las β-lactamasas. Las penicilinas (izquierda) son los antibióticos más importantes;* las cefalosporinas (derecha) tienen pocas indicaciones específicas. Los antibióticos β-lactámicos son bactericidas. Producen su acción antimicrobiana al impedir los enlaces cruzados entre las cadenas poliméricas lineales de peptidoglicano que forman la pared celular, por ejemplo, mediante un puente pentaglicínico (●). Esta acción se debe a que parte de su estructura (▬) es similar a la de la D-alanil-D-alanina de las cadenas peptídicas de la pared celular de la bacteria.

* Los antibióticos son agentes quimioterapéuticos producidos por microorganismos vivos antes que por síntesis química.

La **bencilpenicilina** fue la primera penicilina y conserva su importancia, pero es destruida en gran medida por el ácido gástrico y debe administrarse por inyección. La **fenoximetilpenicilina** tiene un espectro antimicrobiano similar, pero es activa por vía oral. Muchas bacterias (incluida la mayoría de los estafilococos) son resistentes a la bencilpenicilina debido a que producen enzimas (β-lactamasas, penicilinasa) que abren el anillo β-lactámico. El control genético de las β-lactamasas a menudo reside en plásmidos transmisibles (cap. 37). Algunas penicilinas, por ejemplo, la **flucloxacilina**, son eficaces contra los estafilococos que producen β-lactamasa. Las bacterias gramnegativas, pero no las grampositivas, poseen una membrana exterior fosfolipídica que les puede conferir resistencia a las penicilinas al impedir el acceso del fármaco a la pared celular. Las penicilinas de **amplio espectro**, como la **amoxicilina** y la **ampicilina**, son más hidrófilas que la bencilpenicilina y son activas contra algunas bacterias gramnegativas porque pueden atravesar los poros de la membrana exterior fosfolipídica. Los microorganismos que producen penicilinasa son resistentes a la amoxicilina y a la ampicilina. Las **penicilinas antipseudomonas** (izquierda, abajo) se utilizan principalmente para el tratamiento de infecciones serias causadas por *Pseudomonas aeruginosa.*[*]

Las penicilinas tienen muy baja toxicidad, pero en altas concentraciones (insuficiencia renal, administración intratecal) pueden producir encefalopatía, que puede resultar fatal. La **hipersensibilidad** es el efecto colateral más importante de las penicilinas y puede provocar erupciones y, rara vez, **reacciones anafilácticas** que son fatales en un 10% de los casos.

Penicilinas

La **bencilpenicilina** sigue siendo un antibiótico útil, pero tiene un "limitado espectro" de actividad, principalmente contra microorganismos grampositivos. La bencilpenicilina es eficaz para tratar infecciones por neumococos, estreptococos, meningococos y leptospiras. También es valiosa en la profilaxis de la gangrena gaseosa por clostridios. La mayoría de las cepas de *Staphylococcus aureus*[**] producen ahora penicilinasa. La bencilpenicilina es lábil a los ácidos y por lo tanto no se absorbe bien por vía oral. Se suministra por inyección intramuscular, pero las grandes dosis son dolorosas y se administran por vía intravenosa. La penicilina se difunde ampliamente por los tejidos del organismo, pero atraviesa poco la barrera hematoencefálica, salvo cuando las meninges están inflamadas. Después de la inyección intramuscular, los niveles plasmáticos pico se alcanzan al cabo de 15-30 minutos y el fármaco se excreta rápidamente (en gran medida sin cambios) por los riñones. La vida media de eliminación ($t_{1/2}$) por lo general es de 30 minutos, pero se prolonga hasta 10 horas en caso de anuria. La secreción tubular renal de la penicilina puede ser inhibida por los ácidos orgánicos como el **probenecid**, y esto produce concentraciones plasmáticas más altas y prolongadas.

La **fenoximetilpenicilina** tiene el mismo espectro que la bencilpenicilina, pero es menos activa. Es estable ante los ácidos y se administra por vía oral. Sin embargo, su absorción es variable y solo es útil contra microorganismos muy sensibles, en que no se requiere una acción rápida (tonsilitis estreptocócica). La fenoximetilpenicilina es útil en la profilaxis de la fiebre reumática.

Penicilinas resistentes a la penicilinasa: flucloxacilina

La flucloxacilina está indicada en infecciones debidas a estafilococos resistentes a la penicilina que producen penicilinasa. Es una penicilina semisintética resistente a la penicilinasa ya que un grupo isoxazolilo en la posición R_1 obstaculiza el acceso de la enzima al anillo β-lactámico. La flucloxacilina es menos eficaz que la bencilpenicilina y solo debe utilizarse en infecciones debidas a estafilococos que producen penicilinasa (que comprenden la mayoría de las infecciones por estafilococos adquiridas en el hospital). La flucloxacilina se absorbe bien por vía oral, pero en infecciones graves debe administrarse únicamente por inyección y no debe utilizarse sola. Las cepas epidémicas de *Staphylococcus aureus* resistentes a la meticilina (MRSA), a la flucloxacilina y a otros antibióticos son un problema creciente, especialmente en los hospitales. Estas infecciones se tratan mejor con vancomicina intravenosa.

Penicilinas de amplio espectro

La **ampicilina** y la **amoxicilina** son activas contra las bacterias grampositivas que no producen β-lactamasa, y como se difunden dentro de las bacterias gramnegativas con mayor facilidad que la bencilpenicilina, también son activas contra muchas cepas de *Escherichia coli*, *Haemophilus influenzae* y *Salmonella*. Para la administración oral, la amoxicilina es el fármaco de elección debido a que se absorbe mejor que la ampicilina, que debe administrarse por vía parenteral. La amoxicilina y la ampicilina son inactivadas por las bacterias que producen penicilinasa. Los microorganismos resistentes a la amoxicilina incluyen a la mayoría de las cepas de *Staphylococcus aureus*, al 50% de las cepas de *Escherichia coli* y hasta un 15% de las de *Haemophilus influenzae*. Muchas β-lactamasas bacterianas son inhibidas por el *ácido clavulánico*, y la mezcla de este inhibidor con **amoxicilina** (coamoxiclav) hace que el antibiótico sea eficaz contra los microorganismos que producen penicilinasa. El coamoxiclav está indicado en infecciones del tracto respiratorio y urinario con confirmada resistencia a la amoxicilina.

Penicilinas antipseudomonas

La **piperacilina**, la **azlocilina** y la **ticarcilina** se administran por inyección para tratar infecciones serias por bacterias gramnegativas, especialmente *Pseudomonas aeruginosa*. Pueden combinarse con aminoglucósidos para el tratamiento inicial de infecciones serias (p. ej., septicemia, endocarditis) cuando no se ha identificado el agente bacteriano.

Cefalosporinas

Los antibióticos cefalosporínicos se utilizan en el tratamiento de la meningitis, la neumonía y la septicemia. Las cefalosporinas tienen el mismo mecanismo de acción que las penicilinas y una farmacología similar. Pueden producir reacciones alérgicas y puede aparecer hipersensibilidad cruzada con la penicilina. Se excretan principalmente por los riñones y sus acciones pueden prolongarse con el probenecid. Todas tienen un similar espectro amplio de actividad antibacteriana, aunque cada una posee diferente actividad contra ciertas bacterias. El **cefadroxilo** se administra por vía oral y se usa en infecciones del tracto urinario cuando los microorganismos son resistentes a otros antibióticos. La **cefuroxima** se administra por inyección a menudo para la profilaxis en la cirugía (por lo general junto con metronidazol para brindar cobertura contra los anaerobios). La cefuroxima es resistente a la inactivación por β-lactamasas bacterianas y se utiliza en infecciones serias cuando otros antibióticos resultan ineficaces. La **ceftazidima** tiene mayor espectro de actividad contra las bacterias gramnegativas, entre ellas *Pseudomonas aeruginosa*, pero es menos activa que la cefuroxima contra microorganismos grampositivos (p. ej., *Staphylococcus aureus*). Alcanza el sistema nervioso central y se utiliza en el tratamiento de la meningitis causada por microorganismos gramnegativos. La **ceftriaxona** tiene una vida media más larga que otras cefalosporinas y solo se necesita una dosis diaria.

Otros antibióticos β-lactámicos

El **meropenem** es un carbapenémico (de estructura similar a la de la penicilina), pero muy resistente a las β-lactamasas. Posee un amplio espectro de actividad, aunque es inactivo contra algunas cepas de *Pseudomonas* y MRSA. Se administra por inyección intravenosa.

Vancomicina

La vancomicina es un antibiótico bactericida que no se absorbe por vía oral. Actúa inhibiendo la formación del peptidoglicano y es activa contra la mayoría de los microorganismos grampositivos. La vancomicina intravenosa es importante para el tratamiento de pacientes con septicemia o endocarditis debidas a cepas de *Staphylococcus aureus* resistentes a la meticilina. Es el fármaco de elección (por vía oral) para tratar la colitis seudomembranosa asociada con antibióticos (una complicación seria de la terapia con antibióticos producida por una superinfección del intestino debida a *Clostridium difficile*, que genera una toxina lesiva para la mucosa colónica). Rara vez, la vancomicina provoca insuficiencia renal o pérdida de la audición.

---

[*] *Pseudomonas aeruginosa* es un bacilo gramnegativo resistente a muchos antibióticos. Puede producir serias infecciones oportunistas, como neumonía y septicemia.

[**] *Staphylococcus aureus* es un coco grampositivo. Es una causa común de furúnculos, infecciones de heridas, neumonía, endocarditis y septicemia.

39. Fármacos antibacterianos que inhiben la síntesis proteica: aminoglucósidos, tetraciclinas, macrólidos y cloranfenicol

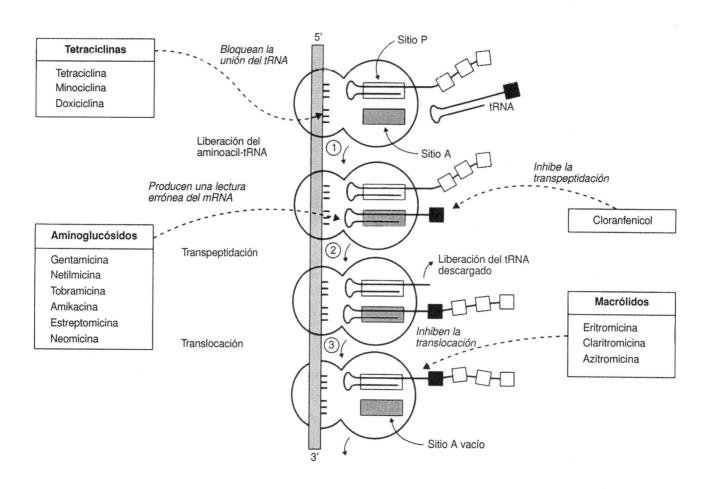

Este grupo de antibióticos actúa inhibiendo la síntesis de las proteínas bacterianas. Poseen toxicidad selectiva debido a que los ribosomas bacterianos (los sitios donde tiene lugar la síntesis proteica) constan de una subunidad 50S y una 30S, mientras que los ribosomas de los mamíferos tienen subunidades 60S y 40S.

Las proteínas se forman a partir de aminoácidos en los ribosomas (◯) que se desplazan a lo largo de (1-2-3) cadenas de ácido ribonucleico mensajero (mRNA, ▯), de modo que los codones sucesivos (▭) atraviesan un aceptor (sitio aminoacilo o sitio A, ▭) para las moléculas específicas de RNA de transferencia (tRNA) que llevan el siguiente aminoácido (arriba, derecha, ■) necesario para elongar la cadena peptídica. Las **tetraciclinas** (izquierda, arriba) y los **aminoglucósidos** (izquierda, abajo) se unen a la subunidad 30S e *inhiben la unión del aminoacil-tRNA*. Además, los aminoglucósidos producen una *lectura errónea* del mRNA, lo que determina que se sinteticen proteínas no funcionales. El paso siguiente en la síntesis peptídica es la transpeptidación (2), en que la cadena peptídica creciente (▭▭) unida al sitio P (peptidilo, ▭) es transferida al aminoácido (■) fijado

al aminoacil-tRNA en el sitio A. El **cloranfenicol** (derecha, medio) *inhibe la actividad peptidiltransferasa* de la subunidad ribosómica 50S. Después de la transpeptidación, la cadena peptídica es translocada del sitio A al P (3), de modo que el sitio A queda listo para aceptar el siguiente aminoacil-tRNA. Los **macrólidos** (derecha, abajo) se fijan a la subunidad 50S e *inhiben la translocación*.

Los **aminoglucósidos**, como por ejemplo la **gentamicina**, deben administrarse por inyección. Son fármacos valiosos en el tratamiento de infecciones graves, pero es probable que produzcan efectos nefrotóxicos y ototóxicos. Las **tetraciclinas** son antibióticos activos por vía oral y de un amplio espectro de acción, aunque la creciente resistencia bacteriana ha reducido su utilidad. Los **macrólidos** (p. ej., **eritromicina**) tienen un espectro antibacteriano similar al de la bencilpenicilina. Las bacterias grampositivas son más sensibles a la eritromicina que las gramnegativas porque acumulan unas 100 veces más fármaco. El **cloranfenicol** es eficaz contra una amplia gama de microorganismos, pero sus serios efectos adversos (p. ej., anemia aplásica) limitan su uso.

Aminoglucósidos

Los **aminoglucósidos** no se absorben por vía oral y deben administrarse por inyección. Son bactericidas y activos contra muchos microorganismos gramnegativos y algunos grampositivos. Tienen un estrecho índice terapéutico y son todos potencialmente tóxicos. Se excretan por el riñón y el mal funcionamiento renal produce acumulación y mayor riesgo de efectos colaterales tóxicos. Los principales efectos colaterales de los aminoglucósidos son la lesión del VIII nervio craneano (**ototoxicidad**) y el daño **renal**. Estos efectos dependen de la dosis, por lo que deben realizarse análisis de sangre periódicos para controlar los niveles de aminoglucósidos en los pacientes bajo tratamiento. Estos antibióticos pueden producir trastornos de la transmisión neuromuscular, por lo que están contraindicados en pacientes con miastenia gravis.

La resistencia a los aminoglucósidos obedece a varios mecanismos. El más importante es la producción de enzimas (controlada por plásmidos) que inactivan el fármaco por acetilación, fosforilación o adenilación. Otros mecanismos son las alteraciones de la envoltura para impedir el acceso del fármaco y la alteración del sitio de unión en la subunidad 30S de modo que el fármaco no pueda fijarse (solo en el caso de la estreptomicina).

La **gentamicina** es el aminoglucósido más importante y se utiliza principalmente en el tratamiento "empírico" de las infecciones agudas intrahospitalarias potencialmente letales por gramnegativos (p. ej., *Pseudomonas aeruginosa*) hasta que se determine la sensibilidad a los antibióticos. La gentamicina puede tener una acción antimicrobiana sinérgica con la penicilina y la vancomicina, y las combinaciones con alguno de estos agentes se usan en el tratamiento de la endocarditis estreptocócica. La **amikacina** resulta menos afectada por las enzimas que inactivan a los aminoglucósidos y se utiliza en infecciones serias por microorganismos gramnegativos resistentes a la gentamicina. Se afirma que la **netilmicina** es menos tóxica que la gentamicina. La **neomicina** es demasiado tóxica para ser administrada por vía parenteral. Se usa como tópico en infecciones cutáneas y por vía oral para esterilizar el intestino antes de una intervención quirúrgica.

La **estreptomicina** es activa contra *Mycobacterium tuberculosis*. Sin embargo, debido a que causa **ototoxicidad** dependiente de la dosis, sobre todo con tratamientos prolongados o intensivos, ha sido reemplazada en gran medida por la **rifampicina** (cap. 37). La rifampicina sola da lugar a un rápido desarrollo de resistencia, y para el **tratamiento de la tuberculosis** se la combina con **isoniazida**, **etambutol** y **pirazinamida** durante los primeros 2 meses. A continuación el tratamiento prosigue por otros 4 meses, por lo general con rifampicina e isoniazida. El etambutol, la isoniazida y la pirazinamida solo son activos contra *M. tuberculosis*, pero se desconocen sus mecanismos de acción.

Macrólidos

Los **macrólidos*** por lo general se administran por vía oral, pero si es necesario la **eritromicina** y la **claritromicina** pueden suministrarse por vía intravenosa. Tienen un espectro antimicrobiano similar al de la bencilpenicilina (es decir, un espectro estrecho, principalmente activos contra microorganismos grampositivos) y pueden utilizarse como agentes alternativos en pacientes con hipersensibilidad a la penicilina, en especial en infecciones producidas por estreptococos, estafilococos, neumococos y clostridios. Sin embargo, resultan ineficaces para combatir la meningitis debido a que no tienen una adecuada penetración en el sistema nervioso central. A diferencia de la penicilina, los macrólidos son eficaces contra varios microorganismos atípi-

* Macrólido: un anillo lactona de varios miembros que tiene unidos uno o más desoxiazúcares.

cos y están indicados específicamente en infecciones por *Mycoplasma pneumoniae* y en la enfermedad de los legionarios. Puede presentarse resistencia a los macrólidos como resultado de la alteración de su receptor —controlada por plásmidos— en la subunidad 50S del ribosoma bacteriano (lo que reduce su unión a él).

La **eritromicina** se metaboliza en el hígado y no es necesario reducir la dosis en caso de insuficiencia renal a menos que se trate de una falla importante. Los macrólidos son fármacos bastante inocuos. La eritromicina en altas dosis puede producir náuseas y vómitos, pero estos efectos son menos comunes con la azitromicina y la claritromicina. La azitromicina tiene una larga vida media (40-60 horas) y una sola dosis es tan eficaz para el tratamiento de la uretritis inespecífica por clamidias como la tetraciclina administrada durante 7 días. Los macrólidos inhiben el citocromo P-450 y producen acumulación de warfarina.

Tetraciclinas

Las **tetraciclinas** se administran por lo general por vía oral, pero también pueden suministrarse por inyección. La absorción intestinal es variable y es reducida por los iones calcio (leche) y magnesio (p. ej., antiácidos), por los alimentos y por los preparados de hierro. Las tetraciclinas son antibióticos de amplio espectro, pero hay agentes más apropiados para la mayoría de las infecciones. Sin embargo, debido a que penetran bien en los macrófagos, son los fármacos de elección para tratar algunas infecciones causadas por microorganismos intracelulares, como *Chlamydia* (uretritis inespecífica, tracoma, psitacosis), rickettsias (fiebre Q) y *Borrelia burgdorferi* (enfermedad de Lyme). Los microorganismos sensibles a las tetraciclinas acumulan el fármaco en parte por difusión pasiva y en parte por transporte activo. Los microorganismos resistentes generan una bomba expelente y no acumulan el antibiótico. La selección de las poblaciones microbianas después del uso generalizado de las tetraciclinas en el pasado produjo muchas cepas resistentes de estreptococos, estafilococos, neumococos y coliformes. Los genes de resistencia a las tetraciclinas se transmiten por medio de plásmidos y guardan estrecha relación con la resistencia a otros fármacos a los cuales el microorganismo también se volverá resistente (p. ej., sulfonamidas, aminoglucósidos, cloranfenicol). Las tetraciclinas se fijan al calcio en los huesos y dientes en crecimiento; esto produce alteración de la coloración dental en los jóvenes, por lo cual deben evitarse las tetraciclinas en niños menores de 8 años y en mujeres embarazadas o en etapa de lactancia. Pueden presentarse diarrea y náuseas. Un crecimiento excesivo de *Candida albicans* en la boca o el intestino a veces lleva a la aparición de muguet.

Cloranfenicol

El cloranfenicol se administra por vía oral o por inyección intravenosa. Es eficaz contra un amplio espectro de microorganismos. Por desgracia, su uso se ve restringido por sus serios efectos colaterales tales como aplasia de la médula ósea (incidencia de 1 en 40.000, por lo general fatal), supresión reversible de los glóbulos rojos y blancos (dependiente de la dosis), encefalopatía y neuritis óptica. El cloranfenicol está indicado en casos de fiebre tifoidea y meningitis por *Haemophilus influenzae*. Se metaboliza principalmente en el hígado y tiene una amplia penetración, incluso en el cerebro. El cloranfenicol inhibe el metabolismo de otros fármacos y puede potenciar las acciones de la fenitoína, las sulfonilureas y la warfarina. Es necesario efectuar recuentos globulares periódicos, especialmente cuando el fármaco se administra en altas dosis, durante un largo período, en pacientes que sufren insuficiencia renal o en recién nacidos. Estos últimos no pueden metabolizar el fármaco con rapidez y la acumulación produce el "síndrome gris" del neonato, con palidez, distensión abdominal, vómitos y colapso.

40. Fármacos antimicóticos y antivirales

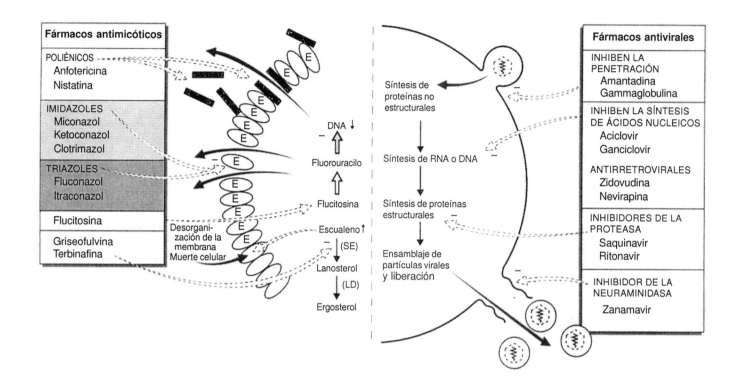

Fármacos antimicóticos

POLIÉNICOS
  Anfotericina
  Nistatina

IMIDAZOLES
  Miconazol
  Ketoconazol
  Clotrimazol

TRIAZOLES
  Fluconazol
  Itraconazol

Flucitosina

Griseofulvina
Terbinafina

DNA ↓
Fluorouracilo
Flucitosina
Escualeno ↑
(SE)
Lanosterol
(LD)
Ergosterol

Desorganización de la membrana
Muerte celular

Fármacos antivirales

INHIBEN LA PENETRACIÓN
  Amantadina
  Gammaglobulina

INHIBEN LA SÍNTESIS DE ÁCIDOS NUCLEICOS
  Aciclovir
  Ganciclovir

ANTIRRETROVIRALES
  Zidovudina
  Nevirapina

INHIBIDORES DE LA PROTEASA
  Saquinavir
  Ritonavir

INHIBIDOR DE LA NEURAMINIDASA
  Zanamivir

Síntesis de proteínas no estructurales
Síntesis de RNA o DNA
Síntesis de proteínas estructurales
Ensamblaje de partículas virales y liberación

Las **infecciones por hongos** (micosis) pueden ser superficiales o sistémicas; estas últimas se presentan en pacientes con compromiso inmunológico (pacientes con sida o que reciben tratamiento con corticosteroides o antineoplásicos). No hay muchos fármacos antimicóticos eficaces (izquierda), y el agente de primera elección en el tratamiento de las micosis sistémicas graves y potencialmente fatales, la anfotericina, presenta una elevada toxicidad. La **anfotericina** es un antibiótico poliénico que interactúa (izquierda, ▬) con el ergosterol (E) en la membrana celular del hongo y forma poros a través de los cuales se pierden componentes esenciales de la célula fúngica (⌒→). El fármaco posee toxicidad selectiva debido a que el principal esterol de las células humanas es el colesterol en vez del ergosterol. La **flucitosina** (izquierda, abajo) es mucho menos tóxica que la anfotericina, pero su uso es limitado debido a su estrecho espectro de acción y a que puede aparecer resistencia con rapidez durante el tratamiento. La flucitosina es convertida en las células micóticas —pero no en las células humanas— en fluorouracilo (⇨), que inhibe la síntesis del DNA (cap. 43). Los **imidazoles** (izquierda, ▨), que se usan ampliamente en administración tópica, son fármacos antimicóticos de amplio espectro que actúan inhibiendo la síntesis del ergosterol. Los **triazoles** (izquierda, ▨) son fármacos más recientes que poseen una estructura similar a la de los imidazoles, pero con un espectro de acción antifúngica más amplio. Presentan menor incidencia de efectos adversos debido a que son inhibidores mucho más específicos de la lanosterol-α-desmetilasa (LD, centro, izquierda), lo cual determina la inhibición de la síntesis de ergosterol. La **griseofulvina** se administra por vía oral y es útil para tratar algunas infecciones por dermatófitos, en particular la tiña del cuero cabelludo. Las infecciones dermatofíticas confirmadas de las uñas o de la piel se tratan con **terbinafina**, fármaco que inhibe el epóxido de escualeno (SE) y determina la acumulación de niveles tóxicos de escualeno en las células fúngicas (centro, izquierda).

Los **virus** son parásitos intracelulares que no tienen un metabolismo independiente y que solo pueden replicarse dentro de células huésped vivas. Como su ciclo de replicación está tan íntimamente ligado a los procesos metabólicos de la célula huésped, ha resultado en extremo difícil producir fármacos con selectividad tóxica por los virus. Por esta razón, el principal método para controlar las enfermedades virales han sido las vacunas (p. ej., contra la poliomielitis, la rabia, la fiebre amarilla, el sarampión, las paperas, la rubéola). Se han producido algunos fármacos antivirales eficaces (derecha) y, aunque su uso es limitado, han transformado el tratamiento de varias enfermedades, especialmente aquellas causadas por infecciones por herpesvirus. La replicación viral implica varias etapas (figura de la derecha). La **amantadina** y la **gammaglobulina** (derecha, arriba) impiden que el virus penetre en la célula (✿), pero la mayoría de los fármacos antivirales (derecha, medio) son **análogos de los nucleósidos** que obstaculizan la síntesis de ácidos nucleicos virales (y a menudo humanos). Fármacos más recientes, especialmente el **aciclovir**, son antivirales más selectivos debido a que son inactivos hasta que son fosforilados por enzimas sintetizadas preferentemente por el virus. Los fármacos **antirretrovirales** (derecha, medio) se usan para suprimir la replicación del virus de la inmunodeficiencia humana (HIV) en pacientes con sida. Se desarrolla con rapidez resistencia a los agentes únicos, pero el uso de inhibidores de la proteasa (p. ej., **saquinavir**) en combinación con dos inhibidores de la transcriptasa inversa (p. ej., **zidovudina y zalcitabina**) ha determinado una espectacular disminución de la morbimortalidad asociada al sida. Son comunes los efectos adversos desagradables, pero es vital que los fármacos contra el HIV sean tomados de manera continua para evitar el desarrollo de resistencia. El **interferón alfa** es una proteína antiviral normalmente producida por los leucocitos. Se administra interferón alfa recombinante por inyección para tratar la hepatitis B crónica persistente y, en combinación con ribavirina, en la hepatitis C crónica.

Infecciones micóticas

Hay tres grupos principales de hongos que producen enfermedades en los seres humanos:

1 Mohos (hongos filamentosos). Crecen como largos filamentos que se entrelazan para formar un micelio. Ejemplos de ellos son los *dermatófitos*, así llamados por su capacidad para digerir la queratina, que producen infecciones de la piel, las uñas y el cabello, y *Aspergillus fumigatus*, que puede causar aspergilosis pulmonar o diseminada.

2 Levaduras verdaderas. Son hongos unicelulares redondeados u ovalados, como, por ejemplo, *Cryptococcus neoformans*, que puede producir meningitis criptocócica o infecciones pulmonares, por lo general solo en pacientes con compromiso inmunológico.

3 Hongos similares a las levaduras. Se parecen a las levaduras, pero también pueden formar filamentos largos sin ramificaciones. Un ejemplo importante es *Candida albicans*, que es un microorganismo comensal común en el intestino, la boca y la vagina. Produce una amplia variedad de enfermedades tales como candidiasis oral (muguet), vaginitis, endocarditis y septicemia (a menudo fatal).

Agentes poliénicos

La **anfotericina** es un fármaco antimicótico de amplio espectro para tratar infecciones sistémicas potencialmente fatales debidas a *Aspergillus*, *Candida* o criptococos. No se absorbe bien por vía oral y se administra por infusión intravenosa, o por vía intratecal cuando hay compromiso del sistema nervioso central. Son comunes los efectos adversos y la mayoría de los pacientes desarrollan fiebre, escalofríos y náuseas. La terapia a largo plazo casi inevitablemente produce daño renal, que solo puede revertirse si se lo detecta en sus comienzos. La anfotericina formulada en liposomas es algo menos tóxica. La **nistatina** es demasiado tóxica para ser administrada por vía parenteral. Se la utiliza principalmente para tratar las infecciones por *Candida albicans* de la piel (cremas o ungüentos) y de las membranas mucosas (tabletas de disolución oral, óvulos vaginales). La candidiasis orofaríngea (muguet) es una de las manifestaciones más comunes del sida y a veces es una secuela del uso de antibióticos de amplio espectro, fármacos anticancerosos o corticosteroides.

Flucitosina

La flucitosina se administra por vía oral o por infusión intravenosa. Solo es activa contra los hongos levaduriformes y se utiliza principalmente para tratar la candidiasis sistémica o las infecciones criptocócicas. Como con frecuencia se desarrolla resistencia, la flucitosina debe administrarse en combinación con anfotericina. Los fármacos actúan en forma sinérgica y la combinación es eficaz en la meningitis criptocócica.

Imidazoles

Los imidazoles son fármacos antimicóticos de amplio espectro que rara vez generan resistencia. Con excepción del ketoconazol, los imidazoles no se absorben bien por vía oral. El **clotrimazol**, el **econazol** y el **miconazol** se usan ampliamente en administración tópica para el tratamiento de infecciones por dermatófitos y *Candida albicans*. El miconazol se utiliza por vía intravenosa en infecciones sistémicas en pacientes que no toleran la anfotericina. Puede producir náuseas y vómitos, desvanecimiento y anafilaxia. El **ketoconazol** se absorbe bien por vía oral y se lo ha utilizado para el tratamiento de micosis locales y sistémicas. El entusiasmo por el ketoconazol ha declinado debido a que puede producir necrosis hepática y supresión suprarrenal.

Triazoles

El **fluconazol** puede administrarse por vía oral o intravenosa y ha sido utilizado con éxito en una amplia variedad de micosis superficiales y sistémicas (no por *Aspergillus*). A diferencia del ketoconazol, no es hepatotóxico y no inhibe la síntesis suprarrenal de esteroides. El **itraconazol** se absorbe por vía oral y, a diferencia de los imidazoles y del fluconazol, es activo contra *Aspergillus*.

Fármacos antivirales

Fármacos que impiden que el virus ingrese o salga de las células huésped

La **amantadina** interfiere en la replicación del virus de la influenza A al inhibir la proteína transmembranosa M2 que es esencial para quitar la envoltura del virus. Tiene un estrecho espectro de acción, por lo que a menudo es preferible la vacuna antigripal.

El **zanamivir** es un nuevo fármaco que inhibe específicamente la neuraminidasa tanto del virus de la influenza A como del B, enzima que es necesaria para la liberación del virus desde las células infectadas. El fármaco reduce la duración de los síntomas si se lo administra dentro de las 48 horas del comienzo de estos. También es eficaz para prevenir la influenza en adultos sanos.

Gammaglobulina. La inmunoglobulina humana contiene anticuerpos específicos contra antígenos superficiales de los virus y puede obstaculizar su ingreso en las células huésped. Las inyecciones de inmunoglobulina normal se utilizan para brindar protección temporaria contra la hepatitis A.

Fármacos que inhiben la síntesis de ácidos nucleicos

Aciclovir (acicloguanosina). Los herpesvirus, como el *virus del herpes simple* (HSV) y el *virus de la varicela-zoster* (VZV), contienen una timidina-cinasa que convierte al aciclovir en un monofosfato. El monofosfato es fosforilado entonces por las enzimas de la célula huésped a acicloguanosintrifosfato, que inhibe la DNA-polimerasa viral y la síntesis del DNA viral. El aciclovir tiene una toxicidad selectiva debido a que la timidina-cinasa de las células huésped no infectadas activa solo una pequeña parte del fármaco y la DNA-polimerasa de los herpesvirus tiene mucho mayor afinidad por el fármaco activado que la DNA-polimerasa celular. El aciclovir es activo contra los herpesvirus, pero no los erradica. Es eficaz en administración tópica y por vía oral y parenteral; la ruta apropiada depende de la localización y la gravedad de la infección. El aciclovir tiene un uso generalizado en el tratamiento de las infecciones genitales por HSV y en altas dosis es eficaz para tratar el herpes zoster grave, una afección dolorosa producida por la reactivación de una infección previa por VZV (es decir, la varicela).

El **ganciclovir** debe administrarse por vía intravenosa y, debido a su toxicidad (neutropenia), se lo utiliza únicamente para tratar infecciones graves por citomegalovirus (CMV) en pacientes con compromiso inmunitario. El CMV es resistente al aciclovir debido a que no codifica la timidina-cinasa.

La **zidovudina** inhibe el HIV y es utilizada por vía oral en el tratamiento del sida. El fármaco es activado por triple fosforilación y se une entonces a la transcriptasa inversa, por la cual tiene 100 veces más afinidad que por las DNA-polimerasas celulares. El fármaco se incorpora a la cadena de DNA y, como carece de un hidroxilo 3′, ningún otro nucleótido puede formar una unión fosfodiéster 3′-5′, por lo cual la cadena de DNA se termina. Algunos pacientes no pueden tolerar sus graves efectos colaterales, como anemia, neutropenia, mialgia, náuseas y cefaleas. Otros nucleósidos que inhiben la transcriptasa inversa son la **didanosina** y la **zalcitabina**. Nuevos inhibidores que no son nucleósidos son la **nevirapina** y el **efevirenz**.

Inhibidores de la proteasa

En el HIV, los mRNA se traducen en poliproteínas inertes. Estas son convertidas luego en proteínas maduras esenciales (p. ej., transcriptasa inversa) por una proteasa específica del virus. Los inhibidores de la "proteasa del HIV", que se usan en combinación con otros fármacos, incluyen el **saquinavir** y el **ritonavir**. Los efectos adversos consisten en náuseas, vómitos, diabetes y lipodistrofia.

41. Fármacos que actúan sobre los parásitos. I: Helmintos (gusanos)

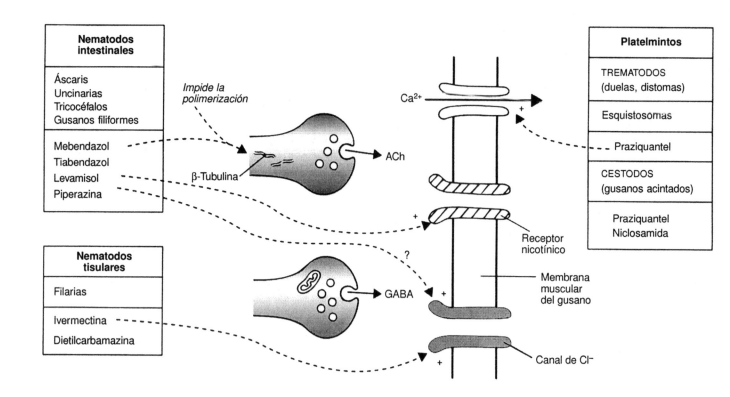

El **parasitismo** es una relación en la que una especie biológica vive a expensas de otra y en asociación de dependencia con ella. A pesar de que ciertos microorganismos como las bacterias pueden estar comprendidos en esta descripción, por lo general se considera parásitos solo a los **protozoos** y a los **helmintos**. Son típicamente eucarióticos y tienen ciclos vitales complejos. En Gran Bretaña solo son comunes unas pocas enfermedades parasitarias (p. ej., oxiuriasis, giardiasis; cap. 42), pero en las áreas tropicales y subtropicales del mundo, donde el agua abundante y las altas temperaturas brindan un medio óptimo para las larvas y los huéspedes vectores intermediarios (p. ej., mosquitos), las enfermedades parasitarias son habituales y muy difundidas. La superpoblación, la desnutrición y la falta de servicios sanitarios facilitan la difusión de las enfermedades, y cerca de 1.000 millones de personas pueden resultar infestadas por parásitos. Los fármacos desempeñan un importante papel en el tratamiento y control de las enfermedades parasitarias, aunque otros métodos también son importantes, como por ejemplo el control de los vectores con insecticidas y el drenaje de los terrenos.

Los **helmintos** son gusanos cilíndricos (**nematodos**) (izquierda) o planos (**platelmintos**) (derecha). Los gusanos planos se dividen en **tenias** o gusanos acintados (**cestodos**, derecha, abajo) y **distomas** (**trematodos**, derecha, arriba). El *sistema nervioso* de los helmintos presenta importantes diferencias con el de los vertebrados y estas forman la base de la toxicidad selectiva de la mayoría de los fármacos

utilizados para tratar las infestaciones por parásitos (**antihelmínticos**). Los músculos de los nematodos tienen tanto uniones neuromusculares inhibitorias como excitatorias; los transmisores son la acetilcolina (receptores nicotínicos de tipo ganglionar) y el ácido γ-aminobutírico (GABA), respectivamente. El **levamisol** (izquierda, medio) estimula los receptores nicotínicos en la unión neuromuscular y produce una parálisis espástica que permite que los parásitos sean expulsados. La **ivermectina** (izquierda, abajo), un nuevo fármaco eficaz contra la mayoría de los nematodos, puede aumentar la inhibición mediada por el GABA en la unión neuromuscular, mientras que la **piperazina** (izquierda, medio) puede actuar como agonista del GABA. Ambos fármacos producen una parálisis flácida en los parásitos. Los fármacos gabaérgicos son ineficaces contra los trematodos y los cestodos debido a que estos no poseen nervios gabaérgicos periféricos. El **praziquantel** (derecha), un agente muy eficaz, induce la contracción muscular y una parálisis espástica en estos parásitos al aumentar los flujos de calcio. Algunos antihelmínticos tienen acciones bioquímicas bastante bien caracterizadas. En particular, los derivados del benzimidazol, como el **mebendazol** (izquierda, medio), se fijan a la β-tubulina en las células del nematodo con mucho mayor afinidad con que lo hacen a la tubulina humana y bloquean el transporte de los gránulos secretorios y de otros orgánulos. El mecanismo de acción de algunos antihelmínticos se ignora; por ejemplo, el de la **dietilcarbamazina**, un fármaco utilizado en el tratamiento de la filariasis linfática.

Nematodos (gusanos cilíndricos)

El *Ascaris lumbricoides* (el gusano cilíndrico típico) infesta la luz intestinal de aproximadamente el 25% de la población mundial. Los gusanos, que tienen entre 10 y 30 cm de largo, son comunes en las zonas subtropicales, especialmente en áreas con deficiencias sanitarias. La infestación se trata con **mebendazol** o **levamisol** por vía oral. La **piperazina** también es eficaz, pero puede provocar vómitos y diarrea.

La **uncinariasis** es la infestación del intestino por *Ancylostoma duodenale* o *Necator americanus*. Estos gusanillos (de alrededor de 1 cm de longitud) se aferran a la mucosa y toman a diario una pequeña porción de sangre del huésped. Las uncinarias son una causa común de deficiencia de hierro y anemia en los países tropicales y subtropicales. El **mebendazol** es eficaz para su tratamiento.

La **estrongiloidiasis** (*Strongyloides stercoralis*) afecta el intestino, pero muchas personas infestadas con estos diminutos gusanos (2 mm de largo) son asintomáticas. Se trata con **tiabendazol**, **albendazol** o **ivermectina**.

Gusanos filiformes. La infestación por *Enterobius vermicularis* (de aproximadamente 1 cm de largo) es muy común, especialmente en los niños. El prurito anal es el síntoma principal. Los gusanos hembra depositan los huevos en la piel perianal y esto produce irritación. Las larvas a menudo se vuelven a ingerir al llevarse los dedos a la boca y esto mantiene el ciclo de autoinfestación. Por lo general, toda la familia debe ser tratada con **mebendazol**.

Tricocéfalos. *Trichuris trichiura* produce infestación de la luz intestinal, a menudo junto con *Ascaris* y uncinarias. Es común la infestación leve asintomática. Resulta eficaz el **mebendazol**.

Infestaciones por filarias. En los seres humanos se presentan tanto las formas adultas como las larvales (microfilarias). Se transmiten por la picadura de insectos que chupan sangre. Los gusanos adultos son muy longevos y desprenden microfilarias durante muchos años. La gravedad de la enfermedad depende de la carga de parásitos adultos presente en el huésped.

La **filariasis linfática** es una infestación, comúnmente por *Wuchereria bancrofti*, *Brugia malayi* o *B. timori*, causada por la picadura de mosquitos vectores. Los gusanos adultos, que viven en los vasos linfáticos, generan alteraciones histopatológicas que pueden llevar a un linfedema obstructivo. Unos 90 millones de personas se encuentran infestadas, dos tercios de las cuales viven en China, la India e Indonesia. La **oncocerciasis** es la infestación por *Onchocerca volvulus* y se presenta principalmente en el África tropical y en América Central. Es transmitida por un jején del género *Simulium*. La mayoría de las personas se infestan cerca de los ríos debido a que es allí donde se desarrolla el vector. La muerte de las microfilarias en la piel genera prurito crónico, y en la córnea forma con el tiempo una cicatriz que produce ceguera (ceguera de río).

Para tratar las infestaciones por filarias se utiliza dietilcarbamazina e ivermectina. Durante años se trató la oncocerciasis con **dietilcarbamazina**, que mata las microfilarias (por un mecanismo desconocido), pero no los gusanos adultos. Por desgracia, la muerte de las microfilarias exacerba la enfermedad, a menudo con graves reacciones, como las lesiones oculares. La **ivermectina** produce mucha menos exacerbación de la enfermedad y actualmente es el tratamiento de elección.

La **toxocariasis** es causada por la infestación por formas larvales de *Toxocara canis* o *T. cati*. Los huevos depositados en las heces de perros y gatos son ingeridos (con mayor frecuencia por los niños) y liberan larvas, que se diseminan a numerosos órganos, entre ellos los ojos. Los gusanos muertos provocan la formación de granulomas y pueden producir ceguera. Se trata con **dietilcarbamazina**, que mata los gusanos migrantes, pero no cura las lesiones fibróticas preexistentes.

Trematodos (duelas, distomas)

La **esquistosomiasis** (bilharziasis) es la infestación por parásitos del género *Schistosoma*; estos trematodos afectan la vejiga y el tracto urinario (*S. haematobium*) o el intestino (*S. mansoni*, *S. japonicum*). El huéped secundario es un caracol acuático que libera cercarias en el agua. Los niños se infestan a edad temprana al jugar en el agua contaminada. Se trata con **praziquantel**, que es eficaz para todas las infestaciones por trematodos (a excepción de la duela hepática, *Fasciola hepatica*).

Cestodos (gusanos acintados, tenias)

La *Taenia saginata* y la *T. solium* producen infestaciones tras la ingesta de carne vacuna o porcina contaminada mal cocida, respectivamente. El escólex se evagina del cisticerco ingerido (estadio larval) y se fija a la pared intestinal. Luego se desarrollan proglótides autofértiles. El gusano puede medir de 5 a 10 metros, pero a menudo es asintomático. La infestación por la tenia de pescado (*Diphyllobothrium latum*) se produce por ingestión de pescado crudo contaminado. Estas infestaciones se tratan con **praziquantel**.

Fármacos antihelmínticos

El **mebendazol**, el **tiabendazol** y el **albendazol** son benzimidazoles que se administran por vía oral. Tienen un amplio espectro de acción, especialmente contra los nematodos intestinales. El mebendazol y el albendazol presentan pocos efectos colaterales, probablemente debido a que poseen una baja biodisponibilidad sistémica.

El **levamisol** es muy eficaz en el tratamiento de las infecciones por nematodos. Se administra por vía oral y paraliza los vermes, que son expulsados entonces con las heces. Muy rara vez causa náuseas o vómitos.

La **ivermectina** se une a los receptores gabaérgicos de los invertebrados con una afinidad 100 veces mayor que por los receptores de los vertebrados y puede paralizar los parásitos al aumentar la inhibición mediada por el GABA. Sin embargo, estudios recientes sugieren que la ivermectina activa un canal de cloro operado por el glutamato que solo se encuentra en los invertebrados. Los cestodos y los trematodos carecen de sitios de fijación de alta afinidad para la ivermectina y por consecuencia el fármaco no resulta efectivo contra estos helmintos. La ivermectina es eficaz contra las microfilarias de *Onchocerca volvulus*, pero no contra el gusano adulto. También resulta muy eficaz contra la ascariasis, la enterobiasis, la tricuriasis y la estrongiloidiasis. La ivermectina se administra por vía oral y tiene pocos efectos colaterales. Una única dosis del fármaco cada 6-12 meses controla la oncocerciasis, pero no la cura.

El **praziquantel** se administra por vía oral y no tiene serios efectos indeseables. Es muy eficaz contra muchos trematodos y cestodos (pero no contra los nematodos). Los helmintos susceptibles captan el fármaco, que aumenta la permeabilidad de la membrana al calcio. Esto produce una parálisis espástica y el desprendimiento de los gusanos. Quizá más importante sea que el praziquantel lesiona el tegumento, lo que activa los mecanismos de defensa del huésped y lleva a la destrucción de los helmintos.

42. Fármacos que actúan sobre los parásitos. II: Protozoos

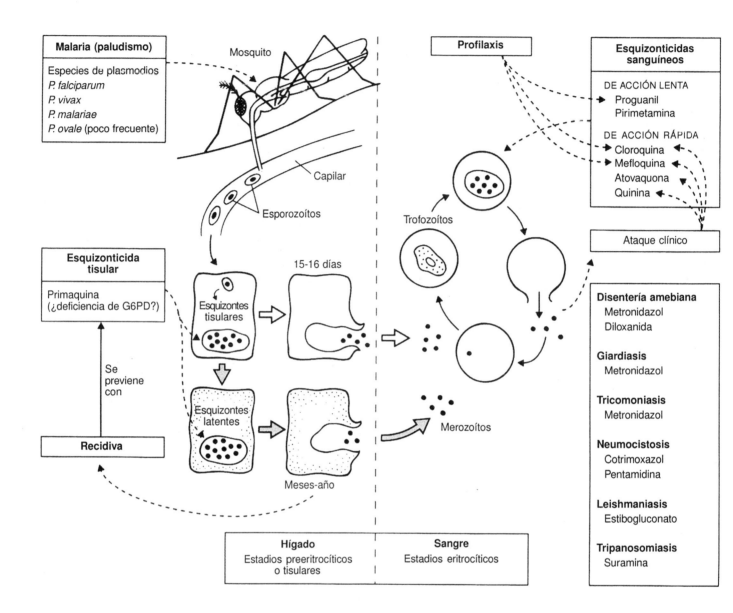

Malaria (paludismo)

Especies de plasmodios
P. falciparum
P. vivax
P. malariae
P. ovale (poco frecuente)

Mosquito

Capilar

Esporozoítos

Esquizonticida tisular

Primaquina
(¿deficiencia de G6PD?)

Se previene con

Recidiva

Esquizontes tisulares

15-16 días

Esquizontes latentes

Meses-año

Profilaxis

Trofozoítos

Merozoítos

Ataque clínico

Esquizonticidas sanguíneos

DE ACCIÓN LENTA
→ Proguanil
Pirimetamina

DE ACCIÓN RÁPIDA
→ Cloroquina ◄
→ Mefloquina ◄
Atovaquona
Quinina ◄

Disentería amebiana
Metronidazol
Diloxanida

Giardiasis
Metronidazol

Tricomoniasis
Metronidazol

Neumocistosis
Cotrimoxazol
Pentamidina

Leishmaniasis
Estibogluconato

Tripanosomiasis
Suramina

Hígado
Estadios preeritrocíticos
o tisulares

Sangre
Estadios eritrocíticos

La malaria o paludismo es la enfermedad por protozoos más seria y, a pesar de que no es endémica en Europa o Norteamérica, los viajeros que se dirigen a zonas donde lo es corren el riesgo de infectarse. Este riesgo puede reducirse en gran medida tomando fármacos profilácticos (profilaxis, arriba, derecha), pero el *Plasmodium falciparum* resistente a los fármacos es un problema cada vez mayor en muchas partes del mundo y los viajeros corren mayor riesgo de sufrir esta forma potencialmente letal de paludismo. No hay un tratamiento farmacológico profiláctico para otras infecciones por protozoos (derecha, abajo) y algunas, como la giardiasis, son bastante comunes.

El paludismo es producido por cuatro especies de protozoos (arriba, izquierda) que desarrollan parte de su ciclo vital en la hembra del mosquito *Anopheles*. Cuando un mosquito pica a un ser humano, inyecta esporozoítos (⬤) en un capilar (arriba, izquierda) y estos son transportados por la sangre hasta el hígado, donde se multiplican y forman esquizontes tisulares. Este es el estadio preeritrocítico o estadio tisular primario de la enfermedad (mitad izquierda de la figura). Después de 5-16 días, los esquizontes se rompen y liberan (⇨) miles de merozoítos (⬤) que infectan los glóbulos rojos de la sangre (◯), lo que da comienzo al estadio eritrocítico de la enfermedad (mitad derecha de la figura). En el caso de *P. vivax* y *P. ovale* (pero no en el de *P. falciparum*), algunos de los esquizontes permanecen en estado latente en el hígado (▦) y pueden romperse meses o años después y producir una recidiva de la enfermedad (⇨).

La mayoría de los fármacos antipalúdicos son tóxicos para los esquizontes eritrocíticos (esquizonticidas sanguíneos, derecha, arriba) y los de acción rápida (**cloroquina, quinina, mefloquina y atovaquona** [combinada con proguanil]) se utilizan para tratar los ataques clínicos de paludismo. El **proguanil** tiene una acción demasiado lenta para este fin y se emplea como profiláctico. La mefloquina, la combinación de atovaquona y proguanil y la cloroquina se utilizan tanto para la profilaxis como para el tratamiento. Sin embargo, la mayoría de los *P. falciparum* son resistentes a la cloroquina en la actualidad. La quinina es demasiado tóxica para la profilaxis. La **primaquina** (izquierda) es un esquizonticida tisular usado para eliminar los esquizontes en el hígado (cura radical) una vez que se han controlado los ataques clínicos.

Esquizonticidas sanguíneos (de acción lenta)

El **proguanil** y la **pirimetamina** son esquizonticidas eficaces, pero su acción es demasiado lenta para tratar los ataques agudos. El proguanil se utiliza, por lo general con cloroquina, para la profilaxis del paludismo. El proguanil combinado con **atovaquona** se emplea para tratar las infecciones por *P. falciparum* resistentes y se usa cada vez más para la quimioprofilaxis. La pirimetamina se administra en combinación con sulfadoxina después de utilizar quinina para tratar la infección por *P. falciparum*. A veces se emplea con la cloroquina una combinación de pirimetamina con dapsona para la profilaxis cuando hay alto riesgo de infección por *P. falciparum* resistente a la cloroquina. La sulfadoxina y la dapsona actúan sobre la misma vía metabólica que la pirimetamina, pero en un punto diferente (cap. 37).

Mecanismo de acción. La pirimetamina y el metabolito activo del proguanil (cicloguanil) son antagonistas del folato. Inhiben la dihidrofolato-reductasa y, al impedir la regeneración de tetrahidrofolato, inhiben la síntesis del DNA y la división celular. Los fármacos tienen una toxicidad selectiva debido a que tienen 1.000 veces más afinidad por la enzima del plasmodio que por la enzima humana (compárese con el metotrexato [cap. 43], que tiene una gran afinidad por la enzima humana).

Esquizonticidas sanguíneos (de acción rápida)

La **cloroquina** se utiliza para tratar las infecciones por *P. vivax* y *P. ovale*, pero no actúa sobre los esquizontes hepáticos y debe ser seguida por la administración de una serie de primaquina. En la mayor parte del mundo, *P. falciparum* se ha vuelto resistente al fármaco, por lo que este no debe utilizarse para el tratamiento. En las zonas donde *P. falciparum* es resistente, a veces se usa cloroquina combinada con proguanil para la profilaxis. Esto no brinda una protección óptima, pero se aplica cuando es necesario evitar otros fármacos. La cloroquina se administra por lo general por vía oral, pero también se la puede suministrar por infusión intravenosa a pacientes muy enfermos.

Mecanismo de acción. Los plasmodios digieren la hemoglobina dentro de los eritrocitos parasitados y producen hem (ferriprotoporfirina IX), que es tóxico. La hemopolimerasa plasmódica convierte el hem en hemazoína inocua. La cloroquina (y la quinina) se concentra en los plasmodios sensibles e inhibe la hemopolimerasa. Se cree que la acumulación resultante de hem mata los parásitos por una acción membranolítica.

Efectos adversos. Son inusuales con las bajas dosis empleadas para la profilaxis. Las dosis más altas utilizadas para el tratamiento pueden producir náuseas, vómitos, diarrea, erupciones, prurito y, rara vez, psicosis. La administración prolongada de altas dosis puede provocar daño irreversible de la retina.

La **quinina**, la **mefloquina** y la combinación **atovaquona-proguanil** se utilizan por vía oral para tratar las infecciones por *P. falciparum* (paludismo terciano maligno). La quinina puede administrarse por infusión intravenosa si fuera necesario (p. ej., en estado de inconsciencia). Se la suministra durante 7 días. Si se sabe o se sospecha resistencia a la quinina, se continúa con la combinación pirimetamina-sulfadoxina (o doxiciclina si hay resistencia a ella). No es necesario aplicar terapia combinada con mefloquina o proguanil-atovaquona, que son más potentes y menos tóxicos que la quinina. Se desconocen los mecanismos de acción de la quinina, la mefloquina y la atovaquona. La combinación proguanil-atovaquona o la **doxiciclina** se usan cada vez más para la profilaxis en áreas donde *P. falciparum* es resistente a la cloroquina.

Efectos adversos. Los efectos adversos de la quinina incluyen dolor abdominal, náuseas, tinnitus, cefalea, ceguera y reacciones de hipersensibilidad. La mefloquina puede producir reacciones neuropsiquiátricas.

Esquizonticidas tisulares

La **primaquina** es un fármaco importante porque es el único antipalúdico que mata los esquizontes de *P. vivax* y *P. ovale* que permanecen latentes en el hígado. Sin embargo, no tiene valor para tratar los ataques clínicos porque posee poco efecto sobre los esquizontes eritrocíticos. El mecanismo de acción de la primaquina se desconoce. Parece ser que el daño oxidativo a los parásitos es producido por los metabolitos activos, que también pueden provocar hemólisis de los eritrocitos en personas con deficiencia hereditaria de glucosa-6-fosfato-deshidrogenasa (G6PD). Por esta razón, deben realizarse análisis de sangre en los pacientes para evaluar la actividad de G6PD antes de iniciar el tratamiento con primaquina.

Los *efectos adversos* comprenden náuseas, vómitos, depresión de la médula ósea y anemia hemolítica.

Otras enfermedades por protozoos

Disentería amebiana

La amebiasis es producida por la infección por *Entamoeba histolytica*. El **metronidazol** (cap. 37) se utiliza en las infecciones agudas, pero en las asintomáticas, en las que hay quistes, es necesario administrar también furoato de **diloxanida**.

Giardiasis

Giardia lamblia es un protozoo flagelado con forma de pera. Es un patógeno intestinal común que produce flatulencia y diarrea. Se trata con **metronidazol**.

Tricomoniasis

Trichomonas vaginalis es una causa frecuente de flujo vaginal y en ocasiones provoca uretritis en ambos sexos. El **metronidazol** es por lo general muy eficaz.

Neumocistosis

Pneumocystis carinii es un microorganismo común que probablemente se inhala a edad temprana y permanece latente en los pulmones. En pacientes inmunodeprimidos (por esteroides, inmunosupresores o sida) puede provocar neumonitis intersticial. La neumonía por *P. carinii* es la manifestación más común del sida en los países occidentales. Se trata con **cotrimoxazol** (cap. 37), **atovaquona** o **pentamidina** por vía parenteral o por inhalación. Se desconoce el mecanismo de acción de la pentamidina. Posee muchos efectos colaterales, a veces fatales.

Leishmaniasis

Las leishmanias son protozoos intracelulares que se transmiten a los seres humanos por la picadura de flebótomos (moscas de la arena) infectados. Tanto la leishmaniasis cutánea como la visceral (kala-azar) se tratan con **estibogluconato**, un compuesto de antimonio pentavalente orgánico que reacciona con los grupos tiol y reduce la producción de ATP en el parásito. La **pentamidina** y la **anfotericina** (cap. 40) son fármacos de segunda elección.

Tripanosomiasis

La **tripanosomiasis africana** (enfermedad del sueño) es transmitida por la mosca tsetsé y se debe a la infección por *Trypanosoma gambiense* o *T. rhodesiense*. La **suramina** mata el parásito en la sangre y en los ganglios linfáticos por un mecanismo desconocido y cura la afección en los estadios tempranos. No atraviesa la barrera hematoencefálica y no resulta eficaz cuando hay compromiso neurológico.

La **tripanosomiasis americana** (enfermedad de Chagas-Mazza) es causada por *Trypanosoma cruzi*, cuyos vectores son chinches aladas (vinchuca). La infección se trata eficazmente en su fase aguda con **nifurtimox** y **benznidazol**. (N. del E.)

43. Fármacos usados en el cáncer

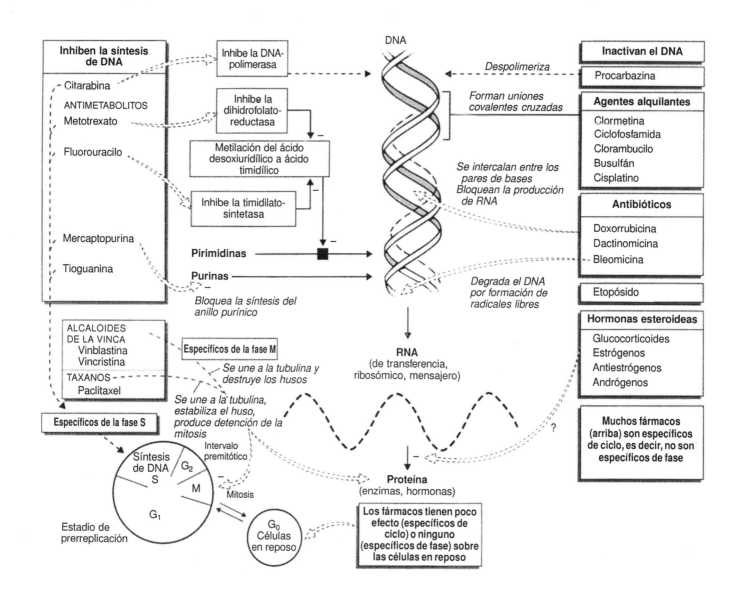

El objetivo del tratamiento de los pacientes que padecen cáncer es la cura o, si ello no es posible, lograr una paliación eficaz. Muchos tipos de cáncer se presentan como masas tumorales localizadas, pero a veces la cirugía o la radioterapia no consiguen erradicar la enfermedad, que finalmente se disemina. Por esta razón, hay una tendencia a incorporar un tratamiento sistémico junto con el tratamiento local en el momento del diagnóstico.

Los fármacos utilizados para tratar el cáncer inhiben los mecanismos de proliferación celular. Por consiguiente, son tóxicos tanto para las células tumorales como para las células normales en proliferación, especialmente de la *médula ósea*, el *epitelio gastrointestinal* y los *folículos pilosos*. La **selectividad** de los fármacos citotóxicos se debe a que hay una mayor proporción de células que experimentan división en los tumores malignos que en los tejidos normales en proliferación.

Los fármacos antineoplásicos se clasifican de acuerdo con sus sitios de acción a lo largo de la vía de síntesis de las macromoléculas celulares (arriba). Algunos fármacos solo son eficaces durante parte del ciclo celular (fármacos **específicos de fase**, izquierda), mientras que otros (fármacos **específicos de ciclo**, derecha) son citotóxicos durante todo el ciclo celular (parte inferior de la figura).

Los **agentes alquilantes** (derecha, arriba) forman fácilmente uniones covalentes. Reaccionan con las bases del DNA e impiden la división celular al formar enlaces cruzados entre las dos cadenas de la doble hélice. Varios **antibióticos** (derecha, medio) aislados de diversas especies de *Streptomyces* también interactúan con el DNA y se utilizan en forma generalizada como antineoplásicos. Algunos fármacos citotóxicos actúan interfiriendo la síntesis de DNA (izquierda, arriba). Estos agentes son **antimetabolitos** e inhiben la síntesis de las purinas o las pirimidinas. Uno es un antagonista del ácido fólico (**metotrexato**). Los **alcaloides de la vinca** y los **taxanos** (izquierda, abajo) inhiben la mitosis al unirse a las proteínas microtubulares necesarias para la formación del huso mitótico. También se utiliza un grupo misceláneo de fármacos en el tratamiento del cáncer, por ejemplo, la procarbazina. Las **hormonas esteroideas** y los antagonistas hormonales (derecha, abajo) se usan a menudo con este propósito. Las **combinaciones** de fármacos citotóxicos pueden brindar resultados notablemente más exitosos que un solo agente en el tratamiento de algunos tipos de cáncer (p. ej., la enfermedad de Hodgkin).

La administración de fármacos citotóxicos puede estar asociada con **efectos adversos** desagradables y hasta potencialmente fatales. Los fármacos individuales a veces presentan efectos tóxicos específicos, pero los efectos adversos habituales y comunes a muchos agentes consisten en náuseas y vómitos (los que pueden atenuarse con antieméticos como la metoclopramida, la dexametasona y el granisetrón), úlceras bucales e intestinales, diarrea, alopecia y supresión de la médula ósea, que puede disminuir la producción de alguno o de todos los elementos figurados de la sangre. La leucopenia se asocia con un aumento del riesgo de infecciones oportunistas; la trombocitopenia conduce a hemorragias, y la menor formación de glóbulos rojos produce anemia. La *vincristina* y la *bleomicina* son excepciones debido a que no provocan mielosupresión. La mayoría de los fármacos citotóxicos son teratógenos.

Combinaciones de fármacos (poliquimioterapia)

La administración de combinaciones de fármacos que se suministran de manera intermitente a menudo produce mejores resultados que un tratamiento continuado con un solo agente. Ello se explica por el hecho de que una combinación de fármacos con diferentes efectos tóxicos y que afectan diferentes vías bioquímicas tiene una mayor actividad antitumoral sin toxicidad aditiva. Por ejemplo, la combinación de clormetina (mustina), vincristina, procarbazina y prednisona (MOPP) induce la remisión en el 80% de los pacientes que padecen enfermedad de Hodgkin, mientras que los fármacos utilizados en forma individual inducen la remisión en menos del 40% de los pacientes.

Selectividad

La selectividad de los fármacos antitumorales es, en el mejor de los casos, marginal. Sus efectos benéficos dependen de que las células de la médula ósea se recuperen más rápidamente que las células tumorales después de la administración del fármaco. Tras la recuperación de la médula se puede administrar más fármaco y, como con cada período de administración se mata una proporción fija de células tumorales, el tumor puede finalmente erradicarse. El **lenograstim** (factor estimulante de colonias de granulocitos recombinante) puede reducir la duración de la neutropenia inducida por el tratamiento. En la práctica, la respuesta de los tumores a la quimioterapia va desde la "cura", por ejemplo, de la leucemia linfoblástica aguda en los niños, hasta la completa refractariedad, por ejemplo, del melanoma maligno.

Agentes alquilantes

Estos fármacos son de uso generalizado en la quimioterapia antineoplásica. El uso prolongado a menudo afecta seriamente la gametogénesis; la mayoría de los varones se vuelven estériles de manera permanente. Los fármacos se asocian con una mayor incidencia de leucemia no linfocítica aguda. La **ciclofosfamida** es metabolizada en el hígado y forma varios metabolitos activos. Uno de ellos, la acroleína, puede producir en ocasiones cistitis hemorrágica, una complicación seria. La administración intravenosa de 2-*mercaptoetanosulfonato* sódico (*Na*) (mesna) protege la vejiga al combinarse con la acroleína en el riñón. La ciclofosfamida se utiliza en forma generalizada en una amplia variedad de cánceres, habitualmente en combinación con otros fármacos.

Antibióticos citotóxicos

La **doxorrubicina** es utilizada ampliamente en leucemias agudas, linfomas y varios tumores sólidos. Es una antraciclina que puede intercalarse entre pares de bases vecinas en el DNA (intercalación). Inhibe la síntesis del DNA y del RNA, probablemente al actuar sobre la topoisomerasa II. Las altas dosis acumuladas son cardiotóxicas, probablemente debido a que se forman radicales libres de oxígeno, los cuales no son inactivados en el corazón pues este carece de catalasa. El **etopósido** no es un antibiótico, pero puede actuar inhibiendo la topoisomerasa II. Es útil en el cáncer bronquial y testicular.

Alcaloides de la vinca y taxanos

La **vincristina** se utiliza en la leucemia linfoblástica aguda, los linfomas y algunos tumores sólidos. Tiene efectos tóxicos sobre los nervios periféricos y autonómicos. La **vinblastina** se emplea en el tratamiento de los linfomas y los teratomas testiculares. Produce más mielosupresión que la vincristina, pero es menos neurotóxica. Los taxanos son nuevos fármacos derivados de la corteza del tejo. El **paclitaxel** combinado con cisplatino o carboplatino es el tratamiento de elección para el cáncer de ovario. Se requiere terapia previa con dexametasona y antihistamínicos para prevenir reacciones de hipersensibilidad.

Antimetabolitos

Antagonistas del ácido fólico. El **metotrexato** inhibe de manera competitiva la dihidrofolato-reductasa e impide la regeneración del ácido tetrahidrofólico y de la coenzima, metilentetrahidrofolato, que es esencial para la conversión del ácido desoxiuridílico en ácido timidílico. Como las células en división rápida requieren una abundante provisión de desoxitimidilato para la síntesis de DNA, el metotrexato impide la división celular. Se utiliza en casos de leucemia linfática aguda, linfomas y varios tumores sólidos.

Antipirimidinas. El **fluorouracilo** se convierte en ácido fluorodesoxiuridílico, que inhibe la timidilato-sintetasa, enzima responsable de convertir el desoxiuridilato en ácido timidílico. Esto altera la síntesis de DNA al reducir la disponibilidad de ácido timidílico. Se lo utiliza en el tratamiento de tumores sólidos.

Las **antipurinas** alteran la síntesis de los nucleótidos purínicos, pero no están claros los mecanismos participantes. La **mercaptopurina** se utiliza en la terapia de mantenimiento de pacientes que padecen leucemias agudas.

Hormonas

Los **glucocorticoides** (p. ej., **prednisolona**) inhiben la división celular al obstaculizar la síntesis del DNA. Se utilizan en forma generalizada para tratar leucemias, linfomas y el cáncer de mama.

Hormonas sexuales y antagonistas hormonales. El crecimiento de algunos tumores, especialmente el carcinoma de mama y de próstata, es en parte hormonodependiente. La extirpación de la glándula que produce la hormona (p. ej., la orquiectomía en el cáncer de próstata) o la administración de hormonas de acción contraria o de un antagonista puede inducir la regresión del tumor. El **tamoxifeno**, un antagonista del estrógeno, es de uso generalizado en la terapia coadyuvante después de la cirugía del cáncer de mama y en el tratamiento del cáncer de mama metastásico posmenopáusico. En el cáncer prostático, el **dietilestilbestrol** ha sido reemplazado por análogos de la gonadorrelina (GnRH sintética) (p. ej., **buserelina**), que tienen menos efectos adversos. Cuando se los administra en forma continuada, los análogos de la GnRH inicialmente estimulan, pero luego inhiben la secreción de hormona luteinizante (LH) y, por ende, suprimen la liberación de testosterona. El incremento inicial de la LH puede determinar el crecimiento del tumor. Esto puede evitarse con antiandrógenos, como por ejemplo la **flutamida**. Por desgracia, los efectos de las hormonas son habitualmente temporarios debido a que al final predominan las células hormonoindependientes.

Los **inmunosupresores** se utilizan para prevenir el rechazo de los tejidos después de un trasplante de órganos y para tratar enfermedades autoinmunes y del colágeno. Se usa ampliamente la **prednisolona** a menudo en combinación con **azatioprina** o, en caso de rechazo agudo, con **micofenolato mofetilo**. La **ciclosporina** y el **tacrolimus** son inhibidores de la calcineurina y potentes inmunosupresores que se utilizan junto con la prednisolona. Los inmunosupresores provocan serios efectos adversos y, *al igual que los fármacos citotóxicos*, aumentan la vulnerabilidad a la rápida diseminación de las infecciones.

44. Intoxicación

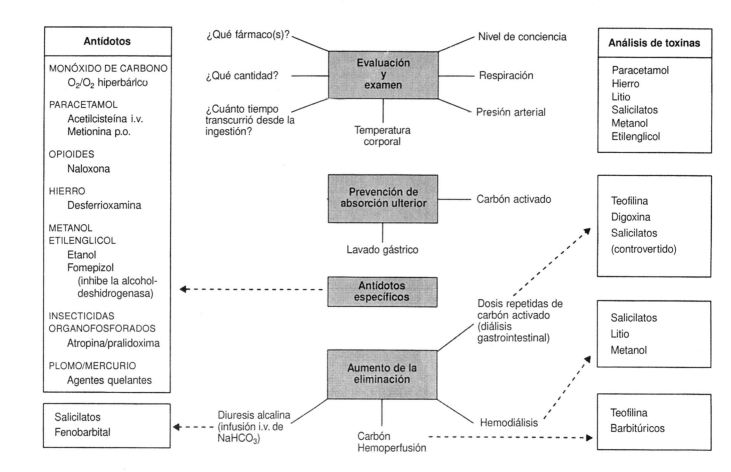

Antídotos
MONÓXIDO DE CARBONO O_2/O_2 hiperbárico
PARACETAMOL Acetilcisteína i.v. Metionina p.o.
OPIOIDES Naloxona
HIERRO Desferrioxamina
METANOL ETILENGLICOL Etanol Fomepizol (inhibe la alcohol- deshidrogenasa)
INSECTICIDAS ORGANOFOSFORADOS Atropina/pralidoxima
PLOMO/MERCURIO Agentes quelantes

Salicilatos Fenobarbital

Evaluación y examen
- ¿Qué fármaco(s)?
- ¿Qué cantidad?
- ¿Cuánto tiempo transcurrió desde la ingestión?
- Nivel de conciencia
- Respiración
- Presión arterial
- Temperatura corporal

Análisis de toxinas
Paracetamol Hierro Litio Salicilatos Metanol Etilenglicol

Prevención de absorción ulterior — Carbón activado

Lavado gástrico

Antídotos específicos

Aumento de la eliminación
- Diuresis alcalina (infusión i.v. de $NaHCO_3$)
- Carbón Hemoperfusión
- Dosis repetidas de carbón activado (diálisis gastrointestinal)
- Hemodiálisis

Teofilina Digoxina Salicilatos (controvertido)

Salicilatos Litio Metanol

Teofilina Barbitúricos

Los fármacos que más comúnmente producen muerte por autointoxicación son el **coproxamol,*** el **paracetamol** solo y los **antidepresivos tricíclicos**. Sin embargo, la causa más común de autointoxicación mortal, especialmente en los varones, es el monóxido de carbono proveniente del escape de los automóviles. La autointoxicación con dos o más fármacos tampoco es infrecuente, y además se ingiere alcohol en un 50% de los incidentes. La mayoría de los casos de autointoxicación intencional son pedidos de auxilio (parasuicidios), pero más de 3.000 personas por año logran el objetivo de quitarse la vida por envenenamiento. Después de ingresar en el hospital, la mortalidad de los autointoxicados es inferior al 1%. La autointoxicación accidental se observa principalmente en niños de corta edad (menores de 5 años) y por lo general se debe a medicamentos o productos químicos domésticos (p. ej., blanqueadores) dejados a su alcance. Los pacientes que presentan intoxicación deben ser sometidos a una primera evaluación (arriba) que incluye un rápido pero cuidadoso examen clínico. Es importante excluir otras causas de coma y de conducta anormal (p. ej., una lesión de la cabeza, epilepsia, diabetes). La mayoría de los pacientes que ingresan en los hospitales por autointoxicación requieren solo **medidas generales de sostén**. Rara vez se necesita solicitar al laboratorio un rastreo farmacológico de urgencia, pero con algunos fármacos (derecha, arriba) el estado clínico del paciente puede no reflejar la gravedad de la sobredosis y la medición de la concentración plasmáti-

ca del fármaco puede indicar la necesidad de aplicar técnicas salvadoras (centro, abajo) o de **antídotos específicos** (izquierda).

Tradicionalmente se hacían intentos de rutina para reducir la absorción ulterior del fármaco ya sea provocando la emesis con **jarabe de ipecacuana** o por medio de **aspiración** o **lavado gástrico**. Estos tratamientos consagrados por el tiempo se emplean cada vez menos pues no hay pruebas de que mejoren la evolución de los pacientes intoxicados. Se recurre cada vez más a la administración de **carbón activado** por vía oral para reducir la absorción del fármaco. En estudios con voluntarios, el carbón demostró disminuir la absorción de muchos fármacos, sobre todo en las primeras horas después de su ingestión. Lamentablemente, los estudios clínicos no lograron demostrar que el carbón modifique la evolución de la intoxicación. Sin embargo, es común dar carbón a pacientes que han ingerido una cantidad potencialmente tóxica de una sustancia dentro de la última hora. Las técnicas utilizadas para **aumentar la eliminación del fármaco** (abajo) tienen un papel limitado, pero son importantes en un puñado de pacientes que presentan intoxicación grave.

Reducción de la absorción
Emesis

El jarabe de ipecacuana induce la emesis en más del 90% de los pacientes. Solo puede administrarse a pacientes conscientes. No hay indicios de que la ipecacuana reduzca la magnitud de la intoxicación, por lo que su uso se ha abandonado.

* Paracetamol + dextropropoxifeno.

Aspiración y lavado gástrico

Se introduce un tubo orogástrico hasta el estómago, el que luego se lava con 300-600 ml de agua (tres o cuatro veces o hasta que el efluente aparezca límpido). Si el paciente está inconsciente, debe protegerse la vía aérea con un tubo endotraqueal con balón. Después de transcurrida una hora de la ingestión, el lavado elimina solo una minúscula proporción del tóxico y no hay indicios de que el procedimiento resulte beneficioso. El lavado precoz (dentro de los 60 minutos de la ingestión) puede beneficiar a los pacientes que han tomado una cantidad de tóxico potencialmente mortal. El lavado gástrico está contraindicado en la intoxicación con sustancias corrosivas o con derivados del petróleo.

Carbón activado

El carbón activado es un polvo negro muy fino y poroso con una enorme área superficial en relación a su peso (1.000 m²/g). Fija muchos fármacos y 10 gramos de carbón absorben alrededor de 1 g de fármaco. El carbón activado no absorbe hierro, litio, agentes corrosivos ni solventes orgánicos. Está contraindicado en pacientes con vía aérea no protegida (p. ej., adormecidos o comatosos) pues existe riesgo de aspiración pulmonar.

Aumento de la eliminación

La promoción de la eliminación puede reducir el tiempo de recuperación, pero hay pocas pruebas de que modifique la morbilidad, excepto en pacientes en estado comatoso grave (coma grado IV).

Dosis reiteradas de carbón activado. Dosis reiteradas de carbón activado por vía oral pueden aumentar la eliminación por diálisis gastrointestinal. Tiene la ventaja de ser un método muy inocuo (a menos que se aspire el carbón).

Diuresis alcalina. La orina se alcaliniza (pH 7,5-8,5) por medio de la administración de $NaHCO_3$ (por infusión intravenosa). Esto ioniza los ácidos débiles, como la aspirina, en los túbulos renales y reduce su reabsorción. De modo similar, la diuresis ácida puede resultar útil en casos de intoxicación con drogas básicas como las anfetaminas y el éxtasis. Una diuresis alcalina forzada realizada con grandes volúmenes de agua que contenga $NaHCO_3$ inyectados por vía intravenosa es peligrosa y ya no se recomienda.

Hemodiálisis y hemoperfusión. Son técnicas invasivas que requieren la canalización de una arteria o de una vena (por lo general del brazo) para establecer una circulación extracorpórea temporaria. En la hemodiálisis, el fármaco pasa a través de la membrana de diálisis siguiendo su gradiente de concentración y se elimina con el líquido de diálisis. En la hemoperfusión, la sangre atraviesa una columna de carbón activado o de resina que absorbe el fármaco. Estas técnicas presentan serios riesgos (hemorragia, embolia gaseosa, infección, pérdida de una arteria periférica), y la menor vida media de eliminación no se correlaciona necesariamente con la mejoría del estado clínico (es decir, reducción de la morbilidad o de la mortalidad). En algunos casos, por ejemplo, en la intoxicación con carbamazepina, las dosis múltiples de carbón activado son tan eficaces como la hemoperfusión.

Aspirina

Los síntomas de intoxicación por salicilatos consisten en tinnitus, hiperventilación y sudación. Rara vez se presenta coma y este es un indicador de intoxicación muy grave. Las alteraciones del equilibrio ácido-base son complejas debido a que la aspirina estimula el centro respiratorio y provoca alcalosis respiratoria, pero también desacopla la fosforilación oxidativa, lo que puede producir acidosis metabólica. El tratamiento inmediato incluye la medición de la concentración de salicilato plasmático (a las 4-6 horas de la ingestión), electrólitos y gases en sangre. El lavado gástrico (hasta 1 hora después de la ingestión) es seguido por la administración de carbón activado. La intoxicación grave (concentración plasmática por encima de 500 mg/l) requiere alcalinización urinaria. En caso de intoxicación muy grave, el tratamiento de elección es la hemodiálisis.

Paracetamol

Los pacientes pueden estar asintomáticos o presentar solo náuseas o vómitos, pero, después de un lapso de 48-72 horas, cantidades relativamente pequeñas (más de 10 g, 20-30 tabletas) pueden producir necrosis hepatocelular fatal. Por lo general, el paracetamol se metaboliza principalmente por reacciones de conjugación en el hígado, pero en altas dosis satura estas vías y el fármaco se oxida para formar un intermediario reactivo (tóxico) de la quinona, la *N*-acetilbenzoquinonimina. La quinona puede inactivarse por combinación con glutatión, pero dosis altas de paracetamol agotan las reservas de glutatión hepático y la quinona reactiva se fija mediante uniones covalentes a los grupos tiol de las proteínas celulares y mata las células. La **acetilcisteína** (administrada por vía intravenosa u oral) y la **metionina** (por vía oral) son antídotos potencialmente salvadores en casos de intoxicación con paracetamol debido a que aumentan la síntesis del glutatión hepático. Los pacientes que han ingerido una sobredosis de paracetamol deben realizarse un análisis de sangre a las 4 horas de la ingestión (o más tarde) a fin de determinar a la brevedad la concentración plasmática del fármaco y administrar el antídoto. Si ha transcurrido menos de 1 hora de la ingestión, debe darse una dosis de carbón activado. La decisión de continuar el tratamiento con el antídoto se tomará tras cotejar la concentración plasmática de paracetamol con un nomograma que une las curvas semilogarítmicas de 200 mg/l a las 4 horas y 30 mg/l a las 15 horas. Este nomograma se basa en estudios de la evolución de los pacientes realizados en muchos casos fatales y no fatales de intoxicación antes de disponer de un tratamiento eficaz. Si la concentración de fármaco en el paciente supera la "línea de los 200", hay que continuar el tratamiento con el antídoto. Los pacientes que están recibiendo fármacos inductores de enzimas (incluido el alcohol) y aquellos que presentan depleción del glutatión (p. ej., pacientes con trastornos de la alimentación) corren mayor riesgo, y se les administra el antídoto si la concentración de paracetamol se encuentra por encima de la "línea de los 100" (aquella que une los 100 mg/l a las 4 horas y 15 mg/l a las 15 horas). Si el tiempo desde la ingestión es inferior a las 4 horas, la concentración plasmática no es confiable debido a que la absorción de paracetamol continúa. El antídoto más eficaz es la acetilcisteína administrada por vía intravenosa dentro de las 8 horas posteriores a la ingestión del paracetamol. En el 5% de los pacientes se presentan efectos adversos, entre ellos reacciones anafilactoides.

Opioides

Los **opioides** producen coma, pupilas mióticas y depresión respiratoria. Son antagonizados de manera específica por la **naloxona**, que se administra por vía intravenosa en dosis reiteradas hasta que la ventilación sea adecuada. La naloxona tiene una vida media más corta que la mayoría de los opioides y puede reaparecer la toxicidad, para lo cual se necesitan dosis adicionales. La naloxona puede causar un síndrome agudo de abstinencia en adictos a los opioides.

Antidepresivos tricíclicos

La intoxicación después de una sobredosis se debe principalmente a los efectos anticolinérgicos centrales (depresión respiratoria, alucinaciones, convulsiones) y a la cardiotoxicidad. La mayoría de los pacientes solo deben ser mantenidos en observación o recibir simples medidas de sostén como oxígeno para normalizar la hipoxia y carbón activado (dentro de la primera hora). La arritmia más común es la taquicardia sinusal debida a un efecto atropinosímil. El ensanchamiento del complejo QRS (un efecto quinidinosímil) es un signo ominoso y puede presagiar convulsiones, controlables con **diazepam** o **clometiazol** por vía intravenosa. El ensanchamiento del QRS o las arritmias se tratan con bicarbonato de sodio por vía intravenosa. El uso del lavado gástrico en la intoxicación por tricíclicos es controvertido porque el contenido del estómago puede ser empujado a través del píloro e incrementar la cantidad de fármaco absorbido. El esfuerzo al que el paciente se ve sometido durante el lavado puede causar hipoxia y provocar arritmias potencialmente fatales.

45. Reacciones adversas a los fármacos

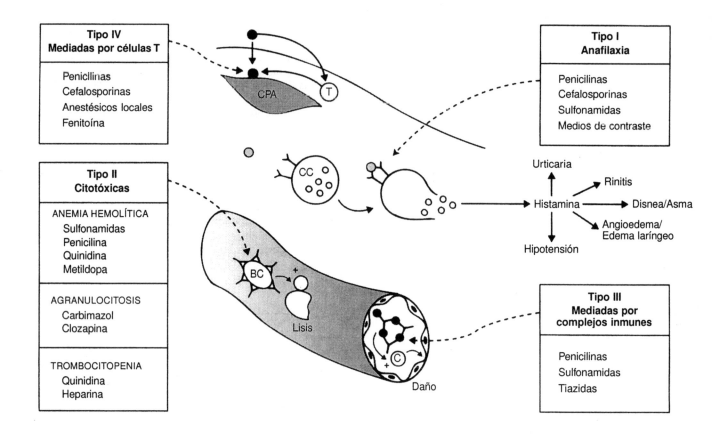

La incidencia de reacciones adversas (nocivas) a los fármacos es difícil de establecer, pero hasta un 5% de las internaciones agudas en los hospitales se deben a una reacción grave a los fármacos prescritos en la práctica médica habitual. En los hospitales, hasta un 20% de los pacientes experimentan alguna reacción adversa a los fármacos y, aunque rara vez ponen en riesgo su vida, estas reacciones son responsables del 0,5-1% de las muertes de los pacientes internados. Un estudio reciente estimó que las reacciones adversas a los medicamentos causan más de 100.000 muertes por año en los Estados Unidos, lo que las convierte en la cuarta causa más común de muerte. La mayoría de las reacciones adversas pueden dividirse entre aquellas que están **relacionadas con la dosis** y las que **no están relacionadas con la dosis**; estas últimas, que ocurren con menos frecuencia, a menudo tienen un origen inmunológico. Un puñado de fármacos están asociados con una mayor incidencia de defectos de nacimiento (**teratógenos**) o de tumores (**carcinógenos**). Algunos fármacos, cuando se administran en forma continua, llevan a **cambios adaptativos** y su suspensión puede producir síntomas de abstinencia indeseables (p. ej., insomnio y ansiedad con las benzodiazepinas; insuficiencia suprarrenal aguda con los corticosteroides).

Las reacciones adversas a los fármacos **relacionadas con la dosis** (tipo A) son predecibles y se producen por un exceso del efecto farmacológico deseado (p. ej., hipoglucemia con la insulina, hemorragia con la heparina) o, a veces, por una acción indeseable colateral del

fármaco (p. ej., depresión respiratoria con la morfina). Las reacciones adversas a los fármacos relacionadas con la dosis se observan con mayor frecuencia con medicamentos que tienen una curva dosis-respuesta empinada o en los que la diferencia entre la dosis terapéutica y la tóxica es muy pequeña (vale decir, un **índice terapéutico [= dosis tóxica/dosis terapéutica] bajo**). Los fármacos de uso habitual de **bajo índice terapéutico** incluyen los *anticoagulantes*, los *agentes hipoglucemiantes*, la *digoxina*, los *antiarrítmicos*, los *aminoglucósidos*, las *xantinas* y los *fármacos citotóxicos* e *inmunosupresores*. Las reacciones adversas a los medicamentos relacionadas con la dosis se deben por lo general a la *dosificación incorrecta* de los fármacos (dosis demasiado alta) o a *alteraciones de la farmacocinética*, habitualmente fallas en el proceso de eliminación del fármaco (p. ej., insuficiencia renal). Las **interacciones medicamentosas** están implicadas en el 10 a 20% de las reacciones adversas a los fármacos y son especialmente comunes en los ancianos, que tienen mayores probabilidades de recibir varios medicamentos para múltiples dolencias.

Las reacciones a los fármacos **no relacionadas con la dosis** (idiosincráticas, de tipo B) son relativamente raras, pero impredecibles. A diferencia de las anteriores, provocan una considerable mortalidad. La alergia a los medicamentos puede implicar reacciones de hipersensibilidad (tipos I a IV; figura), pero otras no son fáciles de clasificar. La anafilaxia es la alergia seria a los fármacos más frecuente y es potencialmente fatal.

Reacciones adversas relacionadas con la dosis (tipo A)

Variaciones farmacocinéticas

La eliminación de los fármacos es muy variable en personas normales y los factores genéticos pueden reducirla y producir reacciones adversas (p. ej., la succinilcolina causa una prolongada apnea en pacientes con seudocolinesterasa defectuosa, cap. 4). La **patología renal** puede provocar acumulación del fármaco e intoxicación si este se excreta por filtración glomerular o por secreción tubular (p. ej., gentamicina y otros aminoglucósidos, digoxina, anfotericina, captopril).

Interacciones medicamentosas

La interacción medicamentosa es la modificación de la acción de un fármaco por otro e implica mecanismos **farmacodinámicos** o **farmacocinéticos**. Es probable que los fármacos con curvas dosis-respuesta empinadas y que producen intoxicaciones serias relacionadas con la dosis estén implicados en interacciones medicamentosas adversas (aquellos con un bajo índice terapéutico, página opuesta).

Interacciones farmacodinámicas

Las interacciones farmacodinámicas son las más comunes y suelen tener un mecanismo simple. Por tanto, los fármacos con acciones similares, como las benzodiazepinas y el alcohol, producen efectos aditivos y pueden provocar una acentuada depresión del sistema nervioso central. Por el contrario, hay fármacos que pueden tener acciones opuestas; por ejemplo, en pacientes asmáticos los bloqueadores β se oponen a los agonistas β (y a la teofilina) y pueden precipitar asma grave o aun fatal.

Interacciones farmacocinéticas

Absorción. Los fármacos que aumentan (p. ej., la metoclopramida) o reducen (p. ej., la atropina) la velocidad de vaciamiento gástrico pueden afectar la absorción. La recirculación enterohepática de los anticonceptivos orales (especialmente los estrógenos en dosis bajas) puede verse reducida por los antibióticos y producir un embarazo (los antibióticos matan las bacterias intestinales que normalmente liberan el esteroide de la forma conjugada que se excreta con la bilis).

Distribución. Muchos fármacos están unidos a la albúmina plasmática y pueden ser desplazados por un segundo fármaco. A excepción de unos pocos (p. ej., warfarina, fenitoína, tolbutamida), que se fijan en más del 90%, el desplazamiento de los fármacos por este mecanismo por lo general entraña pocas consecuencias prácticas debido a que una mayor eliminación reduce rápidamente la concentración plasmática del fármaco libre a su valor original.

Metabolismo. La inducción de las enzimas hepáticas por un segundo fármaco (p. ej., fenitoína, fenobarbital, carbamazepina, rifampicina) puede reducir la eficacia de los fármacos metabolizados por las mismas enzimas (p. ej., warfarina). Los inhibidores enzimáticos (p. ej., la cimetidina) potencian los efectos de la warfarina y pueden provocar intoxicación por fenitoína o teofilina. Otros ejemplos se discuten en el capítulo 4.

Excreción. Los fármacos pueden compartir el mismo sistema de transporte en los túbulos proximales. Así, el probenecid reduce en forma competitiva la excreción de penicilina. Los diuréticos tiazídicos y del asa disminuyen la reabsorción de sodio y producen aumento compensatorio de la reabsorción de iones monovalentes en el túbulo proximal. Este proceso puede provocar acumulación de litio y grave intoxicación en pacientes tratados con él. Los diuréticos ahorradores de potasio combinados con suplementos de potasio o con inhibidores de la enzima convertidora de la angiotensina producen hipercaliemia.

Reacciones adversas no relacionadas con la dosis (idiosincráticas, tipo B)

Las **reacciones de hipersensibilidad** a los fármacos (alergia a los medicamentos) implican reacciones inmunológicas. Las moléculas grandes, como las vacunas, la insulina, los dextranos, pueden por sí mismas ser inmunógenas, pero la mayoría de los fármacos son moléculas pequeñas y no son antigénicos de por sí. En algunos pacientes (no se sabe cuáles), el fármaco o un metabolito actúa como hapteno y se combina con proteínas tisulares para formar un conjugado antigénico. Los antígenos inducen la síntesis de anticuerpos, y la subsecuente exposición al fármaco desencadena una reacción inmunológica (p. ej., erupción, anafilaxia). Aunque la alergia a los fármacos es impredecible, es más probable que se presente en pacientes con antecedentes de enfermedades atópicas (fiebre del heno, asma, eccemas).

La **anafilaxia** es una **reacción de tipo I** en la que el fármaco (◎) interactúa con la IgE fijada a las células cebadas (CC) y a los basófilos y desencadena la liberación de histamina y otros mediadores (cap. 11). Entre los fármacos que tienen más probabilidad de producir esta reacción potencialmente fatal (derecha, arriba) se encuentra la penicilina, que es responsable del 75% de las muertes por anafilaxia. Algunos fármacos (p. ej., algunos medios de contraste) pueden provocar una reacción similar a la anafilaxia (anafilactoide) en la primera exposición.

Discrasias sanguíneas. Las reacciones alérgicas a los fármacos que producen discrasias sanguíneas (izquierda, abajo) comprenden **reacciones citotóxicas de tipo II**. El anticuerpo circulante de tipo IgM o IgG interactúa con un fármaco (hapteno) combinado con la membrana de la célula sanguínea para formar un complejo antigénico (—◄). Se activa el complemento (©), que produce la lisis celular. Es posible predecir la discrasia sanguínea cuando se administran ciertos fármacos. Por ejemplo, la mayoría de los agentes antineoplásicos citotóxicos (cap. 43) inhiben la división celular en la médula ósea, y los pacientes con deficiencia de glucosa-6-fosfato-deshidrogenasa corren alto riesgo de sufrir anemia hemolítica si se les da primaquina (cap. 42).

La **enfermedad del suero** es una **reacción de tipo III** desencadenada por algunos fármacos (derecha, abajo), en la cual el anticuerpo (IgG) se combina con el complejo hapteno-proteína-antígeno en la circulación. El complejo resultante, en vez de ser eliminado normalmente por las células fagocíticas, permanece en los tejidos o en la circulación. Las células fagocíticas y el complemento (©) se activan, lo que provoca inflamación y daño del endotelio capilar. Eso es en especial grave cuando los complejos se aferran a las paredes de vasos sanguíneos vitales (p. ej., los glomérulos renales). Los síntomas consisten en fiebre, artritis, urticaria y linfadenopatía.

Erupciones. Ciertos fármacos (izquierda, arriba) producen una amplia variedad de erupciones, algunas de las cuales son potencialmente letales, pero por suerte raras, como la necrólisis epidérmica tóxica (mortalidad del 35%). Intervienen en ellas **reacciones de tipo IV mediadas por células**, en las que los linfocitos T (Ⓣ) son sensibilizados por un complejo hapteno-proteína. Cuando los linfocitos entran en contacto con la célula presentadora de antígeno (CPA), se produce una respuesta inflamatoria. Si el antígeno (●) ingresa a través de la piel (p. ej., crema antibiótica), la hipersensibilidad por contacto puede producir una erupción eccematosa con edema en el sitio de la aplicación.

Teratogenia

La teratogenia es la aparición de anomalías del desarrollo fetal por fármacos consumidos durante el primer trimestre del embarazo. La mayoría de los fármacos atraviesan en alguna medida la barrera placentaria, y en lo posible debe evitarse la ingestión de medicamentos durante el embarazo. Entre los teratógenos conocidos se encuentran el alcohol (síndrome alcohólico fetal), los fármacos antineoplásicos, la warfarina (defectos congénitos múltiples), el valproato, la carbamazepina (defectos del tubo neural) y otros anticonvulsivantes, y las tetraciclinas (inhibición del crecimiento óseo).

Carcinogenia

Los tumores inducidos por fármacos son quizá muy raros debido a que la industria farmacéutica realiza grandes esfuerzos para evitar la comercialización de agentes carcinógenos. Los mecanismos que participan en la carcinogenia química por lo general se desconocen, pero la inmunosupresión (p. ej., azatioprina con prednisolona) se asocia con un mayor riesgo de linfomas. Se cree que los agentes alquilantes (p. ej., ciclofosfamida) presentan "toxicidad génica" y pueden producir leucemias no linfocíticas.

Índice

Este libro se terminó de imprimir en el mes de marzo de
2003, en los Talleres Gráficos Color Efe, Paso 192,
Avellaneda, Buenos Aires, Argentina.